U0336199

北京积水潭医院关节外科手册

BEIJING JISHUITAN HOSPITAL HANDBOOK OF JOINT SURGERY

主　　编　周一新

副 主 编　邵宏翊　杨德金

编　　委　(以姓氏笔画为序)

及松洁	王立伟	王达成	王兴山	王继红
尹星华	邓　旺	边　涛	吕　明	伊　军
刘　庆	刘　源	刘艳华	杜　辉	李　为
李　娜	李　嫚	李玉军	李春敏	杨德金
吴　坚	宋　洋	张　伟	张　纪	张　亮
张运剑	张利平	张昊华	张金庆	张春雨
陈　朗	邵宏翊	周　雁	周一新	周新华
郑汉龙	赵　丹	胡　芮	柳　剑	钟　珊
姜　旭	贾宏业	顾建明	徐　辉	郭盛杰
郭榕晨	唐　竞	唐　浩	唐杞衡	黄　勇
黄　野	黄德勇	蒋　毅	曾庆东	窦　勇
褚亚明	霍丽丽			

编写秘书　刘　源

人民卫生出版社

·北　京·

图书在版编目（CIP）数据

北京积水潭医院关节外科手册 / 周一新主编 . —北京：人民卫生出版社，2022.12

ISBN 978-7-117-33614-7

Ⅰ. ①北… Ⅱ. ①周… Ⅲ. ①关节疾病 —外科手术 —手册 Ⅳ. ①R687.4-62

中国版本图书馆 CIP 数据核字（2022）第 178840 号

| 人卫智网 | www.ipmph.com | 医学教育、学术、考试、健康，购书智慧智能综合服务平台 |
| 人卫官网 | www.pmph.com | 人卫官方资讯发布平台 |

北京积水潭医院关节外科手册

Beijing Jishuitan Yiyuan Guanjie Waike Shouce

主　　编：周一新
出版发行：人民卫生出版社（中继线 010-59780011）
地　　址：北京市朝阳区潘家园南里 19 号
邮　　编：100021
E - mail：pmph @ pmph.com
购书热线：010-59787592　010-59787584　010-65264830
印　　刷：北京盛通印刷股份有限公司
经　　销：新华书店
开　　本：889×1194　1/32　印张：18　插页：1
字　　数：380 千字
版　　次：2022 年 12 月第 1 版
印　　次：2023 年 2 月第 1 次印刷
标准书号：ISBN 978-7-117-33614-7
定　　价：139.00 元

打击盗版举报电话：010-59787491　E-mail：WQ @ pmph.com
质量问题联系电话：010-59787234　E-mail：zhiliang @ pmph.com
数字融合服务电话：4001118166　E-mail：zengzhi @ pmph.com

主编简介

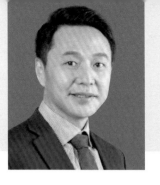

周一新 主任医师、博士研究生导师。北京积水潭医院矫形骨科主任、北京大学医学部教授。长期从事复杂髋、膝关节重建与翻修的临床工作。研究方向还包括髋、膝关节的部分置换及骨软骨缺损重建。

国际髋关节协会（International Hip Society,IHS）成员,国际关节成形术技术学会（International Society for Technology in Arthroplasty,ISTA）理事,国际骨科学会SICOT骨与关节感染学部创始委员,国际假体周围感染共识（International Consensus of PJI）、国际骨科深静脉血栓共识（International Consensus of DVT）指导委员会（steering committee）成员。

创立了髋臼重建"圈、点、柱"重建理论、发明了延伸固定技术,并依据上述理论和技术设计了相应的置入物,显著提高了疗效,获第三届中国医疗器械创新创业大赛一等奖,全国总决赛第一名。

提出了股骨重建有效固定长度理论,揭示了复杂股骨重建后假体周围骨重建的规律,并依此设计了ABM（anatomical,biological,mechanical）股骨假体,创立了峡部成形术,"沉管"股骨重建术等创新性术式,为严重骨缺损股骨重建的世界难题提供了解决方案。

提出了膝外翻积水潭分型、定义了发育不良髋关节 Hartofilakidis C 型股骨的亚型并提出了针对性的治疗方案,获得了包括 Hartofilakidis 本人在内的国际同行的好评,定义了高位脱位髋关节髋臼螺钉固定的安全区。

主持设计了"天玑"髋、膝关节手术机器人,首次将患者运动学参数纳入髋关节手术的术前设计,走出了关节重建仅依据形态学参数的禁区。在世界范围内率先开展了 Mako 机器人髋关节翻修术,探索了全新的重建方式。形成知识产权并完成了多项产品转化,包括:ABM-ACT 非骨水泥组配型髋关节重建系统、A3 和 ACCK 初次和翻修膝关节系统(已置入 12 万例),Anthem 膝关节系统及 Orthomatch 置入工具及 Orion Hip。

获得国家科学技术进步奖二等奖一项、中华医学科技奖三等奖一项。获北京青年五四奖章,当选北京市青年联合会第十一届委员会委员。在髋、膝关节重建领域以第一作者或通信作者身份发表论文 100 余篇,其中 SCI 论文 58 篇(*JBJS*、*CORR*、*JOA* 等期刊)。是近 10 年来全球范围内在人工髋关节领域用英文发表论文前 1% 的作者。主编专著 6 部,副主编 3 部。获得发明专利 7 项、实用新型专利 14 项。

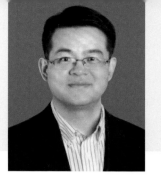

副主编简介

邵宏翊 副主任医师,北京积水潭医院矫形骨科主任助理。在人工关节领域发表论文 20 余篇,其中 SCI 论文 16 篇,获得国家发明专利 1 项,实用新型专利 2 项。相关研究工作获北京市自然科学基金、北京市医院管理中心培育项目资助。

参与制订并修订了《中华人民共和国人工关节置换术技术标准》《北京髋膝关节置换术质量控制标准》。对人工关节置换术尤其是假体周围感染方面有较深入的研究。参与了假体周围感染国际共识会议(International Consensus Meeting,ICM)对于假体周围感染的诊断、治疗和预防建议的制订。对髋、膝关节翻修手术有一定的研究,提出适合中国人形态的膝关节翻修假体设计理念,相关文章发表于 *Knee Surgery, Sports Traumatology, Arthroscopy*(*KSSTA*)。

目前担任中华医学会北京分会(北京医学会)骨科学分会关节学组青年委员会副组长、骨关节感染学组委员;中国老年医学学会第一届委员会委员;中国研究型医院学会关节外科学专业委员会委员、感染防治研究学组委员;肌肉骨骼感染学会(Musculoskeletal Infection Society,MSIS)国际会员。

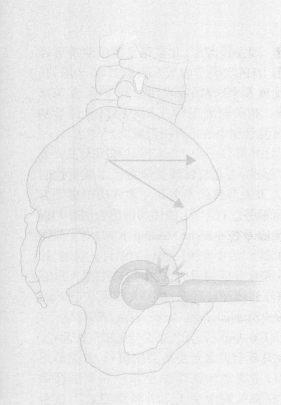

副主编简介

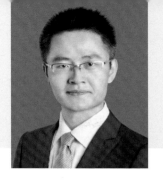

杨德金 北京大学医学博士,北京积水潭医院矫形骨科副主任医师。北京积水潭医院学科新星,获北京市优秀人才培养资助,入选北京市医院管理中心"青苗"人才计划。任中国医师协会骨科医师分会骨科康复学组委员,吴阶平医学基金会创新骨科学部委员,中国非公立医疗机构协会骨科专委会委员,北京围手术期医学研究会骨骼疾病专业委员会青年委员,*BMC Musculoskeletal Disorders* 期刊副主编等学术职务。近年来,在关节外科领域发表论文 58 篇,主编专著 1 部,参编、参译 6 部,获得国家发明专利 1 项,实用新型专利 15 项。

在人工关节手术安全性和加速康复及临床路径制订方面有一定学术贡献。作为第一作者,2 篇膝关节手术安全性的研究论文发表于关节外科顶级期刊 *Journal of Arthroplasty*。共同主编的《髋膝关节置换快优临床路径及康复指南》于 2015 年出版。

在"医工企"联合创新方面,参与设计的 ABM 系统等人工关节现已产业化;作为主要设计者之一参与研发首个进入临床的国产人工髋关节置换手术机器人,目前正处于临床试验阶段。两项成果被北京市科学技术委员会推荐参加"第十届重大疾病防治科技创新高峰论坛"实物展出；获第三届中国医疗器械创新创业大赛医用耗材与植介入产品成长组比赛一等奖；另代表研发团队多次参与北京市科学技术委员会等组织的科技展览或路演活动，并获"领航奖"。获北京医学科技奖和中华医学科技奖各1项。

前 言

不夸张地说,10 余年来,我们在关节重建领域的临床实践经历了巨变,而且这种巨变仍在进行之中。所谓巨变,具体表现在以下五个方面:①手术数量激增。2019 年,北京积水潭医院关节置换术的总量已经超过 5 600 例,加上关节周围截骨术等其他术式,年手术量已经超过了 6 000 例。在医护队伍规模、病床数量、手术间数量有限的条件下,要容纳这个手术数量且维持每年 10% 以上的增长实属不易。②关节重建的复杂程度、患者合并症的严重及复杂程度也是前所未有的。随着人工关节置换术的普及,越来越多的患者前来寻求手术治疗,既往认为无法置换的疾病随着手术技术的提高慢慢转变为可以置换的病例。同时,患者的年龄跨度也越来越大,随之而来的是手术难度与合并症的严重程度也与日俱增。③互联网等媒体促进了医学知识的普及,使得前来求治的患者对疾病的了解程度(有时候是一知半解)与对手术的期望值提高了很多。这一点,从各种以患者为中心的量表,即患者报告疗效量表(patient-reported outcome measurements,PROMS)中对于手术疗效的评价提出了更高要求的现象中可见一斑。④近年来,部分膝关节置换术(包括髌股关节置换术、双间室置换术等)、引入新型内置物的复杂人工关节翻修术、机器人辅助关节置换手术等新的术式不断进入临床实践阶段。⑤北京积水潭医院作为一家拥有65年历史的以骨科和烧伤科为重点学科的三级甲等综合性医院,我们不仅需要为患者提供高质量的医疗服务,还要力争实现使患者的医疗投入合理。事实上,在欧洲与美国的很多医疗机构,已经把医疗目标调整为提供合理质量与可支付的医疗服务,也就是说,不计成本地追求医疗质量在当下已经不适合了。

兼顾并不断提高人工关节置换术的手术疗效和安全性、患者体验和临床效率是我们最近10余年工作的重点。在此基础上,我们科有这样的共识:一名好的外科医师不应该只是一名好的"手术匠",犹如一个开餐馆的人不能只关注厨房里颠勺与翻炒的那几个瞬间,还需要同时关注或者更关注食材的准备、上餐的环境、食客们用餐的体验和翻台的效率等。经营好一家餐馆,使其成为百年老店,只做好一道菜是不够的,只是让食客心满意足可能也是不够的。好的临床实践也是如此,必须关注全局、全过程,我们追求的不只是做好手术,更是为了提供让高需求患者满意称道的医疗服务,以及树立北京积水潭医院立身之本的技术标杆。

在应对上述关节重建临床实践的巨变过程中,在北京积水潭医院矫形骨科全体医护人员的不懈努力及相关兄弟科室的鼎力协助下,我们积累了一些临床实践经验,形成了北京积水潭医院关节外科的共识。10余年来,我们建立了自己的临床路径与风险评估体系,优化了关节重建外科诊疗的全过程,梳理了其中的重要节点,依据北京积水潭医院的经验与传统,更依据文献证据与研究成果,提升了每个节点诊疗的方法,也提升了路径的可操作性和效率。在此我们编写成册,以飨读者,更期望以此促进广大关节外科中心重视并审视既往的工作,通过质量促进,使更多的患者获益。

周一新

2022 年 10 月

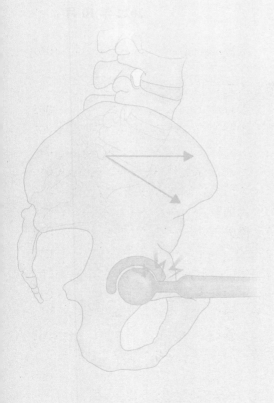

目　录

第一部分
术前管理

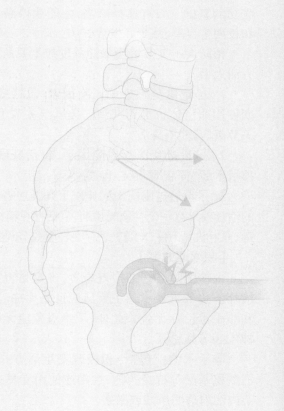

第一节
人工关节置换术的适应证与禁忌证

正确掌握关节置换术的适应证和禁忌证是手术成功的基础。只有选择恰当,才能获得满意的结果和长期生存率、减少并发症。

预防人工关节置换术的并发症主要从以下几个方面入手。

1. 尽量避免感染的风险因素,包括糖尿病、长期使用非甾体抗炎药、肥胖、类风湿关节炎、银屑病关节炎、营养不良。

2. 尽量避免医疗风险因素,包括肝硬化、器官移植术后、肾衰竭、冠心病、癌症。

3. 尽量通过术前沟通让以下几类患者对于手术的治疗效果有一个合理的预期,包括存在精神疾病、吸毒、卫生状况不良、X 线表现存在轻度关节间隙狭窄者。

【积水潭方案】

主诊医师需仔细检查患者,确定是否需要手术治疗。关节置换术的主要适应证是疼痛、功能丧失和非手术治疗无效。此外,手术对象应无明显的精神疾病等禁忌证。

非手术治疗包括:积极改变生活方式;使用对乙酰氨基酚等抗炎药物,拄拐或使用支具;理疗;关节内注射透明质酸或激素。

【证据】

（一）关节置换术的适应证

1. **疼痛性跛行**　并伴有相应 X 线表现,并有组织结构的改变是关节置换术的主要适应证。在有些情况下,畸形也可成为主要的适应证。尤其当畸形影响步态或后期关节置换术的疗效时,宜尽早行人工关节置换术治疗。

2. 关节炎　包括骨与软骨的改变,以及伴发的畸形,可引起一系列不同的疾病,常见有以下方面。

(1)特发性骨关节炎:这是最为常见的关节置换术指征。

(2)创伤性关节炎。

(3)缺血性坏死:特发性或继发性缺血性坏死。

(4)炎性关节炎:如类风湿关节炎,银屑病关节炎,系统性红斑狼疮,强直性脊柱炎,幼年型特发性关节炎,肠炎性疾病。

(5)结晶性关节病:软骨钙化,痛风。

(6)血友病性关节炎:A 型血友病可能比 B 型血友病更需要进行关节置换。畸形性骨炎常累及骨盆及股骨近端。

3. 全膝关节置换术的特殊适应证　老年单纯的严重髌股关节高压症。

4. 全髋关节置换术的特殊适应证

(1)断端移位的股骨颈骨折。

(2)继发于髋臼撞击的关节炎。

(3)髋臼发育不良继发骨关节炎,或伴有髋关节高位脱位。

(4)累及髋臼或股骨近端的骨肿瘤。

(二)全髋关节和全膝关节置换术的绝对禁忌证

1. 活动性关节感染。

2. 远隔部位尚未控制的活动性感染　如口腔、泌尿生殖系统、肺及皮肤。

3. 尚未接受治疗或未能控制的获得性免疫缺陷综合征(艾滋病) 尽管人类免疫缺陷病毒携带者接受关节置换术时感染的风险较高,但得到良好控制的患者,也就是病毒检测阴性和 $CD4^+T$ 淋巴细胞 $>350/mm^3$ 时,仍能获得良好的结果。

4. 快速进展性神经性疾病 继发于神经肌肉性疾病的膝反屈畸形是全膝关节置换术的相对禁忌证。轻度神经性疾病不是关节置换术的绝对禁忌证,如能细心操作,仍可获得良好的结果。

5. 既往严重合并症 既往患有严重心脑血管疾病、恶性肿瘤及代谢性疾病可极大地降低患者术中对麻醉的耐受、增加围手术期不良事件风险、威胁患者生命安全。

6. 关节炎症状轻微且伴有神经精神疾病的患者 这样的患者往往症状来自于主观心理作用,而非局部炎症刺激,同时常对手术疗效抱有过高的预期。一方面,术前轻微的症状使患者难以接受手术所带来的疼痛刺激,还会降低康复训练的配合度,导致术后疗效受到影响;另一方面,患者术前对手术疗效抱有过高的预期,术后容易因疗效与自己预期的不一致而怀疑手术疗效,造成医患纠纷。

7. 尚未控制的糖尿病 快速血糖 $>11mmol/L$ 或糖化血红蛋白(HbA1c) $>7\%$,会明显增加感染的风险。

8. 无痛且功能良好的髋膝关节融合。

(三)全髋关节和全膝关节置换术的相对禁忌证

1. 年龄太大或太小都不是理想的关节置换对象。相对年轻的患者($\leqslant 50$ 岁),因其具有较高活力,考虑到聚乙烯衬垫的磨损问题,在患者术后的余生中,可能至少要经历一次翻修。但由于新型摩擦界面产品的出现及摩擦性质的改变,大大提高了年轻患者接受人工关节置换术并获得良好结果的机会。同样,年龄过大的患者(>85岁)术后发生各种并发症的风险大大增加。因此,最重要的是考虑患者的生理年龄,而不是实际年龄。

2. **过度肥胖**　过度肥胖会增加围手术期并发症的发生率,尤其是伤口不愈合、感染、脱位和内侧副韧带损伤的问题。目前有关肥胖的文献强调,体重指数(body mass index,BMI)并不是关节置换术的禁忌证。一般而言,体重指数>40kg/m² 时,应避免手术。有趣的是,大量文献证实肥胖患者全膝置换术后疗效满意。

3. **神经病性关节炎**　沙尔科关节(Charcot joint)。

4. 术侧患有严重的周围血管性疾病(动脉粥样硬化或静脉淤滞,并伴有复发性溃疡或纤维织炎)。

5. 复发性尿路感染。

6. **全膝关节置换术的特殊相对禁忌证**

(1)切口周围软组织条件差:既往局部做过手术或存在系统性疾病,如银屑病。

(2)伸膝装置功能不良。

7. **全髋关节置换术的特殊相对禁忌证**　展肌结构不完整或功能不良。

(李玉军)

参考文献

[1] RADCLIFF K E, OROZCO F B, QUINONES D, et al. Preoperative risk stratification reduces the incidence of perioperative complications after total knee arthroplasty [J].

J Arthroplasty, 2012, 27 (8 Suppl): 77-80.

［2］ SINGH J A, LEWALLEN D G. Medical and psychological comorbidity predicts poor pain outcomes after total knee arthroplasty [J]. Rheumatology (Oxford), 2013, 52 (5): 916-923.

［3］ FRANKLIN P D, KARBASSL J A, LI W, et al. Reduction in narcotic use after primary total knee arthroplasty and association with patient pain relief and satisfaction [J]. J Arthroplasty, 2010, 25 (6 Suppl): 12-16.

［4］ SMITH H E, DELLA VALLE C J. Indications for total knee arthroplasty//PARVIZI J, KLATT B. Essentials in total knee arthroplasty [M]. Thorofare, NJ: Slack Inc, 2011: 55-60.

［5］ SCHWARTZ A J, DELLA VALLE C J. Indications for total hip arthroplasty and hip resurfacing//PARVIZI J, KLATT B. Essentials in total hip arthroplasty [M]. Thorofare, NJ: Slack Inc, 2013.

［6］ ONG C K, SEYMOUR R A, LIRK P, et al. Combining paracetamol (acetaminophen) with non-steroidal antiinflammatory drugs: a qualitative systematic review of analgesic efficacy for acute postoperative pain [J]. Anesth Analg, 2010, 110 (4): 1170-1179.

［7］ BOWLER D J, FLANDRY F. Prevalence of femoroacetabular impingement in younger patients undergoing total hip arthroplasty [J]. J Suig Orthop Adv, 2012, 21 (3): 122-125.

［8］ GRAHAM S M, LUBEGA N, MKANDAWIRE N, et al. Total hip replacement in HIV-positive patients [J]. Bone Joint J, 2014, 96B (4): 462-466.

［9］ Workgroup of the American Association of Hip and Knee Surgeons Evidence Based Committee. Obesity and total joint arthroplasty: a literature based review [J]. J Arthroplasty, 2013, 28 (5): 714-721.

［10］ DIAZ-LEDEZMA C, OROZCO F R, DELASOTTA L A, et al. Extern mechanism reconstruction with Achilles tendon allog ft in TKA: results of an abbreviate rehabilitation protocc [J]. J Arthroplasty, 2014, 29 (6): 1211-1215.

[11] FEHM M N, HUDDLESTON J I, BURKE D W, et al. Repair of a deficient abductor mechanism with Achilles tendon allograft after total hip replacement [J]. J Bone Joint Surg Am, 2010, 92 (13): 2305-2311.

第二节
术前影像学评估

【积水潭方案】

在关节外科患者预约就诊前,应该询问其 6 个月之内是否做过 X 线检查,如果做过,则可以在就诊时携带检查结果;如果没做过,则需安排全套的 X 线检查。如果患者院外的 X 线片有手术指征,还需做一套数字化 X 线检查用来进行模板测量。

通常,对于不同的关节外科患者,积水潭关节外科医师进行以下几项术前数字化 X 线检查。

1. 对于有髋关节病史的患者

(1)负重位的骨盆正位 X 线片。

(2)患侧髋关节正位 X 线片,如果无自动标尺,可以在大转子水平放置一个固定尺寸的圆形标记物,用来确定放大率。

(3)患侧髋关节侧位 X 线片。

2. 对于有膝关节病史的患者

(1)双膝关节负重正位 X 线片:其中,患侧膝关节负重正位 X 线片,如果无自动标尺,可以在关节线水平放置一个固定尺寸的圆形标记物,用来确定放大率。

(2)患侧膝关节侧位 X 线片。

(3)双膝髌骨轴位 X 线片(Merchant's 位)。

(4)对于关节间隙变窄,怀疑磨损已经达到软骨全层的患者,可以加拍膝关节屈曲 45°负重后前位 X 线片。

【证据】

当怀疑有退变、感染或者创伤后关节炎时,影像学评估会呈现出关节疾病处于不同阶段。影像学分期,对于选择适当的治疗方式来说至关重要。骨关节炎一般会根据关节间隙的狭窄程度来分期。

髋关节骨关节炎根据 Tönnis 分期系统进行评估(表 1-2-1),关节间隙狭窄一般出现在髋关节的外上象限。

表 1-2-1　髋关节骨关节炎 Tönnis 分期

分期	表现
0	没有骨关节炎征象
1	股骨头及髋臼可见硬化增生
2	股骨头或髋臼内可见小的囊性变 关节间隙中度狭窄 股骨头中度变形
3	股骨头或髋臼内可见大的囊性变 关节间隙重度狭窄或消失 股骨头重度变形 有坏死的证据

膝关节骨关节炎的评估一般用改良的 Kellgren-Lawrence 分期(表 1-2-2)。

表 1-2-2　膝关节骨关节炎 Kellgren-Lawrence 分期

分期	定义
0 = 无	正常
1 = 可疑	微小的骨赘,不明显
2 = 轻度	明确的骨赘形成,关节间隙不对称
3 = 中度	关节间隙中度变窄
4 = 重度	关节间隙消失伴随软骨下骨硬化

欧洲关节外科与运动损伤医学会官方杂志——*Knee Surgery*, *Sport Traumatoloy*, *Arthroscop*(简称 *KSSTA*)中的专家共识强调了半月板损伤在膝关节骨关节炎的恶性循环机制中所起的作用:过度的应力(与膝内翻、过度肥胖、运动性损伤等因素有关)导致半月板的损伤(如后根撕裂)和外突(extrusion),半月板外突后软骨之间丧失了有效的减压缓冲垫,造成软骨之间产生类似于点接触,压强明显增加,超出软骨承受范围,导致软骨进行性磨损,继而出现滑膜炎症状,在磁共振成像(magnetic resonance imaging, MRI)上可以看到半月板损伤外突、软骨下骨硬化、骨髓水肿、关节积液等内侧间室高压表现(图 1-2-1)。因此,对于膝关节骨关节炎的早期诊断和治疗,特别是保膝术式的选择,MRI 的应用也是至关重要的。

髋关节类风湿关节炎的影像学改变常表现为内侧的轴向脱位,进而出现髋臼加深或髋臼窝与髂坐线重合,而不是外上象限关节间隙变窄。如果疾病继续加重,最终股骨头的内侧部分会跨过髂坐线,出现髋臼内陷。

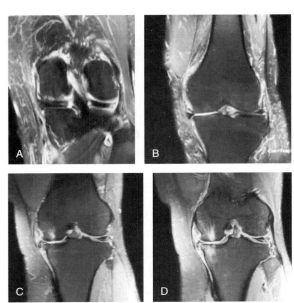

图 1-2-1　MRI 中常见内侧间室高压表现

A. 半月板后根撕裂;B. 半月板外突,失去缓冲垫作用;
C. 软骨负重区接触应力增加,软骨局部磨损,滑膜炎表现,开始出现骨髓水肿;D. 恶性循环导致高压持续加重,股骨和胫骨侧均出现骨髓水肿,软骨全层磨损。

股骨髋臼撞击综合征(femoroacetabular impingement syndrome,FAI)是导致骨关节炎的原因之一,可以通过髋臼和 / 或股骨头颈交界处的改变进行诊断(表 1-2-3)。

表 1-2-3　股骨髋臼撞击的影像学表现

影像学表现	描述
凸轮征	股骨头、颈连接处前外侧隆起,"手枪把"样畸形,α 角增加

续表

影像学表现	描述
滑膜疝	头颈结合部前方由于反复撞击,其骨表面凹陷形成囊肿
钳式征	髋臼加深或内陷,髋臼边缘盂唇骨化,髋臼覆盖角增大
交叉征;髂坐棘突征;后壁征	由髋臼后倾导致,髋臼前上方覆盖过度,后方覆盖减少

髋关节缺血坏死一般根据 Ficat 分型来诊断(表 1-2-4)。

表 1-2-4 股骨头缺血坏死 Ficat 分型

分型	描述
0	未见改变(临床前表现,未见影像学形态改变)
I	X 线未见改变,MRI 或骨扫描可见髓内压力增高,骨髓水肿
II	X 线可见硬化及骨小梁紊乱
III	软骨下骨塌陷(新月征),最初只在侧位像出现透亮线
IV	股骨头塌陷变形,关节间隙变窄

由于 I 型的股骨头缺血坏死在 X 线上没有明显改变,MR 是主要的诊断手段。MRI 还可以用来诊断髋关节撞击中的盂唇损伤,以及检测在滑膜炎或感染中是否有关节囊内或囊外的积液。计算机断层扫描术(computer tomography,CT)检查可用于评估髋关节撞击中骨性结构的异常及骨坏死时骨的早期改变。超声一般用来评估软组织,可以用来探测

当滑膜炎或关节感染时,关节囊内或囊外是否有积液存在。尽管骨扫描检查对于局部骨骼及周围软组织代谢的升高有较高的灵敏度,但是由于其特异度不高,所以并不推荐常规应用。

（黄　野）

参考文献

[1] KOVALENKO B. Classifications in Brief: Tönnis Classification of Hip Osteoarthritis [J]. Clin Orthop Relat Res, 2018, 476 (8): 1680-1684.

[2] BASTICK A N, BELO J N, et al. What Are the Prognostic Factors for Radiographic Progression of Knee Osteoarthritis？ A Meta-analysis [J]. Clin Orthop Relat Res, 2015, 473 (9): 2969-2989.

[3] BEAUFILS P, BECKER R, KOPF S, et al. Surgical management of degenerative meniscus lesions: the 2016 ESSKA meniscus consensus [J]. Knee Surg Sports Traumatol Arthrosc, 2017, 25 (2): 335-346.

[4] LEUNIG M, GANZ R. The Concept of Femoroacetabular Impingement: Current Status and Future Perspectives [J]. Clin Orthop Relat Res, 2009, 467 (3): 616-622.

[5] SCHMITT-SODY M. Avascular necrosis of the femoral head: inter-and intraobserver variations of Ficatand ARCO classifications [J]. Int Orthop, 2008, 32 (3): 283-287.

第三节
术前患者评估

在术前常规对所有准备进行人工关节置换术的患者进行风险评估,以获得最满意的疗效。风险评估通常由骨科、内科和麻醉科医师共同完成。

一、评估内容

术前评估主要参考生化全项检查、全血细胞检查和快速血糖检查，同时，还应检查患者的凝血功能、传染病指标（包括乙型肝炎病毒、丙型肝炎病毒、梅毒、人类免疫缺陷病毒等）。心电图和胸部 X 线片是评估患者心肺功能快速有效的方法。此外，$BMI > 40kg/m^2$ 的患者需要在营养师的指导下先减轻体重，以减少手术并发症，获得满意的疗效。当考虑患者营养不良时，在全关节初次及翻修置换术前，需要应用营养评价表格评价营养状况，纠正营养不良。

二、评估依据

进行关节置换术的患者绝大多数是中老年患者，他们除患有骨科疾病外，还合并很多基础疾病，如心脑血管疾病、糖尿病及严重的骨质疏松症等。手术团队需要在术前对住院患者进行全面的评估，以确定手术对患者是否安全有效。在手术之前，应详细询问患者现病史、既往史、个人史和家族史等。同时，应认真进行一般体格检查和专科体格检查，了解患者最新的症状和体征，注意动作轻柔细致，竭诚保护患者隐私，并结合实验室检查、影像学检查，请示上级医师（主刀医师），一起制订手术方案，并提交全科查房讨论。如患者既往患有高血压、冠心病、糖尿病或心、肺、肾功能不全及凝血功能异常等，则需要请相关内科科室和麻醉科共同评估患者的一般情况，避免和减少手术并发症。必要时先治疗原发病，待病情平稳后再予手术治疗。

完整和精准的术前评估是最大限度地保证人

工关节置换术疗效及稳定心肺功能的前提。需要在术前精准筛查糖尿病、营养不良、口腔活动性感染并了解既往感染史等。回顾既往文献可以发现，血糖控制不佳与手术区感染及关节假体周围感染密切相关。全身营养不良也是导致关节置换疗效不佳的诱因，会导致伤口愈合不良、住院时间延长、麻醉和手术时间延长及持续伤口引流，这些都会增加感染率。曾有研究表明，围手术期的所有并发症尤其是术后感染，均与营养不良密切相关。精准地评估患者是否存在口腔活动性感染亦非常有价值，因为口腔感染可能是血源性人工关节置换术后感染的潜在诱因。

（李　为）

第四节
术前特殊检查

对于高危患者需要进行一些特殊的检查，目的是排除患者如果接受人工关节置换术可能存在的风险。进行关节置换术的患者往往年龄比较大，很多人伴有高血压、糖尿病等慢性病。在完成术前常规检查的同时，需要一些特殊检查来评估患者脏器的功能和储备能力。通过这些检查结果，帮助医师判断手术的潜在风险。根据手术大小一般可以分为低风险、中风险及高风险三个类型。对于高龄患者尤其要关注心脏方面可能发生的意外，术前的进一步检查有助于提早发现情况，防止意外停止手术或手术的意外推迟，也可以提高患者的安全性和满意度，减少患者的花费，对术前及时处理患者情况和降低

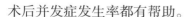

术后并发症发生率都有帮助。

一、血液检查

术前进行血常规检查,以排除贫血、炎症性疾病及血液病的可能。因为女性更容易出现术前贫血,所以对于女性患者,术前应更加密切关注常规血液检查结果。对于一些在大手术中可能会失血较多的患者,要常规进行术前全血细胞检查。总体上,人工关节置换术是一种复杂的手术,尤其是一些困难的病例,可能会出现手术时间长、出血多的情况,所以术前要常规检查凝血功能。发现凝血功能异常并及时处理,可以减少术中出血的情况,给手术更安全的保障。另外,要进行适当的输血治疗。对于有肝病或贫血病史的患者,术前一定要进行常规血液、凝血功能检查,以评估可能存在的风险。对于以前可能存在下肢深静脉血栓或肺栓塞(pulmonary embolism,PE)的患者,术前要进行血液、凝血功能检查,并进行相应科室的会诊。红细胞沉降率和C反应蛋白也是人工关节置换术前应该常规进行的检查,因为在有些陈旧感染或细菌毒力比较低的情况下,血常规结果可能正常,但是红细胞沉降率和C反应蛋白往往会出现异常结果,从而提示需要进一步鉴别诊断的可能。

二、心脏特殊检查

对于择期进行关节置换术的患者,心血管疾病的并发症虽然少见,但往往非常严重,一旦发生可能危及生命。术前对于心脏方面的检查和评估,主要是评估患者的心脏功能、是否存在需要特殊处理的心脏疾病,以及评估潜在的风险,并且决定在心脏方面是否需要更多的介入治疗。对于发现异常情况的患者,在术前要妥善处理。对于进行高风险手术的患者,术前必须有心电图的结果。对于心脏存在一定风险的患者,心电图是非常必要的。对于可能存在心脏风险的患者,术前的心脏检查应包括动态心电图、动态血压监测及心脏超声的检查结果非常必要,可以发现潜在的风险,并且可以给患者一个最基本的评估。基于以上原因,所有患者在术前均应进行心电图检查,对于有心脏疾病病史的患者,需要进行动态心电图、动态血压监测及心脏超声的检查,同时需要心内科会诊和相应治疗。

三、呼吸系统检查

术后呼吸系统并发症和心血管系统并发症一样,是非常常见的,而且可能是非常严重的。北京积水潭医院矫形骨科术前常规进行胸部 X 线检查。对于有呼吸道疾病并发症高危因素的患者[如慢性阻塞性肺疾病、年龄>60 岁、美国麻醉医师协会(American Society of Anesthesiologists, ASA)分级 2 级以上、功能性通气不良、低氧血症、心肌供血不足、手术时间>3 小时、慢性咳嗽、呼吸阻塞性疾病、打鼾严重等],存在相应的风险。这些患者应该在术前进行 X 线和肺功能的检查。对于打鼾比较明显的患者,尤其是合并肥胖、短下颌等情况时,可能存在睡眠呼吸暂停的情况,这类患者在术中给予镇静药时,可能会出现意外的低氧血症,从而影响麻醉和手术的进行。对于这些患者,必要的情况下需要术前进行睡眠呼吸检测,并请呼吸科会诊,予以适当的干预。

四、泌尿系统检查

尽管尿常规是术前一项常规检查,但临床上经常发现尿常规异常却没有明显的临床意义,如最常见的是尿常规发现细菌计数较多,尤其在老年女性中比较常见,但这些患者中很少真的存在尿路感染的情况,多数情况是污染导致。所以尿常规可以作为一个筛查的指标,一旦发现异常,需要与临床表现及患者的症状相联系,从而做出有用的判断。对于确实存在尿路感染的患者,需要在术前予以适当的治疗,从而降低关节感染的风险。

五、肾功能检查

人工关节置换术后,肾功能不全会明显增加患者的并发症发生率及病死率。对于年龄>40岁的患者,一般要常规进行肾功能检查,还要仔细询问病史,明确既往是否有肾病史,以排除肾脏可能存在的风险。关节置换术患者术后如果存在急性肾功能不全的情况,可能与以下因素有关:年龄、BMI、吸烟、既往存在的肾功能不全、肾功能异常、糖尿病、肝病、心功能不全、低血压、外周血管阻塞性疾病,其他心脏疾病等。如果出现肾功能异常且病史不太清楚的情况下,需要请肾内科会诊,给予相应的药物来调整肾功能,同时监测肾功能变化,防止出现意外。术后给予相应治疗,如相应的液体补充,防止液体过多,防止一些药物损伤肾功能,保证肾脏的灌注等。有慢性肾病或肾功能不全的患者,术前要请肾内科帮助进行评估,同时进行相应的治疗和调整。

六、内分泌系统检查

血糖不稳定或血糖太高会导致伤口愈合时间延迟,同时增加伤口感染和深部感染的概率,所以术前对血糖的测量很重要。对于糖尿病患者,需要将血糖调整稳定,防止围手术期血糖太高或波动太大。血糖控制不好的患者,一般来说可能会增加相应的手术风险,增加感染的机会,延长住院时间及增加术后并发症发生率。经过调整,多数患者可以保持比较稳定的血糖水平。

(唐 竞)

第五节
术前药物调整方案的制订

【积水潭方案】

全人工关节置换术(total joint arthroplasty,TJA)的数量目前在我国呈爆发式增长趋势,随之而来的一大问题就是患者的围手术期管理,这也是决定手术疗效和安全性的核心要点之一。接受 TJA 治疗的人群目前仍以老年患者为主,其内科合并症的评估和处理是手术成功的重点与难点。同时,部分患者虽然处于青年和中年阶段,但仍然合并有严重的基础疾病,如心血管疾病、消化系统疾病、肺病、肾病、内分泌疾病、结缔组织病、神经系统疾病和精神疾病等。这就对施行 TJA 时如何调整术前用药提出了较高的要求,要最大限度地保证 TJA 的顺利进行,同时降低围手术期并发症的发生率。

制订术前药物调整的目的包括以下几点:①调整患者基础疾病的状态,提高患者对于麻醉和手术的耐受程度;②降低术前药物对于麻醉和手术的负面影响;③提高患者及其家属对于麻醉和手术风险的理解,增强其对于术后康复的信心和参与度。在制订术前药物调整方案之前,务必全面掌握患者的既往病史、用药经过、实验室检查数据、不良生活习惯(如吸烟、酗酒等)及家族史等医学资料,详尽记录用药时程、剂量、调整经过和不良反应等情况,为手术团队制订术前用药方案、选择手术时机、制订手术和康复策略,以及术后恢复用药提供充分的参考依据。

术前药物调整方案主要包括以下几种模式:加药、停药、减药和换药。下面将针对常见的几大类内科基础疾病,根据北京积水潭医院在 TJA 围手术期管理方面多年积累的临床数据,分享药物调整方案的经验。

(一)心血管疾病

阿司匹林因其抗血小板聚集作用,可降低心脑血管事件的发生率,因而在临床上被广泛应用,特别是对于合并有心脑血管疾病高危因素的患者。曾有国外研究证实,接受骨科手术的患者中有近 40% 的患者在术前长期口服小剂量阿司匹林。此外,部分对于阿司匹林不耐受(消化道溃疡和出血风险)的患者会选择氯吡格雷抗血小板治疗。上述两种药物会显著增加 TJA 麻醉(主要是椎管内麻醉)和手术的出血风险,特别是双药合用者。对于合并高凝状态而存在血栓风险或已发生血栓性疾病需要长期接受抗凝治疗的患者,在 TJA 术前应充分评估患者的出血和血栓风险。对于原发疾病稳定且不存在明确手术禁忌证者,华法林也应在术前 5 天停用,改为低分子量肝素过渡,并于术前 1 天停用。同时术前评估中应嘱患者在术前 7~10 天内停用阿司匹林和氯吡格雷。

(二) 肾脏疾病

对于合并慢性肾脏病(chronic kidney disease, CKD)的 TJA 患者在术前需要考虑两方面问题,即药物的肾脏排泄和肾毒性。因此,CKD 患者的术前用药需要兼顾年龄、CKD 严重程度(包括肌酐和尿素氮水平、肾小球滤过率和肌酐清除率等指标)、既往和正在使用的药物类型等因素。TJA 患者术前常用且可能导致肾损害的药物包括非甾体抗炎药(nonsteroidal anti-inflammatory drug, NSAID)、造影剂、别嘌醇、甲氨蝶呤、两性霉素 B、万古霉素、氨基苷类抗生素等,应请专业的肾内科医师协助调整上述药物用法、用量,必要时监测血药浓度。

(三) 糖尿病

糖尿病(diabetes mellitus, DM)是 TJA 围手术期最为常见的内科合并症之一。血糖水平的稳定是确保围手术期安全和降低术后并发症(特别是切口延迟愈合或假体周围感染)的关键因素之一。TJA 手术属于择期手术,但同时应结合患者疾病状况进行分层管理。非危重症患者血糖控制目标:空腹 6.1~7.8mmol/L,餐后 2 小时或随机血糖 7.8~10.0mmol/L。入院后应完善电解质、糖化血红蛋白、尿常规等检查,同时监测快速血糖,避免出现水、电解质平衡失调及糖尿病酮症酸中毒。围手术期可采取皮下胰岛素强化治疗方案,包括每日多次胰岛素皮下注射或持续皮下胰岛素输注(胰岛素泵),具体方案需要请内分泌科医师根据患者的具体情况进行调整。

（四）自身免疫性疾病

TJA 相关自身免疫性疾病主要包括炎性关节病（inflammatory arthritis，IA）、结缔组织病及血管炎等。IA 主要包括脊柱关节病（spondyloarthropathy，SpA）、类风湿关节炎（rheumatoid arthritis，RA）和银屑病关节炎（psoriatic arthritis，PA）等；结缔组织病（connective tissue disease，CTD）则主要包括系统性红斑狼疮（systemic lupus erythematosus，SLE）、干燥综合征（sicca syndrome，SS，又称舍格伦综合征，Sjögren syndrome）及炎性肌病等。以 RA 为例，历史上患者群中需要接受骨科手术（主要是 TJA）的比例可高达 70%。随着近年来内科治疗的迅猛发展，特别是生物制剂的引入，TJA 在 IA 患者中的数量和比例已经呈现显著下降的趋势，但考虑到我国的人口基数及现代免疫抑制治疗理念的普及欠佳，仍有大量患者需要进行膝、髋、踝、肘、肩和手足关节的置换手术。对 SLE 和血管炎等长期依赖糖皮质激素治疗的自身免疫性疾病，有很大比例的患者因激素相关性骨坏死需要接受受累关节的置换。

自身免疫性疾病由于其自身多器官受累的特点使得围手术期用药变得颇为复杂，一方面来自抗风湿治疗的多种抗炎药和免疫抑制剂，如糖皮质激素、非甾体抗炎药（NSAID）、用于改善病情的抗风湿药（disease-modifying antirheumatic drug，DMARD）和生物制剂等；另一方面就是其并发疾病，如循环系统、呼吸系统、消化系统及血液系统相关问题的合并用药。如此复杂的用药将会对 TJA 的围手术期管理造成极大的困难并且可能增加术中和术后并发症（如肾上腺危象、感染、切口不愈合等）的发生率。

结合我国具体国情和北京积水潭医院多年的临

床经验,笔者对于自身免疫性疾病的围手术期药物管理方案要点如下:①术前 NSAID 用药务必兼顾患者的高龄状态、消化道出血、心血管高危事件和凝血功能异常的风险,在传统环氧合酶(cyclooxygenase,COX)-1 和选择性 COX-2 类药物之间做出选择;②如炎性关节病患者处于疾病高活动状态,建议术前持续应用 DMARD,并加用用药周期较短的生物制剂(如肿瘤坏死因子受体融合蛋白、依那西普或小分子酪氨酸激酶抑制剂、托法替布),以便快速降低疾病活动度和炎症指标,减停糖皮质激素,降低围手术期疾病复发和假体周围感染的风险;③对于 SLE 等严重的结缔组织病,进行择期 TJA,术前须明确疾病活动状态,如疾病处于较高活动状态,务必强化内科药物治疗,待疾病处于低活动状态再考虑行关节置换术,否则会极大增加围手术期并发症的发生率。不建议对高活动度的 SLE 患者围手术期使用吗替麦考酚酯、环孢素和他克莫司等强效免疫抑制剂。

【证据】

临床上常见的需要调整的药物包括以下几大类:抗高血压药、抗心律失常药、冠状动脉扩张药、平喘药、抗凝血药、降糖药、抗抑郁药、抗风湿药和镇痛药等。具体的调整方案见表 1-5-1。

表 1-5-1 围手术期用药调整推荐

药品种类	特别注意事项及注释
通常在术前几天停药	
三环类抗抑郁药	重度抑郁者继续使用
单胺氧化酶抑制剂	如果情况严重,则继续使用
二甲双胍	可提前 24~48 小时停止以降低乳酸性酸中毒的风险

续表

药品种类	特别注意事项及注释
通常在术前几天停药	
避孕药、雌激素替代品、他莫昔芬	具有血栓栓塞的长期风险,尤其是在大型肿瘤和骨科手术后。具体由外科医师或肿瘤科医师决定
阿司匹林、氯吡格雷、西洛他唑、双嘧达莫	对于需要紧急抗血栓治疗和/或发生重大手术出血的风险较低的患者,可以继续治疗。西洛他唑和双嘧达莫的作用持续时间少于氯吡格雷、阿司匹林和替利多平。但是,如果主要担心术中出血,停药需长于10天
华法林(抗凝血药)	一般停2~5天。如果血栓栓塞的风险高,可以用肝素或低分子量肝素代替
非甾体抗炎药	严重的炎症性疾病可继续用药
环氧合酶-2抑制剂	可继续用药避免复发
鱼肝油、维生素E(>250U/d)	潜在的多系统(抗凝、心血管)作用。可使用标准剂量维生素
通常于手术当日晨停用的药物	
血管紧张素转换酶抑制药、血管紧张素受体阻滞药	如果合并难治性高血压、不稳定动脉瘤、严重充血性心力衰竭、瓣膜功能不全,则应继续治疗
利尿药	针对充血性心力衰竭可继续使用
磷酸二酯酶Ⅴ型抑制剂	易导致高血压

续表

药品种类	特别注意事项及注释
通常于手术当日晨停用的药物	
锂	可与麻醉药相互作用
安非他酮、曲唑酮	易放大交感反应
双硫仑	影响新陈代谢(如苯妥英钠、华法林)
阿仑膦酸钠	可引起短暂的食管刺激
颗粒抗酸剂	吸入会引起肺炎
口服降糖药	禁食患者易发生低血糖
长效胰岛素	如果患者容易出现晨起血糖过低,也可在手术前一晚降低剂量
速效胰岛素	仅在高血糖时才进行术前管理
胰岛素泵	可保留;以基础速率泵入
溴吡斯的明	可能会使神经肌肉阻滞药的使用复杂化。如果存在严重肌无力或吞咽困难的风险,需继续使用
低分子量肝素(依诺肝素)	可以代替华法林

围手术期非胰岛素类降糖药具体调整方案见表 1-5-2。

表 1-5-2 非胰岛素类降糖药的围手术期管理

口服降糖药		注意事项及注释
胰岛素促泌剂	磺脲类:格列本脲、格列美脲	在手术当天及患者禁食期间停药
	格列奈类:瑞格列奈、那格列奈	在手术当天及患者禁食期间停药

续表

口服降糖药		注意事项及注释
双胍类	二甲双胍	术前 24 小时停药；降低乳酸性酸中毒的风险
噻唑烷二酮类	罗格列	手术当天及患者禁食期间停药
	吡格列酮	由于该药起效缓慢、半衰期长很少引起低血糖，因此不必停药
α- 葡萄糖苷酶抑制剂	阿卡波糖	手术当天及患者禁食期间停药
	米格列醇	该药仅在患者服用碳水化合物时有效，禁食期间需停药
二肽基肽酶抑制剂	西他列汀	手术当天停药，恢复饮食后继续给药
	沙格列汀	手术当天停药，恢复饮食后继续给药
注射剂		**注意事项及注释**
胰高血糖素样肽抑制剂	艾塞那肽	手术当天停药，恢复饮食后继续给药
胰岛淀粉样多肽	普兰林肽	手术当天停药，恢复饮食后继续给药

2017 年美国风湿病学会（American College of Rheumatology，ACR）及美国髋关节和膝关节外科医师协会（American Association of Hip and Knee Surgeons，AAHKS）联合推出了针对风湿性疾病患者择期髋人工膝关节置换术围手术期抗风湿药物治疗调整的指南。简要解读如下：①接受非生物制剂 DMARD 的

RA、强直性脊柱炎(ankylosing spondylitis，AS)、PA、幼年型特发性关节炎(juvenile idiopathic arthritis，JIA)、SLE 患者，继续目前剂量的甲氨蝶呤、来氟米特、羟氯喹、柳氮磺胺吡啶，无须减停。② RA、SpA(包括 AS 和 PA)、JIA、SLE 患者手术前停用目前所有生物制剂，手术应安排于该药物用药周期末进行。③ RA、SpA(包括 AS 和 PA)、JIA 患者手术前停用托法替布至少 7 天。④严重 SLE 患者继续目前剂量的甲氨蝶呤、吗替麦考酚酯、硫唑嘌呤、环孢素、他克莫司；非严重 SLE 患者手术前 1 周停用吗替麦考酚酯、硫唑嘌呤、环孢素、他克莫司。⑤使用糖皮质激素治疗 RA、SpA(包括 AS 和 PA)、SLE 的患者继续目前每日剂量的糖皮质激素，而非给予围手术期超生理剂量糖皮质激素(应激剂量)。

(张 亮)

参考文献

[1] DUELLMAN T J, GAFFIGAN C, MILBRANDT J C, et al. Multi-modal, pre-emptive analgesia decreases the length of hospital stay following total joint arthroplasty [J]. Orthopedics, 2009, 32 (3): 167.

[2] GALANIS T, THOMSON L, PALLADINO M, et al. New oral anticoagulants [J]. J Thromb Thrombolysis, 2011, 31 (3): 310-320.

[3] ERIKSSON B I, DAHL O E, ROSENCHER N, et al. Dabigatran etexilate versus enoxaparin for prevention of venous thromboembolism after total hip replacement: a randomised, double-blind, non-inferiority trial [J]. Lancet, 2007, 370 (9591): 949-956.

[4] FLEISHER L A, BECKMAN J A, BROWN K A, et al. ACC/AJA 2007 guidelines on perioperative cardiovascular

evaluation and care for noncardiac surgery: a report of the American College of Cardiology/American Heart Association Task Force on practice guidelines (Writing Committee to revise the 2002 guidelines on perioperative cardiovascular evaluation for noncardiac surgery)[J]. Circulation, 2007, 116: 1971-1996.

［5］ROBINSON C M, CHRISTIE J, MALCOLM-SMITH N. Nonsteroidal antiinflammatory drugs, perioperative blood loss, and transfusion requirements in elective hip arthroplasty [J]. J Arthroplasty, 1993, 8 (6): 607-610.

［6］OSCARSSON A, GUPTA A, FREDRIKSON M, et al. To continue or discontinue aspirin in the perioperative period: a randomized, controlled clinical trial [J]. Br J Anaesth, 2010, 104 (3): 305-312.

［7］MOLLMANN H, NEF H M, HAMM C W. Antiplatelet therapy during surgery [J]. Heart, 2010, 96: 986-991.

［8］LOZA E, MARTINEZ-LOPEZ J A, CARMONA L. A systematic review on the optimum management of the use of methotrexate in rheumatoid arthritis patients in the perioperative period to minimize perioperative morbidity and maintain disease control [J]. Clin Exp Rheumatol, 2009, 27 (5): 856-862.

［9］ERKAN D, LEIBOWITZ E, BERMAN J, et al. Perioperative medical management of antiphospholipid syndrome: hospital for special surgery experience, review of literature, and recommendations [J]. J Rheumatol, 2002, 29 (4): 843-849.

［10］O'DONNELL M J, KEARON C, JOHNSON J, et al. Brief communication: preoperative anticoagulant activity after bridging low-molecular-weight heparin for temporary interruption of warfarin [J]. Ann Intern Med, 2007, 146 (3): 184-187.

［11］LLAU J V, LOPEZ-FORTE C, SAPENA L, et al. Perioperative management of antiplatelet agents in noncardiac surgery [J]. Eur J Anaesthesiol, 2009, 26 (3): 181-187.

[12] SHRADER M W, SCHALL D, PARVIZI J, et al. Total hip arthroplasty in patients with renal failure: a comparison between transplant and dialysis patients [J]. J Arthroplasty, 2006, 21 (3): 324-329.

[13] BLACHA J, KOLODZIEJ R, KARWANSKI M. Bipolar cemented hip hemiarthroplasty in patients with femoral neck fracture who are on hemodialysis is associated with risk of stem migration [J]. Acta Orthop, 2009, 80 (2): 174-178.

[14] BERTRAND M, GODET G, MEERSSCHAERT K, et al. Should the angiotensin II antagonists be discontinued before surgery？ [J]. Anesth Analg, 2001, 92 (1): 26-30.

[15] DINARDO M, DONIHI A C, FORTE P, et al. Standardized glycaemic management and perioperative glycaemic outcomes in patients with diabetes mellitus who undergo same-day surgery [J]. Endocr Pract, 2011, 17 (3): 404-411.

[16] HOOGWERF B J. Perioperative management of diabetes mellitus: how should we act on the limited evidence？[J]. Cleve Clin J Med, 2006, 73 (Suppl 1): S95-S99.

[17] NASSAR A A, BOYLE M E, SEIFERT K M, et al. Insulin pump therapy in patients with diabetes undergoing surgery [J]. Endocr Pract, 2012, 18 (1): 49-55.

[18] GUALTIEROTTI R, PARISI M, INGEGNOLI F. Perioperative Management of Patients with Inflammatory Rheumatic Diseases Undergoing Major Orthopaedic Surgery: A Practical Overview [J]. Adv Ther, 2018, 35 (4): 439-456.

[19] SIGMUND A, RUSSELL L A. Optimizing Rheumatoid Arthritis Patients for Surgery [J]. Curr Rheumatol Rep, 2018, 20 (8): 48.

[20] GOODMAN S M, BASS A R. Perioperative medical management for patients with RA, SPA, and SLE undergoing total hip and total knee replacement: a narrative review [J]. BMC Rheumatol, 2018, 2: 2.

[21] MOSLEH-SHIRAZI HAWLE M S, IBRAHIM M, PASTIDES P, et al. An Insight into Methods and Practices in Hip Arthroplasty in Patients with Rheumatoid Arthritis [J]. Int J Rheumatol, 2015, 2015: 140143.

[22] GOODMAN S M, SPRINGER B, GUYATT G, et al. 2017 American College of Rheumatology/American Association of Hip and Knee Surgeons Guideline for the Perioperative Management of Antirheumatic Medication in Patients With Rheumatic Diseases Undergoing Elective Total Hip or Total Knee Arthroplasty [J]. J Arthroplasty, 2017, 32 (9): 2628-2638.

[23] GOODMAN S M, SPRINGER B, GUYATT G, et al. 2017 American College of Rheumatology/American Association of Hip and Knee Surgeons Guideline for the Perioperative Management of Antirheumatic Medication in Patients With Rheumatic Diseases Undergoing Elective Total Hip or Total Knee Arthroplasty [J]. Arthritis Rheumatol, 2017, 69 (8): 1538-1551.

[24] GEORGE M D, BAKER J F, HSU J Y, et al. Perioperative Timing of Infliximab and the Risk of Serious Infection After Elective Hip and Knee Arthroplasty [J]. Arthritis Care Res (Hoboken), 2017, 69 (12): 1845-1854.

[25] GOODMAN S M, FIGGIE M. Lower extremity arthroplasty in patients with inflammatory arthritis: preoperative and perioperative management [J]. J Am Acad Orthop Surg 2013, 21 (6): 355-363.

[26] GOODMAN S M. Rheumatoid arthritis: preoperative evaluation for total hip and total knee replacement surgery [J]. J Clin Rheumatol, 2013, 19 (4): 187-192.

[27] HÄRLE P, STRAUB R H, FLECK M. Perioperative management of immunosuppression in rheumatic diseases-what to do ？ [J]. Rheumatol Int, 2010, 30 (8): 999-1004.

第六节
术前康复

骨性关节炎是一种退行性疾病,在世界范围内都有很高的患病率。一方面由于目前我国已进入老龄化社会,骨性关节炎患者数量有逐年攀升的趋势,另一方面由于年轻人群运动频率不当或错误的运动方式等因素也导致关节退变的年轻化。骨性关节炎的好发部位为膝关节、髋关节和指间关节,以严重的疼痛、进行性关节活动度减小和畸形为主要特征。骨性关节炎的严重程度可以根据 Kellgren-Lawrence 分级进行划分。当患者处于 1~2 级时,可以通过保守治疗来达到缓解疼痛、改善功能的目的,如服用 NSAID 或进行物理治疗和运动疗法;当患者已达到 3~4 级时,在接受保守治疗无效或效果不佳的情况下,就要考虑进行关节置换术(图 1-6-1)。关于是否需要在关节置换术前接受系统的康复训练及训练对于术前和术后功能恢复的改善程度到底有多少是近些年来一直有争议的方面,相关文献资料也非常多。骨性关节炎较轻的患者通过物理运动疗法干预可以得到比较理想的结果。对于程度较重的患者,一些文献证实,术前进行 4~8 周的康复干预,可以提高术前的肌肉力量和功能情况,以及在术后获得更好的满意度和功能评分,主要体现在疼痛改善更明显、肌肉力量和行走功能更好、住院日缩短等方面。另一方面,也有一些回顾性文章指出,术前康复干预的效果在术后 3 个月至 6 个月内无明显差异,但确实可以缩短住院时间和术后锻炼的时长。

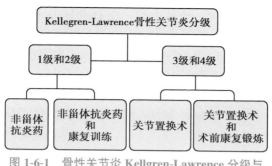

图 1-6-1　骨性关节炎 Kellgren-Lawrence 分级与
相应治疗方案

　　北京积水潭医院矫形骨科在行人工关节置换术前会对患者进行常规术前指导,包括手术相关知识、关节结构相关知识、助行设备如何使用、肌肉力量和关节活动度的训练方法等。对于一些不需要即刻手术的患者,会根据具体情况让患者进行门诊或家庭式训练以改善术前功能。

　　骨性关节炎是一种以关节软骨的变性、破坏和继发性骨质增生为特征的慢性关节病,多见于中老年人,女性多于男性,好发于负重较大的关节,如膝关节和髋关节,主要表现为疼痛和关节活动受限,通常与肥胖、骨质情况、受力和遗传等因素有关。当软骨开始发生退变,在受到外力时会出现磨损、撕裂和脱落,进而软骨层变薄,甚至消失,导致运动时骨与骨直接摩擦产生剧烈疼痛,同时继发增生的骨赘会影响关节活动导致屈伸活动受限,临床上采用 Kellgren-Lawrence 分级来评估关节炎严重程度,以此选择治疗方案。

　　Kellgren-Lawrence 分级为 1~2 级的患者骨性关节炎程度较轻,关节软骨受累范围较小,通过服用 NSAID 或接受系统物理运动疗法就可以很大程度地缓解疼痛、改善功能。在 Dell'Isola A、Jönsson T 等最近的一项研究中,对 38 030 例膝关节或髋关节骨性关节炎患者的数据进行分析。这些患者被分为三组:仅接受健康教育组、家庭训练组和监督下康复组。结果显示,家庭训练组和监督下康复组在疼痛改善和功能恢复等方面都优于仅接受健康教育的患者。

Kellgren-Lawrence 分级为 3~4 级的患者关节间隙严重狭窄,有大量骨赘增生,通常需要手术治疗,术后可以很大程度地缓解疼痛、改善功能状态。近几年一些文献指出,物理治疗和运动疗法对增强肌力、减轻疼痛和改善功能等方面并无明显效果;相反,其他一些证据显示,通过 4~8 周的术前康复治疗干预,可以提高术前肌肉力量和行走能力、减轻疼痛、缩短住院日,并在术后 3~6 个月内获得更好的功能。目前,人工关节置换术是否需要术前康复干预和具体疗效尚存争议,还需要进一步大样本分析研究。

(钟　珊)

参考文献

[1] DELL'ISOLA A, JÖNSSON T, RANSTAM J, et al. Education, home exercise and supervised exercise for people with hip and knee osteoarthritis as part of a nation-wide implementation program: data from the BOA registry [J]. Arthritis Care Res (Hoboken), 2020, 72 (2): 201-207.

[2] CABILAN C J, HINES S, MUNDAY J. The effectiveness of prehabilitation or preoperative exercise for surgical patients: a systematic review [J]. JBI Database System Rev Implement Rep, 2015, 13 (1): 146-187.

[3] MAT EIL ISMAIL M S, SHARIFUDIN M A, SHOKRI A A, et al. Preoperative physiotherapy and short-term functional outcomes of primary total knee arthroplasty [J]. Singapore Med J, 2016, 57 (3): 138-143.

[4] MCKAY C, PRAPAVESSIS H, DOHERTY T. The effect of a prehabilitation exercise program on quadriceps strength for patients undergoing total knee arthroplasty: a randomized controlled pilot study [J]. PM R, 2012, 4 (9): 647-656.

[5] CHEN H F, LI S Y, RUAN T Y, et al. Is it necessary to perform prehabilitation exercise for patients undergoing total knee arthroplasty？ meta-analysis of randomized controlled trials [J]. Phys Sportsmed, 2018, 46 (1): 36-43.

[6] MOYER R, IKERT K, LONG K, et al. The Value of Preoperative Exercise and Education for Patients Undergoing Total Hip and Knee Arthroplasty [J]. JBJS Rev, 2017, 5 (12): e2.

[7] BROWN K, TOPP R, BROSKY J A, et al. Prehabilitation and Quality of life three months after total knee arthroplasty: a pilot study [J]. Percept Mot Skills, 2012, 115 (3): 765-774.

[8] BROWN K, SWANK A M, QUESADA P M, et al. Prehabilitation versus usual care before total knee arthroplasty: A case report comparing outcomes within the same individual [J]. Physiother Theory Pract, 2010, 26 (6): 399-407.

[9] CLODE N J, PERRY M A, WULFF L. Does physiotherapy prehabilitation improve pre-surgical outcomes and influence patient expectations prior to knee and hip joint arthroplasty？ [J]. Int J Orthop Trauma Nurs, 2018, 30: 14-19.

[10] DESMEULES F, HALL J, WOODHOUSE L J. Prehabilitation Improves Physical Function of Individuals with Severe Disability from Hip or Knee Osteoarthritis [J]. Physiother Can, 2013, 65 (2): 116-124.

[11] JAGGERS J R, SIMPSON C D, FROST K L, et al.

Prehabilitation before knee arthroplasty increases post-surgical function: a case study [J]. J Strength Cond Res, 2007, 21 (2): 632-634.

[12] CHUGHTAI M, SHAH N V, SULTAN A A, et al. The role of prehabilitation with a telerehabilitation system prior to total knee arthroplasty [J]. Ann Transl Med, 2019, 7 (4): 68.

第七节
髋关节查体

体格检查应该在完成病史采集后进行,而不是与影像学检查混杂在一起完成。根据病史和体格检查的发现,有经验的骨科医师已经能够对患者的病情有初步的了解,也能够对 X 线片的结果有所预判。将预判情况和影像学检查结果进行比较,能够更加有助于核对病史和进行体格检查,发现有意义的症状和体征。在实际工作中,有不少医师则过于依赖影像学检查结果,先进行影像学检查再进行体格检查,这是不符合临床规范的懈怠表现,也缺少对患者信息的整体了解。没有临床思维的训练,容易出现漏诊和误诊,往往成为"只治疗 X 线片",而非治疗疾病,希望诸君共勉。

与其他关节的检查一样,完整的髋部检查应该包括望诊、触诊、动诊、量诊及特殊检查。因为骶髂关节和腰椎来源的疼痛可以放射到髋关节,因此应该同时检查骶髂关节和腰椎,同样也需要对膝关节进行查体来确定有无髋部向膝关节的放射痛。整体来说,髋关节的检查方法颇有章法,可以从步态分析和望诊中获得整体的概念,发现患者有无下肢不等长、臀肌步态、避痛步态等,而后经过触诊、动诊、量诊及特殊检查来验证先前的发现。特伦德伦堡试验(Trendelenburg test)可以帮助确定髋关节本身疾病或臀肌的功能情况;加莱亚齐试验(Galeazzi test)及Bryant 三角测量等可以帮助确定下肢不等长的具体位置。通过活动度检查不仅可客观记录髋关节活动范围,还可获知关节内有无疾病、有无关节囊的局部挛缩、股骨前倾角有无明显差异等。对于髋关节来说,虽然检查手法众多,但是检查目标和查体方法却是有规律的。通过不同检查结果之间的相互印证才能够对患者的病情获得更加全面和细致的了解,明确患者的诊断、治疗方案,以及有无手术适应证。

一、望诊

(一)步态观察

当患者步入诊室的时候,就可以对其进行仔细的步态观察,如避痛步态、特伦德伦堡步态、臀肌步态、短肢步态等。对步态的观察应当从前方、后方、侧方进行,可以根据负重相和摆动相分别进行相应的分析。

(二)站立位观察

患者取站立位,将脐部以下充分暴露,仔细观察如下几个方面。

1. **姿势** 从后方观察有无骨盆倾斜并考虑其原因,骨性因素包括双下肢不等长、骨盆畸形等;软组织因素包括肌肉挛缩、髂腰肌紧张、避痛等。侧方观察有无腰椎前凸增大,常见于严重的屈髋挛缩畸形,如双侧髋关节发育不良、脱位。

2. 髋关节周围皮肤的颜色、纹理是否对称,是否有包块、瘢痕、窦道。若双侧腘窝皮纹和臀纹位于不同水平,往往提示肢体可能存在骨性不等长。

(三)平卧位观察

1. **下肢长度** 观察双侧内踝尖是否位于同一水平,具体的长度测量将在后续量诊中具体阐述。

2. **下肢位置** 髋关节处于不同的位置可以提示髋关节的不同疾病:如强直性脊柱炎患者髋关节强制体位多固定在屈曲、外旋、外展位置;如患肢短缩、内收和内旋并且大转子向外突出,则可能是髋关节后脱位。

二、触诊

触诊应当手法轻柔,避免引起患者疼痛不适,影响进一步检查。首先应用手背检查髋关节周围皮温,再注意检查髋关节周围有无肿物包块。触诊一般由仰卧位开始,先确定髂嵴、髂前上棘、耻骨结节、大转子等骨性结构。髂前上棘是重要的体表标志,由于腰部肥厚的软组织可能影响到对髂前上棘的定位,所以一般从远端向近端触摸较为容易,继而可以触及髂前上棘到耻骨结节之间的腹股沟韧带,其中点处可触及股动脉搏动。股静脉位于股动脉内侧,其内侧可以触及淋巴结。另外,还应当检查患者内收肌张力,注意有无由于髋关节疾病导致的内收肌紧张。检查髋关节有无病变导致的摩擦感时,将一手置于腹股沟韧带下、股动脉外侧股骨头的体表投影处,另一手内、外旋肢体,如此即可感觉到源自髋关节的摩擦感。在俯卧位可以触及髂后上棘、坐骨结节,检查其有无压痛。在侧卧位便于触及坐骨神经,因为此时臀大肌放松而且较为平坦,坐骨神经覆盖较软,髂后上棘和大转子尖的中点为坐骨神经投影,可以由此检查有无蒂内尔征(Tinel sign)。

三、动诊

动诊包括检查患者的双侧髋关节主动、被动活动度及髋关节周围肌肉力量(表1-7-1)。嘱患者主动屈伸、内收、外展、内旋、外旋髋关节,观察患者的活动是否平顺、是否存在困难;之后检查者向各个方向被动活动髋关节,观察患者有无疼痛,仔细感觉髋关节活动有无摩擦感,是否存在关节僵硬。对于人工髋关节置换术来说,术前髋关节展肌肌力的检查尤为重要。

表 1-7-1　髋关节周围肌肉力量测定

	患者体位	肌群
展肌肌力	坐位或侧卧位	主要:臀中肌 次要:臀小肌
内收肌肌力	坐位,髋关节外展患者对抗检查者进行髋关节内收运动	主要:长收肌 次要:大收肌、短收肌;股薄肌、耻骨肌
屈肌肌力	平卧位或者坐位,对抗检查者做屈髋运动	主要:髂腰肌 次要:股直肌(屈髋伸膝位放松)
后伸肌肌力	俯卧屈膝位,对抗检查者做后伸髋关节运动	主要:臀大肌 次要:腘绳肌

四、量诊

(一) 下肢长度的测量

下肢不等长,一种为真性不等长,是由发育异常(如髋内翻、发育性髋关节脱位)或创伤、退变、感染等引起的解剖结构上的肢体不等长,此时脊柱和骨盆往往有代偿性改变,如骨盆倾斜和脊柱侧凸;另一种为表观不等长,一般是由姿势性因素导致,如髋关节内收挛缩或固定外展畸形。

1. **下肢的表观长度** 嘱患者选取舒适的体位平卧,用卷尺测量脐(或剑突)至内踝下缘的长度,双侧对比,该长度和患者的主观感受更为一致。

2. **下肢的真实长度** 测量时患者平卧,检查者将患者骨盆摆正,两侧肢体放在对称的位置上,用卷尺测定髂前上棘至内踝下缘的长度,双侧对比。检查者必须确保患者骨盆在水平位置,没有旋转,双下肢处于对称位置,互相平行。如果因为挛缩或其他原因导致一侧髋关节固定于内收或外展位置,对侧髋关节也应该摆在同样内收或外展的位置上,以确保肢体长度测量的准确。

如果有肢体不等长,应当继续应用加莱亚齐试验来确定肢体长度差异的来源部位,如短缩位于股骨侧,还应当用 Bryant 三角继续确认短缩在大转子近端还是远端。

(二) 关节活动度的测量

髋关节连系骨盆和股骨,其活动度应当测量这两部分间的角度,但是由于骨盆长轴较难定位,一般应用躯干轴线来代替,所以应该用对侧髋关节将骨盆和脊柱锁定,以获得准确、重复性好的测量结果。

1. 髋关节屈曲活动度的测量 髋关节屈曲活动的检查在仰卧位进行。在检查髋关节屈曲时,患者的膝关节需要保持屈曲以放松腘绳肌,从而减少对髋关节活动的影响。在膝关节同时屈曲的情况下,髋关节可以屈曲到 120°~140°。一般可以极度屈曲对侧髋关节来锁定骨盆,令患侧髋关节屈曲,一直观察到髂前上棘开始运动,因为此时已经不是髋关节的屈曲,而是骨盆的旋转,记录其最大屈曲度数。

2. 髋关节后伸活动度的测量 髋关节通常可以后伸 0°~15°,在仰卧位测量托马斯征(Thomas sign)可了解有无髋关节屈曲畸形。在俯卧位,检查者需要固定患者的骨盆,令患者后伸髋关节,如触及骨盆的上升或髂后上棘的向上运动,提示髋关节后伸已达最大程度,记录此时后伸角度。

3. 髋关节外展及内收活动度的测量 髋关节外展通常在仰卧位进行检查,先将对侧下肢外展到最大以锁定骨盆,检查者以一侧前臂触及双侧髂前上棘了解骨盆位置,令患者外展髋关节,放置在髂前上棘的上肢感受到骨盆开始移动时,记录最大外展角度,一般可以达到 30°~50°。同法测量髋关节的内收活动度,通常可以达到 30°。也可以让患者屈曲外展对侧的髋膝关节并保持位置,从而减少对侧下肢对检查侧下肢在内收时的阻挡。

4. 髋关节内、外旋活动度的测量 髋关节内、外旋活动度可以在患者平卧、俯卧或坐位时检查。内旋范围通常为 30°~40°,外旋范围通常为 40°~60°。患者在平卧位时屈髋、屈膝各 90°,然后测试内、外

旋活动度,需注意此时小腿向外的旋转为内旋,反之
为外旋。患者在俯卧位时,需先将其骨盆置于水平
位置,即双下肢方向与双侧髂后上棘连线垂直,屈膝
90°时测量内、外旋活动度。此时,小腿朝外的旋转
实际是髋关节内旋,反之为外旋。当俯卧位时髋关
节是伸直位,而仰卧位或坐位时的髋关节多是屈曲
90°,在这两种髋关节位置下测得的活动度可以在外
旋角度上有些差异(屈髋位的外旋更小),而内旋角
度几乎没有差异。

五、特殊检查

(一)关节挛缩的检查

1. 托马斯试验(Thomas test)

(1)历史渊源:托马斯试验以托马斯夹板的发
明人威尔士骨科医师 Hugh Owen Thomas(1834—
1891)命名,他被认为是英国骨科之父。Hugh Owen
Thomas 一生对骨科医学贡献极大:在骨折和结核的
治疗中,他主张休息,并强调是"强制的、不间断的、
长时间的"的休息,为了实现这个目的,他发明了可
以制动股骨骨折并预防感染的托马斯夹板(Thomas
splint)。他还参与了很多以他的名字命名的医学创
新:托马斯颈托(Thomas collar)用于治疗颈椎结核;
托马斯手法(Thomas maneuver)是用于检查髋关节
骨折的物理学检查法;托马斯试验(Thomas test)用
于检查髋关节屈曲挛缩;托马斯钳(Thomas wrench)
用以复位骨折,还有一种折骨器用以打断并重接骨
端。他的这一系列工作在当时没有完全被认同,
直到他死后,他的外甥——著名的骨科医师 Robert
Jones 爵士(第 5 跖骨基底 Jones 骨折的命名者)将

托马斯夹板应用在第一次世界大战中,以至 1916—1918 年,股骨开放性骨折的病死率从 87% 降到了 8%,挽救了许多人的生命。

（2）检查方法：托马斯试验可用来评估髋关节屈曲挛缩,这是髋关节最常见的挛缩。患者仰卧,检查者确定有无过度腰椎前凸,这在屈髋畸形的患者中很常见。检查者屈曲患者的一侧髋关节,膝关节贴近胸壁以放平腰椎并固定骨盆。患者保持该姿势,如果被检查的对侧髋关节（伸直的腿）无屈曲挛缩,则应贴在检查床上；如果存在挛缩,患者对侧的腿会抬离检查床并且下压腿时能感觉到肌肉伸展终末点,需测量挛缩的角度。如果将该腿压回床面,则患者重现过度腰前凸,这同样提示阳性结果。如果当另一侧下肢屈曲贴近胸壁时,被检查下肢未抬离床面而是外展,则提示髂胫束挛缩,如果被检查下肢髋关节屈曲的同时膝关节伸直则为股直肌挛缩。另一种检查方法是同时最大限度地屈曲双侧髋关节,固定一侧,嘱另一侧肢体缓慢伸直,观察有无挛缩并记录角度。

（3）基本原理：对于髋关节屈曲挛缩的患者,平卧时腰椎可以产生过度前凸代偿,从而实现下肢平放；当对侧髋关节处于最大屈曲使腰椎前凸消失后,患髋的屈曲挛缩便会显现。

（4）临床体会：该检查的重点在于消除腰椎前凸,所以检查者必须将一只手放在患者腰部正下方证实腰椎前凸消失,另一只手帮助患者屈曲对侧髋关节,当感觉到骨盆开始转动时即停止,嘱患者自行抱住并维持对侧肢体的位置,这时对侧髋关节到达最大屈曲,同时观察患侧屈曲度数,并用另一只手轻轻下压,证实存在屈曲挛缩。对于膝关节屈曲挛缩的患者,此时同样可以出现下肢无法平放,鉴别办法有两种:①检查者被动使患膝伸直,如果患膝能伸直,下肢仍无法平放,则为患髋屈曲挛缩,若患膝无法伸直,则为患膝屈曲挛缩;②嘱患者平卧于检查床边,将患肢垂于床边,可以避免屈膝畸形的影响。

2. 股直肌挛缩试验 此处介绍 Ely 试验(Ely test)。

(1)检查方法:患者俯卧,检查者被动屈曲患者膝关节,在屈膝时,患者的同侧髋关节自动屈曲则说明该侧股直肌挛缩,检查为阳性。双侧分别检查并对比。

(2)临床体会:在侧卧位使用该试验有助于判断髋关节手术后有无肢体的延长。

3. 奥伯试验(Ober test)

(1)检查方法:奥伯试验用于检查是否存在髂胫束挛缩。患者侧卧,靠床的下肢屈髋屈膝以保持稳定。检查者被动外展并伸直患者远离床面的髋关节,该侧膝关节可伸直或屈曲 90°。检查者缓慢内收该下肢,如果该下肢维持外展,膝关节无法降到床面则说明挛缩存在,为阳性结果。

(2)基本原理:屈髋位髂胫束放松,该检查缓慢伸直髋关节以使髂胫束滑过股骨大转子,此时髂胫束紧张,可以检查出有无髂胫束挛缩。

(3)临床体会:当进行该检查时,应注意在髋关节后伸过程中,检查者需要同时固定骨盆以防止骨盆向后倒下。Ober 最初描述该试验时膝关节是屈曲的,操作中对于检查者更为方便。然而,髂胫束在膝关节伸直时有更大的紧张度,所以改良的奥伯试验是在伸膝位进行的。

(二)髋关节展肌肌力的检查

1. 特伦德伦堡征(Trendelenburg sign)

(1)历史渊源:德国外科医师 Friedrich Trendelenburg(1844—1924)在 1895 年描述了先天性髋脱位的患儿行走时上身向负重侧倾斜的现象,后来他又发现患儿单腿站立时存在骨盆倾斜,这一点从后方观察髂后上棘的凹陷可以判断。Friedrich Trendelenburg 在 1872 年创立了德国外科协会。他对医学的贡献包括发现了特伦德伦堡征和特伦德伦堡步态,提出了检查静脉曲张的特伦德伦堡试验,发明了通过结扎大隐静脉治疗静脉曲张的特伦德伦堡手术和头低足高的特伦德伦堡体位。

(2)检查方法:嘱患者以被检侧患肢单腿站立,对侧患肢离地 10cm 以上,检查者从后方观察:正常情况下可稳定单腿站立 60 秒以上,上身无明显偏斜,对侧骨盆略高于被检侧骨盆。若患者无法单腿站立、上身明显偏向被检侧,或对侧骨盆明显低于被检侧骨盆,均为阳性;若患者勉强站立但无法维持 60 秒则为延迟试验阳性。

(3)基本原理:正常人单腿站立时,站立侧髋关节轻度内收,以股骨头为支点,同侧髋部展肌收缩以对抗重力,此时会轻度抬升对侧骨盆。要实现臀中肌的这个功能,前提是无痛并稳定的髋关节、臀中肌具有良好的肌力和力臂,任何影响以上所需条件的疾病均可能导致臀中肌无法对抗重力而出现对侧骨盆下降,患者亦可能将重心向支撑腿侧偏斜进行代偿。可能导致阳性结果的原因包括髋关节疼痛、臀中肌肌力弱、髋内翻或髋关节脱位导致的臀中肌初始长度过短或力臂短缩。

(4) 临床体会：特伦德伦堡征有不同的检查方法。对侧肢体有两种不同的抬高方法：①屈髋的同时屈膝；②仅屈膝，髋关节伸直。

笔者偏好后一种方法，原因如下：①该方法能够减小对臀部皮纹的影响，便于判读有无骨盆降低，且不易造成躯干的偏移，便于判读患者是否将躯干重心偏向检查侧；②对于部分轻度臀中肌无力的患者，屈髋时髂腰肌可能会将对侧骨盆拉向近端，从而影响结果判读。

试验结果的判读从后方观察最为明显，可以维纳斯窝（dimple of Venus）或臀纹为参照对比，但这样的缺点是患者尝试单腿站立时可能摔倒。改良的方法包括：①检查者在患者前方嘱患者将双手置于检查者双手上方，这样可以保护患者，同时若患者需用对侧手下压才能维持稳定亦为阳性结果，但这种方法不易观察患者骨盆高度，可在患者身后放置镜子观察；②嘱助手保护患者，但不可给予外力搀扶患者。

（三）下肢长度的临床检查法

1. 加莱亚齐试验（Galeazzi test）

(1) 历史渊源：加莱亚齐试验以意大利骨科医师 Ricardo Galeazzi（1866—1952）命名，他在 1934 年报道了加莱亚齐骨折。加莱亚齐试验又称为 Allis 试验（Allis test），历史上是用来发现小儿患者明显的髋部畸形的，方法是患儿平卧，双膝屈曲，双足贴紧臀部，阳性结果是双膝不在同一平面。后来该检查被延伸应用至成人，用以确定下肢不等长来源于膝上还是膝下。

(2) 检查方法：患者平卧，双膝屈曲 90°，双足平置于检查床上,确认骨盆水平位,双髋无明显内收外展,双足跟与骨盆距离一致。检查者站在患者足侧,朝向头侧观察胫骨结节是否在同一水平,这可反映小腿长度差异;再从头侧朝足侧观察双髌骨是否在同一水平,这可反映股骨长度的差异。

Sticker 和 Hunt 报道的做法是患者平卧,屈髋屈膝 90°,观察膝部水平,评价股骨长度,然后俯卧,髋部伸直,屈膝 90°,踝关节中立位,比较足跟高度,评价胫骨长度。

(3)临床体会:笔者在临床上更常用前一种方法,因为不用改变体位且足部容易控制、患者容易配合,同时也便于观察。最重要的是,注意放正骨盆,双膝应位于身体中线两侧,不可偏向一侧。

2. Bryant 三角

(1)历史渊源:Bryant 三角是由英国医师 Thomas Bryant 爵士提出,他的贡献还有提出检查肩关节脱位的 Bryant 征,发明了治疗小儿股骨骨折的 Bryant 牵引。

(2)检查方法:患者仰卧,检查者将拇指置于患者的髂前上棘,中指置于大转子尖,从髂前上棘做一条垂直于检查床的假想线,再从大转子尖做一条垂直于第一条线的假想线,以示指标记两线交点。对比双侧示指 - 中指间距,即为大转子近端的股骨长度。测量双侧进行对比。

(3)临床体会:如存在差异提示股骨大转子以上存在不等长,见于骨折、脱位、髋内翻等。此测量也可在 X 线片上进行。

(顾建明)

参考文献

[1] ADAMS M C. Outline of Orthopaedics, 6th ed [M]. Edinburgh: E&S Livingstone, 1967.

[2] CALLAGHAN J J. Examination of the hip//CLARK C R, BONFIGLIO M. Orthopaedics: Essentials of Diagnosis and Treatment [M]. New York: Churchill Livingstone, 1994.

[3] EVANS R C. Illustrated Essentials in Orthopedic Physical Assessment [M]. St. Louis: CV Mosby, 1994.

[4] GRUEBEL LEE D M. Disorders of the hip [M]. Philadelphia: JB Lippincott, 1983.

[5] MILLER F, MERLO M, LIANG Y, et al. Femoral version and neck shaft angle [J]. J Pediatr Ortho, 1993, 13 (3): 382-388.

[6] THURSTON A. Assessment of fixed flexion deformity of the hip [J]. Clin Orthop Relat Res, 1982 (169): 186-189.

[7] HAGY M. "Keep up with the Joneses"-The story of Sir Robert Jones and Sir Reginald Watson-Jones [J]. Iowa Orthop J, 2004, 24: 133-137.

[8] COOPERSTEIN R, HANELINE M, YOUNG M. Mathematical modeling of the socalled Allis test: a field study in orthopedic confusion [J]. Chiropractic&Osteopathy, 2007, 15: 3.

第八节
膝关节查体

膝关节查体包括望诊、触诊、动诊、量诊四个方面,以及针对韧带、半月板和髌股关节等结构的特殊检查。进行膝关节查体时,应充分显露双下肢,嘱患者放松,以提高查体的阳性率。要注意进行双侧对比,还需注意考虑患者的邻近关节及全身情况。

一、望诊

1. 观察步态。

2. 观察膝关节有无内、外翻,有无屈曲畸形或过伸。

3. 观察皮肤有无红肿、破溃、瘀斑、肿胀、瘢痕、色素沉着、窦道及静脉曲张,注意不要遗漏膝关节后方腘窝处。

4. 观察膝关节周围肌肉有无萎缩。

二、触诊

1. 用双手手背触诊膝关节周围皮肤,观察有无皮温升高。

2. 使用浮髌试验查看膝关节有无积液。

3. 压痛点:一般于屈膝 90° 时进行触诊,遵循一定的顺序,顺时针或逆时针,不要遗漏,触诊范围包括四头肌肌腱、髌骨及周缘、髌腱、胫骨结节、内侧关节间隙、内侧副韧带及起止点、鹅足、外侧关节间隙、外侧副韧带及起止点、腘窝。

三、动诊

嘱患者活动膝关节,可发现关节僵硬、交锁、节律异常等,同时用手掌放在髌骨上,如在屈膝 20°~30° 时出现摩擦感或响声,提示存在软骨损伤或髌股关节炎。

四、量诊

1. **关节活动范围** 对膝关节进行主动活动度

和被动活动度检查,分别记录。如果主动伸直受限,但被动可以矫正,则为伸膝迟滞;如果被动也无法矫正,则为屈曲挛缩。

2. 周径测量 可能发现不明显的肌肉萎缩或关节肿胀,通常测量距髌骨上缘 10cm 和胫骨结节下方 10cm 处的肢体周径。

3. Q角 详见特殊检查。

五、特殊检查

1. 拉赫曼试验(Lachman test) 患者取平卧位,屈膝 30°,胫骨保持旋转中立位。检查者一手抓握大腿远端的前外侧以稳定股骨,另一手抓握于胫骨后内侧,在胫骨后方施加向前的力量,使胫骨向前方移位。检查者能够感觉到和 / 或看到胫骨相对于股骨前移。

2. 后抽屉试验(posterior drawer test) 患者取平卧位,于胫骨中立位、屈膝 90° 时进行检查。首先确认股骨内髁与胫骨内侧平台的关系,也就是所谓的“台阶征”。在正常情况下,胫骨平台前缘应当在股骨内髁前方 1cm。然后,检查者双手四指置于胫骨近端后方,双手拇指置于膝关节前方关节线水平,触摸膝关节前方的内外侧关节间隙。双手将胫骨推向后方,根据胫骨平台出现的病理性后向移位的程度进行分级。后抽屉试验的分级标准为:Ⅰ度松弛,胫骨后移 0~5mm,胫骨平台仍然位于股骨髁前方;Ⅱ度松弛,胫骨后移 6~10mm,胫骨平台前缘可与股骨内髁齐平;Ⅲ度松弛,胫骨后移>10mm,胫骨平台前缘移位到股骨内髁后方。终末点检查时的感觉(即终末点质量)可分为硬性、软性和消失。随周围支持结构的愈合,后交叉韧带损伤的终末点可由软性转为硬性。因此,对于陈旧性后交叉韧带损伤,胫骨后移的程度比评估终末点更可靠。

3. **足内翻试验**(varus stress test)　患者取平卧位,检查者将胫骨置于轻度内旋的位置,一只手置于大腿内侧,另一只手置于胫骨近端,首先进行屈膝30°位检查,施加内翻应力,然后在膝关节完全伸直位进行检查。根据外侧关节间隙张开程度与健侧膝关节对比的结果,足内翻试验按照膝关节外侧间隙张开程度与健侧相比可分为:Ⅰ级,增加 0~5mm;Ⅱ级,增加>5mm~10mm;Ⅲ级,增加 10mm 以上。

4. **外翻应力试验**(valgus stress test)　患者取仰卧位,患侧髋关节轻度外展,屈膝 30°。为了方便检查,可以将膝关节置于检查床边。检查者一只手放在膝关节外侧,另一只手抓住踝关节,施加外翻力量,观察膝关节内侧间隙张开程度和体会终末点检查时的感觉。然后在伸直位重复检查。外翻应力试验的分级既要考虑内侧关节间隙张开程度,又要考虑内侧副韧带终末点的质量:Ⅰ级,膝关节内侧关节间隙张开 ≤5mm,而且终末点质量为硬性;Ⅱ级,内侧关节间隙张开 5~10mm,而且终末点质量较好;Ⅲ级,内侧关节间隙张开>10mm,而且终末点质量为软性。

5. **半月板回旋挤压试验**(McMurray's test)　患者取仰卧位,膝关节屈曲,检查者一手拇指和示指置于关节线处,另一手握患者足跟。检查者一边对关节线处施压,一边利用另一只手使关节屈曲并旋转,使关节间室承受一定压力。患者感到不适或疼痛,或者出现弹响为阳性结果,提示存在半月板损伤。

6. **髌骨外推试验**(patellar glide test)　患者取平卧位,股四头肌放松,膝关节完全伸直。检查者的拇指置于髌骨内缘,将髌骨轻轻向外推,采用 4 分髌骨法进行测量和记录髌骨外移程度。然后,向内侧推动髌骨,记录髌骨内移的程度。Carson 等认为髌骨向内侧或向外侧的移动度不应超过 1/2 髌骨宽度。其他分度的方法如 Kolowich 法,是将髌骨宽度分为四等份,正常情况下髌骨向外侧推动不应超过 2/4。如果髌骨外移 3/4,表明内侧限制结构薄弱或缺失;如果髌骨外移 4/4,就意味着髌骨能够向外侧脱位。如果髌骨内移只有 1/4,说明髌骨外侧结构过紧(髌骨倾斜试验常常无法达到水平位);如果内移 3/4 或更多,则表明髌骨活动度过大,髌骨的软组织稳定结构松弛。

7. **髌骨倾斜试验**(patellar tilt test) 患者取仰卧位,膝关节伸直,股四头肌放松。检查者拇指和其余四指分别放在髌骨的外缘和内缘,感觉髌骨内、外侧缘高度,通过对比髌骨内、外侧缘的高度来判断髌骨的倾斜程度。如果内侧缘比外侧缘高则为髌骨外倾,反之则为髌骨内倾。如不能使髌骨外侧关节面提升至水平面或稍高于水平面,表明髌外侧支持带过度紧张。

8. **髌骨恐惧试验**(patellar apprehension test) 患者取平卧位,股四头肌放松,膝关节完全伸直(Fairbank 最初的描述为膝关节屈曲 30°)。检查者将拇指置于髌骨内侧缘,轻轻向外侧推髌骨,观察患者的反应。正常情况下,在髌骨外推过程中应当不会引起疼痛,且即使出现疼痛,也并不意味着髌骨恐惧试验阳性。如果患者表现出明显的恐惧,或者患者表示害怕髌骨会脱位,并出现股四头肌收缩、对抗髌骨半脱位,或者试图屈膝、牵拉髌骨复位,为髌骨恐惧试验阳性。

9. 评估髌骨运动轨迹——J 字征 患者取坐位,反复从屈膝 90° 到完全伸直膝关节,检查者从前方观察髌骨运动轨迹。如果髌骨出现突然向外侧的跳动或明显地向外侧滑动,即为 J 字征阳性,提示髌骨轨迹过度偏外。

10. Q 角(quadriceps angle) Q 角的定义为股四头肌机械轴延长线与髌腱在髌骨中心的夹角。Insall J 提出,Q 角是指髂前上棘到髌骨中心和胫骨结节到髌骨中心两条连线的夹角,正常值男性为 10°,女性为 15°。患者取仰卧位,保持髋关节和膝关节中立位。检查者首先标记胫骨结节的中心,然后嘱患者放松,检查者将髌骨固定在股骨滑车中心后,标记髌骨的中心,最后标记髂前上棘的最高点,然后使用角度尺测量 Q 角。

11. 摇摆试验(swing test) 这是由北京积水潭医院矫形骨科周一新等医师提出的查体方法,用以评估外翻膝患者的外侧副韧带是否挛缩。患者坐于检查床边,助手仔细触摸大转子,然后嘱患者反复快速屈曲、伸直膝关节,检查者站在患者面前仔细观察伸直位和屈曲位时外翻的程度。如果患者屈膝位时由于小腿重力作用导致髋部外旋从而减小了表观外翻畸形,则助手可以通过感觉到大转子的反复上下活动得知,如果屈伸频率足够快,髋关节往往来不及进行旋转,此时也可不触摸大转子。如果屈膝位外翻畸形消失,说明股骨外侧髁后部发育正常,外侧副韧带无挛缩;如果屈膝位同样存在外翻畸形,则说明股骨外侧髁后部同样发育不良,外侧副韧带挛缩。

另外,在膝关节检查完毕后还需要行以下几个方面的检查:①髋关节,排除髋关节牵涉痛;②脊柱及下肢神经,排除放射痛;③下肢血运状态,部分患有周围血管疾病的患者可能会在行膝关节手术后出现动脉闭塞导致下肢缺血坏死；④足部卫生状况，导致人工关节感染的三个常见感染灶是牙龈、泌尿系统和足部。

（杜 辉）

参考文献

［1］ PAESSLER H H, MICHEL D. How new is the Lachman test？ Am J Sports Med, 1992, 20 (1): 95-98.

［2］ MALANGA G A, ANDRUS S, NADLER S F, et al. Physical examination of the knee: are view of the original test description and scientific validity of common orthopedic tests. Arch Phys Med Rehabil, 2003, 84 (4): 592-603.

［3］ RITCHEY S J. Liagmentous disruption of the knee. A review with analysis of 28 cases. Armed Forces Med J, 1960, 11: 167-176.

［4］ HUGHSTON J C. Subluxation of the patella. J Bone Joint Surg Am, 1968, 50 (5): 1003-1026.

［5］ FAIRBANK H A. Internal derangement of the knee in children and adolescents. Proc R Soc Med, 1936, 30 (4): 427-432.

［6］ BRATTSTRÖM H. Shape of the intercondylar groove normally and in recurrent dislocation of the patella. Acta Orthop Scand Suppl, 1964, 68 (SUPPL 68): 1-148.

第九节
术前营养优化

【积水潭方案】
所有接受择期人工关节置换术的患者，均需在

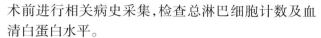

术前进行相关病史采集,检查总淋巴细胞计数及血清白蛋白水平。

检查方法:术前评估包括详细的病史采集、体格检查,以及实验室检查,以筛查处于营养欠佳状态的患者。易发生代谢障碍的患者(如肥胖、糖尿病、内分泌紊乱、全身疾病、器官衰竭等),建议其到相关科室就诊。对于体重过轻同时存在营养不良的患者,建议其到营养科就诊,并改善营养状况。对于肥胖患者,特别是体重指数超过 40kg/m² 的患者,鼓励其在择期手术前参加渐进和安全的减重计划。对于体重指数超过 40kg/m² 的患者,如合并其他代谢性疾病,建议其到相关科室就诊,评估是否需要进行减重手术。血清白蛋白和转铁蛋白是有效的术前筛查实验室指标。对于指标存在异常的患者,建议其至营养科或相关科室就诊,纠正相关营养障碍。

【证据】

营养不良(营养缺乏或营养过剩)在接受择期人工关节置换术的患者中普遍存在。在术前评估中,较为常用的实验室检查是血清白蛋白,低于 3.5g/dl 为水平降低。此外,一些其他指标,包括血清转铁蛋白<200mg/dl,总淋巴细胞计数<1 500/mm³,血清锌<95μmol/dl,也被用于判断患者的营养状态。除实验室检查外,一些研究提出了应用其他方法以便在术前识别营养不良的状态,如某些人体测量学指标,包括 BMI、手臂或小腿的肌肉周长和肱三头肌或腹部的皮褶厚度。然而,脂肪和骨骼肌在营养不良的晚期阶段才会减少,使得上述指标无法用来检测急性营养不良状态。此外,标准化营养不良筛查工具,如 Rainey-MacDonald 营养指数,使用血清白

蛋白和转铁蛋白数值进行计算,根据计算结果判断是否存在营养不良状态。还有一些营养评估工具量表,根据饮食习惯、人体测量参数和血液检查的结果筛查处于营养不良状态的患者。

　　大手术后会出现分解代谢状态,并伴随食欲下降和营养需求增加。接受择期人工关节置换术的患者,应在术前获得足够的营养储备。营养不良状态会导致成纤维细胞增生及胶原合成受损,从而影响伤口的愈合过程。肥胖患者的伤口愈合过程可能受损,导致术后出现局部伤口问题。对于肥胖患者,鼓励其减重,并在术前到营养科就诊,以制订个体化的饮食计划。研究表明,处于营养不良状态(血清白蛋白降低)的患者,围手术期内科并发症(心血管、肾、肺)、术后手术伤口问题(血肿、持续引流并需要冲洗和清创)及假体周围关节感染的风险均增加。此外,低白蛋白血症的患者,术后 30 天内发生肺炎及再入院的风险也会升高。一项纳入 20 篇文献的 meta 分析显示,术前营养不良状态与较差的术后结果相关,所有纳入文献均以血清白蛋白作为检测指标,其中 11 篇还检测了总淋巴细胞计数,6 篇额外检测了转铁蛋白。然而,Morey 等发现,在术前同时检测白蛋白水平和总淋巴细胞计数的患者中,仅有 1.6% 存在两者同时降低,而且此两项指标也与术后功能结果和伤口并发症无关,提示淋巴细胞总数与营养状态的关系仍需进一步研究。

　　Saucedo 等报道,与正常体重患者(BMI 18.5～24.9kg/m^2)相比,体重过轻是术后 30 天及术后 90 天再入院的显著危险因素,而再入院的主要原因为术后感染。体重过轻的患者,在人工关节置换术后,其感染率、输血率、脱位率、再住院率及病死率均升高。

世界卫生组织（World Health Organization，WHO）规定，BMI 为 25.0~29.9kg/m² 为超重，≥30.0kg/m² 为肥胖，同时将肥胖分为 Ⅰ 级（BMI 30.0~34.9kg/m²）、Ⅱ 级（BMI 35.0~39.9kg/m²）和Ⅲ级（BMI>40.0kg/m²）。

肥胖患者可能同时存在糖尿病、睡眠呼吸暂停及其他心肺系统疾病，应建议患者至相关科室就诊。此外，对于肥胖患者，建议其改变饮食习惯并减重。研究表明，肥胖患者更容易出现营养障碍，包括低白蛋白血症、维生素 D 缺乏、铁缺乏，应在术前进行相关检查。在全髋置换术中，肥胖会增加早期及晚期的感染风险、围手术期并发症风险及脱位风险。在全膝置换术中，肥胖患者术后深部及浅部感染、伤口并发症发生风险均升高，而假体使用寿命则缩短。

然而，目前对于肥胖患者在人工关节置换术术前减重是否会影响术后并发症发生率的研究还相对较少，仍需更多研究进一步明确其作用。

（边 涛）

参考文献

［1］ CROSS M B, YI P H, THOMAS C F, et al. Evaluation of malnutrition in orthopaedic surgery [J]. J Am Acad Orthop Surg, 2014, 22 (3): 193-199.

［2］ RAINEY-MACDONALD C G, HOLLIDAY R L, WELLS G A, et al. Validity of a two-variable nutritional index for use in selecting candidates for nutritional support [J]. JPEN J Parenter Enteral Nutr, 1983, 7 (1): 15-20.

［3］ LAVERNIA C J, SIERRA R J, BAERGA L. Nutritional parameters and short term outcome in arthroplasty [J]. J Am Coll Nutr, 1999, 18 (3): 274-278.

[4] JABERI F M, PARVIZI J, HAYTMANEK C T, et al. Procrastination of wound drainage and malnutrition affect the outcome of joint arthroplasty [J]. Clin Orthop, 2008, 466 (6): 1368-1371.

[5] HUANG R, GREENKY M, KERR G J, et al. The effect of malnutrition on patients undergoing elective joint arthroplasty [J]. J Arthroplasty, 2013, 28 (8 Suppl): 21-24.

[6] TSANTES A G, PAPADOPOULOS D V, LYTRAS T, et al. Association of malnutrition with periprosthetic joint and surgical site infections after total joint arthroplasty: a systematic review and meta-analysis [J]. J Hosp Infect, 2019, 103 (1): 69-77.

[7] BERBARI E F, HANSSEN A D, DUFFY M C, et al. Risk factors for prosthetic joint infection: case-control study [J]. Clin Infect Dis, 1998, 27 (5): 1247-1254.

[8] YI P H, FRANK R M, VANN E, et al. Is potential malnutrition associated with septic failure and acute infection after revision total joint arthroplasty？ [J]. Clin Orthop Relat Res, 2015, 473 (1): 175-182.

[9] MOREY V M, SONG Y D, WHANG J S, et al. Can Serum Albumin Level and Total Lymphocyte Count be Surrogates for Malnutrition to Predict Wound Complications After Total Knee Arthroplasty？ [J]. J Arthroplasty, 2016, 31 (6): 1317-1321.

[10] WALLS J D, ABRAHAM D, NELSON C L, et al. Hypoalbuminemia More Than Morbid Obesity is an Independent Predictor of Complications After Total Hip Arthroplasty [J]. J Arthroplasty, 2015, 30 (12): 2290-2295.

[11] NELSON C L, ELKASSABANY N M, KAMATH A F, et al. Low Albumin Levels, More Than Morbid Obesity, Are Associated With Complications After TKA [J]. Clin Orthop Relat Res, 2015, 473 (10): 3163-3172.

[12] FU M C, MCLAWHORN A S, PADGETT D E, et al. Hypoalbuminemia Is a Better Predictor than Obesity of Complications After Total Knee Arthroplasty: a Propen-

sity Score-Adjusted Observational Analysis [J]. HSS Journal, 2017, 13 (1): 66-74.

[13]　RYAN S P, POLITZER C, GREEN C, et al. Albumin Versus American Society of Anesthesiologists Score: Which Is More Predictive of Complications Following Total Joint Arthroplasty？ [J]. Orthopedics, 2018, 41 (6): 354-362.

[14]　CROSS M B, YI P H, THOMAS C F, et al. Evaluation of malnutrition in orthopaedic surgery [J]. J Am Acad Orthop Surg, 2014, 22 (3): 193-199.

[15]　BOHL D D, SHEN M R, KAYUPOV E, et al. Hypoalbuminemia Independently Predicts Surgical Site Infection, Pneumonia, Length of Stay, and Readmission After Total Joint Arthroplasty [J]. J Arthroplasty, 2016, 31 (1): 15-21.

[16]　GU A, MALAHIAS M A, STRIGELLI V, et al. Preoperative Malnutrition Negatively Correlates With Postoperative Wound Complications and Infection After Total Joint Arthroplasty: A Systematic Review and Meta-Analysis [J]. J Arthroplasty, 2019, 34 (5): 1013-1024.

[17]　MOREY V M, SONG Y D, WHANG J S, et al. Can Serum Albumin Level and Total Lymphocyte Count be Surrogates for Malnutrition to Predict Wound Complications After Total Knee Arthroplasty？ [J]. J Arthroplasty, 2016, 31 (6): 1317-1321.

[18]　SAUCEDO J M, MARECEK G S, WANKE T R, et al. Understanding readmission after primary total hip and knee arthroplasty: who's at risk？ [J]. J Arthroplasty, 2014, 29 (2): 256-260.

[19]　ALFONSO D T, HOWELL R D, CACERES G, et al. Total hip arthroplasty in the underweight [J]. J Arthroplasty, 2008, 23 (7): 956-959.

[20]　SOMAYAJI R, BARNABE C, MARTIN L. Risk factors for infection following total joint arthroplasty in rheumatoid arthritis [J]. Open Rheumatol J, 2013, 7: 119-124.

[21] RINGBÄCK WEITOFT G, ELIASSON M, ROSÉN M. Underweight, overweight and obesity as risk factors for mortality and hospitalization [J]. Scand J Public Health, 2008, 36 (2): 169-176.

[22] MARTIN J R, JENNINGS J M, DENNIS D A. Morbid Obesity and Total Knee Arthroplasty: A Growing Problem [J]. J Am Acad Orthop Surg, 2017, 25 (3): 188-194.

[23] BOOKMAN J S, SCHWARZKOPF R, RATHOD P, et al. Obesity: The Modifiable Risk Factor in Total Joint Arthroplasty [J]. Orthop Clin North Am, 2018, 49 (3): 291-296.

[24] HAYNES J, NAM D, BARRACK R L. Obesity in total hip arthroplasty: does it make a difference？ [J]. Bone Joint J, 2017, 99B (1 Supple A): 31-36.

第十节
术前戒烟

【积水潭方案】

术前常规询问患者是否吸烟、吸烟年限及每日吸烟量,建议患者在接受手术前至少戒烟4周,以降低术后各种并发症的发生率。

检查方法:对于所有即将接受择期人工关节置换术的患者,常规询问患者吸烟情况,包括是否吸烟、吸烟年限、每日吸烟量,以及是否已戒烟。向患者详细告知吸烟对手术结果的不利影响,强烈建议患者术前戒烟。

【证据】

吸烟患者术后伤口并发症的发生率高于术前戒烟的患者。在全膝置换术患者中,吸烟患者的翻修率高于非吸烟患者。此外,吸烟患者人工关节置换术后 30 天内手术切口的深部感染率、外科并发症发生率,以及 90 天内因感染再手术率均增高。

　　一项纳入 6 篇队列研究,共计 8 181 例接受全髋置换术患者的 meta 分析表明,吸烟患者无菌性松动、深部感染、全因翻修风险均高于从不吸烟的患者。另有 2 项 meta 分析表明,吸烟患者发生伤口并发症及假体周围关节感染的风险更高。

　　在人体体外研究及动物体内模型的相关研究中,均表明尼古丁可抑制骨细胞代谢及骨折修复的过程,同时其对于骨形成过程、骨整合过程和稳态骨骼均有负面影响。尼古丁可以抑制肿瘤坏死因子 -α 的分泌,从而影响骨愈合的过程。此外,尼古丁可诱导儿茶酚胺的释放,会导致微血管痉挛、血小板聚集(微血栓形成)、氧血红蛋白曲线左移(形成羧基血红蛋白)及皮下低灌注,从而减少组织氧供、导致组织缺氧,影响手术伤口愈合和局部微生物防御机制。吸烟还会阻碍手术伤口周围皮下组织的胶原合成和成熟。

　　术前戒烟可以部分降低并发症的发生风险。吸烟患者在接受人工关节置换术后,内科并发症的发生率及 1 年病死率更高,而戒烟可降低不良结果的发生率。另一项研究报道了类似的结果:吸烟患者在全膝置换术后早期翻修风险更高,而术前戒烟可将风险降低。一项纳入 6 项随机试验结果的 meta 分析表明,戒烟可以减少 41% 的术后并发症率,而在分析 15 篇观察性研究后发现术前戒烟可以降低肺部并发症、伤口愈合并发症及总体并发症发生率。另一项纳入 13 篇随机对照研究的 meta 分析表明,术前戒烟可以降低术后并发症发生率。

　　对于术前戒烟的时间,随机对照研究表明,术前

4周戒烟可降低术后并发症发生率。而另一项随机研究表明,对于接受人工关节置换术的患者,与术前继续吸烟相比,术前6~8周戒烟可以降低术后总体并发症发生率,包括伤口相关并发症、心血管相关并发症。目前在术前检查时,建议患者至少戒烟4周。

对于如何判断患者是否在术前戒烟,文献中报道,可以利用血清可替宁含量(正常值 ≤ 10ng/dl)确认,然而此项检查在北京积水潭医院并不常规应用。

（边 涛）

参考文献

[1] DUCHMAN K R, GAO Y, PUGELY A J, et al. The effect of smoking on short-term complications following Total hip and knee arthroplasty [J]. J Bone Joint Surg Am, 2015, 97 (13): 1049-1058.

[2] KAPADIA B H, JOHNSON A J, NAZIRI Q, et al. Increased revision rates after total knee arthroplasty in patients who smoke [J]. J Arthroplasty, 2012, 27 (9): 1690-1695.

[3] SAHOTA S, LOVECCHIO F, HAROLD R E, et al. The Effect of Smoking on Thirty-Day Postoperative Complications After Total Joint Arthroplasty: A Propensity Score-Matched Analysis [J]. J Arthroplasty, 2018, 33 (1): 30-35.

[4] TISCHLER E H, MATSEN K L, CHEN A F, et al. Smoking Increases the Rate of Reoperation for Infection within 90 Days After Primary Total Joint Arthroplasty [J]. J Bone Joint Surg Am, 2017, 99 (4): 295-304.

[5] TENG S, YI C, KRETTEK C, et al. Smoking and risk of prosthesis-related complications after total hip arthroplasty: a meta-analysis of cohort studies [J]. Plos One, 2015, 10 (4): e0125294.

[6] KUNUTSOR S K, WHITEHOUSE M R, BLOM A W, et

al. Patient-Related Risk Factors for Periprosthetic Joint Infection after Total Joint Arthroplasty: A Systematic Review and Meta-Analysis [J]. PLoS ONE, 2016, 11 (3): e0150866.

［7］ BEDARD N A, DEMIK D E, OWENS J M, et al. Tobacco Use and Risk of Wound Complications and Periprosthetic Joint Infection: A Systematic Review and Meta-Analysis of Primary Total Joint Arthroplasty Procedures [J]. J Arthroplasty, 2019, 34 (2): 385-396.

［8］ KALLALA R, BARROW J, GRAHAM S M, et al. The in vitro and in vivo effects of nicotine on bone, bone cells and fracture repair [J]. Expert Opin Drug Saf, 2013, 12 (2): 209-233.

［9］ CHEN Y, GUO Q, PAN X, et al. Smoking and impaired bone healing: will activation of cholinergic anti-inflamma-tory pathway be the bridge？ [J]. Int Orthop, 2011, 35 (9): 1267-1270.

［10］ MOLLER A M, PEDERSEN T, VILLEBRO N, et al. Effect of smoking on early complications after elective orthopaedic surgery [J]. J Bone Joint Surg (Br), 2003, 85 (2): 178-181.

［11］ SORENSEN L T, JORGENSEN S, PETERSEN L J, et al. Acute effects of nicotine and smoking on blood flow, tissue oxygen, and aerobe metabolism of the skin and subcutis [J]. J Surg Res, 2009, 152 (2): 224-230.

［12］ HOPF H W, HUNT T K, WEST J M, et al. Wound tissue oxygen tension predicts the risk of wound infection in surgical patients [J]. Arch Surg, 1997, 132 (9): 997-1004.

［13］ JORGENSEN L N, KALLEHAVE F, CHRISTENSEN E, et al. Less collagen production in smokers [J]. Surgery, 1998, 123 (4): 450-455.

［14］ MATHARU G S, MOUCHTI S, TWIGG S, et al. The effect of smoking on outcomes following primary total hip and knee arthroplasty: a population-based cohort study of 117, 024 patients [J]. Acta Orthop, 2019, 90 (6):

559-567.

[15] LIM C T, GOODMAN S B, HUDDLESTON J I 3RD, et al. Smoking is associated with earlier time to revision of total knee arthroplasty [J]. Knee, 2017, 24 (5): 1182-1186.

[16] MILLS E, EYAWO O, LOCKHART I, et al. Smoking cessation reduces postoperative complications: a systematic review and meta-analysis [J]. Am J Med, 2011, 124 (2): 144-154.

[17] THOMSEN T, VILLEBRO N, MOLLER A M. Interventions for preoperative smoking cessation [J]. Cochrane Database Syst Rev, 2014 (3): CD002294.

[18] LINDSTROM D, SADR AZODI O, WLADIS A, et al. Effects of a perioperative smoking cessation intervention on postoperative complications: a randomized trial [J]. Ann Surg, 2008, 248 (5): 739-745.

[19] MOLLER A M, VILLEBRO N, PEDERSEN T, et al. Effect of preoperative smoking intervention on postoperative complications: a randomised clinical trial [J]. Lancet, 2002, 359 (9301): 114-117.

[20] PIRKLE J L, FLEGAL K M, BERNERT J T, et al. Exposure of the US population to environmental tobacco smoke: the third National Health and nutrition examination survey, 1988 to 1991 [J]. JAMA, 1996, 275 (16): 1233-1240.

第十一节
糖尿病患者围手术期优化管理

近年来,糖尿病患病率逐年增高,流行病学数据显示,我国 20 岁以上的成年人糖尿病患病率已高达10.9%,60 岁以上人群糖尿病患病率可高达 20.2%。

糖尿病不但会影响患者从疾病和创伤中恢复,而且与糖尿病伴发的肥胖会增加骨关节炎的发生率和需接受矫形骨科手术的风险等。糖尿病患者的日益增多及其相对较高的骨科手术需求,使糖尿病成为矫形骨科手术时常见的合并疾病之一。而糖尿病的并发症和合并症可显著增加手术风险,麻醉、创伤和手术本身亦可加重糖代谢紊乱,增加糖尿病管理难度。因此,有效的糖尿病患者的围手术期管理至关重要。

一、术前评估和术前准备

术前评估包括确定血糖控制情况和明确伴随的并发症,包括糖化血红蛋白(HbA1c)、尿糖、尿酮体、肝肾功能、慢性并发症情况、心血管系统及其相关代谢指标等。矫形骨科手术一般属于择期手术,围手术期血糖控制目标:根据《中国 2 型糖尿病防治指南(2020 版)》中"围手术期糖尿病管理"部分的内容,推荐择期手术的术前血糖控制标准为空腹血糖 4.4~7.8mmol/L、餐后 2 小时血糖 4.4~10.0mmol/L。HbA1c ≥ 8% 的患者,建议推迟择期手术。对于低血糖高危人群(糖尿病病程>15 年、存在无感知性低血糖病史、有严重伴发病,如肝肾功能不全或全天血糖波动大并反复出现低血糖的患者)可采用较为宽松的血糖控制目标,即空腹或餐前血糖 8~10mmol/L,餐后 2 小时血糖或不能进食时任意时点血糖水平 8~12mmol/L,特殊情况可放宽至 13.9mmol/L。降糖治疗要均衡考虑低血糖风险和宽松血糖管理带来的感染等术后并发症风险增加这两方面的情况。

风险合并糖尿病酮症或酸中毒为手术禁忌。同时,应评估和优化管理与糖尿病相关的共存状况(如代谢综合征、原发性高血压、心血管疾病和肾功能不全等)。

矫形骨科手术一般属于中等或以上程度手术,需要对患者进行蛛网膜下腔麻醉或全身麻醉。因手术相对复杂、手术时间多在 1.5 小时以上,围手术期血糖控制原则上采用胰岛素强化治疗为主,主要有多次皮下胰岛素注射(multiple subcutaneous insulin injection,MSII)和持续皮下胰岛素输注(continuous subcutaneous insulin infusion,CSII)两种方法。CSII 是比 MSII 更符合生理性胰岛素分泌模式的治疗方案,能够使患者血糖尽快达标,降低低血糖发生风险,缩短术前准备时间。围手术期建议暂停使用磺脲类或非磺脲类胰岛素促泌剂。为进一步控制血糖和减少血糖波动,可联合应用 α- 糖苷酶抑制剂和二甲双胍等口服降糖药物,但应在造影或手术前 24 小时停用二甲双胍,造影后或术后继续停药 48~72 小时。新型口服降糖药物包括二肽基肽酶 -4(dipeptidyl peptidase-4,DPP-4)抑制剂和胰高血糖素样肽 -1(glucagon-like peptide-1,GLP-1)受体激动剂,在糖尿病围手术期患者的使用证据较少,如果患者的临床状况比较稳定、进食规律并且没有使用这些药物的禁忌证,则在入院后可以考虑继续应用其入院前已经使用的此类药物。

单纯饮食治疗或口服降糖药者,围手术期监测空腹及三餐后 2 小时血糖;胰岛素强化治疗者监测三餐前、三餐后 2 小时、睡前和夜间 3 点的血糖。

糖尿病患者血糖控制不佳会增加人工关节置换术后许多并发症的风险,特别是感染的风险。接受矫形骨科手术的糖尿病患者围手术期管理涉及患者、矫形科医师、麻醉医师、内科专家、营养师和护理人员的多学科合作。

二、手术日处理

患者手术当日须停用所有口服降糖药和非胰岛素注射剂。使用 MSII 者手术当日停用餐前速效或短效胰岛素,使用 CSII 者手术当日暂停餐前大剂量,术中暂停基础量。糖尿病患者的手术应尽量安排在上午第 1 台,以减少空腹时间。手术当日和术中可选择葡萄糖 - 胰岛素 - 氯化钾联合输入,可按葡萄糖与胰岛素(3~4):1 的比例加用胰岛素中和葡萄糖,根据血糖变化及时调整葡萄糖与胰岛素的比例。术中血糖控制目标为 7.8~10.0mmol/L。

三、手术后处理

术后恢复正常饮食前仍予葡萄糖 - 胰岛素 - 氯化钾联合输入。术后进餐后恢复术前胰岛素强化治疗方案。术后需要重症监护或机械通气的患者,建议将血糖控制在 7.8~10.0mmol/L,其他患者术后血糖控制目标同术前。

出院后血糖控制方案的制订应基于入院前和围手术期血糖控制情况及患者的合并症及并发症情况。出院后可延续入院前的治疗方案(口服降糖药、基础胰岛素、每日 1~2 次预混胰岛素)或继续当前胰岛素强化治疗方案。建议至少出院前 1 天开始评估出院后拟用方案的有效性和安全性。所有患者建议出院后 1 个月至内分泌科门诊复查,根据血糖情况及骨科情况酌情调整降糖方案。

（霍丽丽）

参考文献

［1］ WANG L, GAO P, ZHANG M, et al. Prevalence and Ethnic Pattern of Diabetes and Prediabetes in China in 2013 [J]. Jama, 2017, 317 (24): 2515-2523.

［2］ FRISCH A, CHANDRA P, SMILEY D, et al. Prevalence and clinical outcome of hyperglycemia in the perioperative period in noncardiac surgery [J]. Diabetes care, 2010, 33 (8): 1783-1788.

［3］ KING J T, GOULET J L, PERKAL M F, et al. Glycemic control and infections in patients with diabetes undergoing noncardiac surgery [J]. Annals of surgery, 2011, 253 (1): 158-165.

［4］ 中华医学会糖尿病学分会. 中国 2 型糖尿病防治指南 (2017 年版)[J]. 中华糖尿病杂志 , 2018, 10 (1): 4-67.

［5］ 中华医学会内分泌学分会. 中国成人住院患者高血糖管理目标专家共识 [J]. 中华内分泌代谢杂志 , 2013, 29 (3): 189-193.

［6］ DENG W, HUO L L, LAN L, et al. Effect of two intensive insulin therapy regimens on perioperative glycemic control in bone fracture patients with type 2 diabetes mellitus [J]. Chinese medical journal, 2013, 126 (11): 2145-2148.

［7］ RICHARDS J E, KAUFFMANN R M, ZUCKERMAN S L, et al. Relationship of hyperglycemia and surgical-site infection in orthopaedic surgery [J]. J Bone Joint Surg Am, 2012, 94 (13): 1181-1186.

第十二节
心脏疾病患者围手术期优化管理

【积水潭方案】

有严重心脏疾病(如冠心病、结构性心脏病、严重心律失常、慢性心力衰竭等)的患者应在人工关节置换术前进行心脏评估。如果患者平时在另一个非手术医院就诊,在术前应当由手术医院的心内科医师进行专科评估,并参考外院的病例资料,必要时需要重新检查评估,如有充分了解病情的外院医师,可与其进行合作沟通。最后患者能否耐受手术,应由骨科医师、麻醉科医师、心内科医师,甚至 ICU 医师共同进行术前多科讨论决定。

工作流程:术前心脏方面的检查应当由内科医师(包括住院总医师和心内科医师)和骨科医师共同来实施和管理。这些检查包括:12 导联心电图、经胸超声心动图、动态心电图、负荷试验、心肌核素扫描、冠状动脉 CT,甚至冠状动脉造影检查等。应由内科医师和骨科医师根据患者的疾病背景、症状及初步检查结果,来共同决定进一步检查。同时,心内科医师也应该起到通过治疗优化心脏功能的作用。

术前心脏方面的建议可能包括对有潜在心律失常或心脏传导阻滞的患者行动态心电图监测,进行超声心动图及实验室 B 型脑钠肽(brain natriuretic peptide,BNP)等检测评估心脏功能;对潜在心肌缺血的患者进行评估,而行关节置换术的患者因活动受限、平板运动试验受限,可进行药物负荷超声、药物负荷心肌灌注成像等无创药物负荷试验,或者直接进行冠状动脉 CT 及冠状动脉造影的检查。

心脏科医师也同样需要参与管理心脏病患者,包括患者手术时机的选择及围手术期的优化治疗。

因人工关节置换术多为择期手术,对于既往行经皮冠状动脉介入治疗患者手术时机的选择包括:对于球囊扩张及置入裸金属支架(bare metal stent,BMS)的患者,行择期人工关节置换术应分别延迟至

14 天和 30 天后；对置入药物洗脱支架（drug eluting stent，DES）的患者，行择期人工关节置换术应延迟至少半年，最好是 1 年。同时，临床医师（包括骨科医师、心内科医师及麻醉科医师等）对停止或继续抗血小板治疗及手术相对风险的共同决定是有效的。围手术期如需停用抗血小板治疗，阿司匹林应术前停药 7~10 天，北京积水潭医院矫形骨科使用低分子量肝素作为过渡治疗。

充血性心力衰竭患者需要调整状态到能够在骨科围手术期保持血流动力学稳定再行手术治疗。

置入型心律转复除颤器（implantable cardioverter defibrillator，ICD）或起搏器置入术后的患者如果条件允许，应当在术前和术中由心内科医师或麻醉科医师对设备进行评估。术后，应再次评估这些患者，而设备也应重新编程以适应术后的需要。这些患者如果术前进行了优化，术后很少需要进行动态监测。

有心肌梗死病史的患者在行择期人工关节置换术前应由心内科医师参与评估。患有陈旧性心肌梗死的患者并非一定不能进行人工关节置换术。

围手术期患者的抗栓治疗策略依据患者自身相关因素进行个体化管理，在充分权衡出血和支架内血栓相对风险的基础上，应由骨科医师、麻醉医师、心内科医师共同决定，甚至患者及家属也可以参与决策。人工髋、膝关节置换术为出血高风险手术，要在围手术期对那些经皮冠状动脉介入治疗术后、心律失常（主要指心房颤动）、人工瓣膜替换术后，以及其他一些特殊心脏状态患者的出血及血栓风险进行权衡。

正在使用维生素 K 拮抗剂（vitamin K antagonists，

VKAs)治疗的患者,若围手术期需要中止 VKAs 的使用,术前 5 天停药是合理的,监测国际标准化比值(international normalized ratio,INR),直到 INR ≤ 1.5 时,手术可以安全进行。如果手术当日 INR>1.5,须推迟手术,不能推迟时可口服低剂量维生素 K(1~2mg),停药期间,建议按照血栓栓塞风险的高低考虑是否给予"桥接治疗"。对于心脏瓣膜病、心房颤动或静脉血栓栓塞症(venous thrombo embolism,VTE)等有中高血栓栓塞风险者可以应用桥接治疗,术后 12~24 小时恢复用药。具体桥接方案:最后一次服用 VKAs 后 36~48 小时(手术前 3 天),药物可以选择普通肝素或低分子量肝素,普通肝素在术前 4~6 小时停止使用,低分子量肝素术前 24 小时停止使用。目前临床上多用低分子量肝素,根据患者血栓形成风险,可以考虑应用治疗剂量(如依诺肝素 1mg/kg,每天 2 次,或者达肝素钠 100U/kg,每天 2 次),或者预防剂量(依诺肝素 40mg,每天 1 次,或者达肝素钠 5 000IU,每天 1 次)。可于术后 24 小时重新使用 VKAs,手术高出血风险者应于术后 48~72 小时重新使用。VKAs 重新使用后,INR 值在治疗窗内,可以停止使用肝素。而针对新型口服抗凝血药(如达比加群、利伐沙班、阿派沙班),不需要桥接治疗,通常术前停用 2~3 个半衰期即可,对于高出血风险患者需要停用 4~5 个半衰期,术后可在 1~2 天后恢复使用,其中达比加群的代谢对肾脏依赖很大,所以应充分考虑肾功能的影响。

需要进行心脏优化的患者往往也会因此推迟人工关节置换术的时间,直到评估和治疗过程结束。这些治疗可能包括冠心病患者的血运重建治疗,心脏瓣膜功能不全患者的修复或替换治疗。根据现有的临床实践指南,对于有血运重建适应证的病例,在人工关节置换术前可行血运重建。如果仅为减少围手术期心脏事件,不推荐在人工关节置换术前常规行冠状动脉血运重建。

由心内科医师进行的术前评估是为了识别那些在围手术期有更高患病率和病死率的患者,以期在术前尽可能优化他们的状态。

在术前对患者进行评估的心脏科医师会在患者手术及住院期间就病情与骨科团队进行直接的沟通交流。考虑到患者治疗及心血管系统疾病的特殊性,心脏科医师甚至会与患者及家属进行直接的沟通交流。如果术后患者出现病情变化,骨科和心脏科医师团队会一起讨论病情以决定是否需要将患者转入心内科进行最好的治疗,以期获得置换术后最大的康复。

【证据】

2016 年的统计资料显示,全球每年进行 3 亿次以上的外科手术,主要并发症发生率为 3%~17%,其中心脏并发症的发生率为 1.4%~3.9%,约占总体并发症的 47%,是外科手术患者出现围手术期并发症和死亡的主要原因。

Decker 等在最近的一篇回顾性研究中提到围手术期发生心脏事件的危险因素有:心肌梗死后 6 个月内行手术,既往心肌梗死病史,急诊手术,慢性心力衰竭病史和非窦性心律。有严重心脏疾病的患者在人工关节置换术前进行血运重建可能会有获益,但因为目前没有足够的证据支持可以带来远期生存的获益或短期获益,所以对于稳定型冠心病的患者并不建议因为需要等待血运重建而延迟非心脏手术。心内科医师应该在药物治疗方面提供特殊的建议,比如支架置入术后正在服用双联抗血小板药物(如阿司匹林和氯吡格雷)预防血栓形成的患者的治疗。

目前,我国尚缺乏非心脏手术围手术期心脏疾病评估和管理指南,临床上多参照 2014 年美国心脏协会(American Heart Association, AHA)和美国心脏病学会(American College of Cardiology, ACC)公布的《2014 ACC/AHA 非心脏手术患者围手术期心血管评估和管理指南》及欧洲心脏病学会(European Society of Cardiology, ESC)和欧洲麻醉学学会(European Society of Anesthesiologists, ESA)发布的《2014 ESC/ESA 非心脏手术指南:心血管评估和管理》,主要为接受非心脏手术成人患者的围手术期心血管评估和治疗提供指导,包括围手术期风险评估、心血管检测、围手术期药物治疗及监测等,但是具体的临床问题,还应结合我国实际情况及人工关节置换术患者的特点,进行个体化管理。

关于非心脏手术围手术期如何平衡抗血小板治疗和出血风险,因为目前的证据有限,还需要进一步的研究来提供更有力的证据。一些作者也发现,如果患者没有额外的血栓事件风险,抗血栓治疗至少可以中断 7 天(不需要桥接治疗)。

有心力衰竭的患者,围手术期的患病率及病死率会增加。射血分数<30% 是围手术期发生心肌梗死和死亡的预测因子。而且,心肌缺血是 TJA 术后并发症增加的一个危险因素。ACC/AHA 指南建议,如果条件允许,若患者有血运重建指征,可以在外科手术(包括关节成形手术)前进行冠状动脉旁路移植术。

ICD 或永久性起搏器置入术后的患者应当在术

前和术中由临床医师和技师进行设备评估,术后进入心脏监护病房直到确认设备已经再程序化,能够满足术后需要。

对于人工心脏瓣膜置入术后、心脏瓣膜成形术后、先天性心脏瓣膜疾病及心肌病患者,也建议围手术期应用抗生素以预防心内膜炎的发生。

对于心脏疾病患者的优化,药物治疗能起到一定作用。

在药物治疗方面,2014 年 AHA 与 ACC 发布的《心脏瓣膜患者管理指南》(简称"2014 AHA/ACC 指南")中只推荐应用 β 受体拮抗药、他汀类药物和血管紧张素转换酶抑制药(angiotensin converting enzyme inhibitor,ACEI)或血管紧张素受体阻滞药(angiotensin receptor blockers,ARB)类药物以降低围手术期风险,而对硝酸盐类、钙通道阻滞药、α_2 受体拮抗药和利尿药等未予明确推荐。

β 受体拮抗药通过降低交感神经活性,减慢心率,可以降低心肌耗氧量,改善心肌供血及调整心脏功能,在有危险因素的患者中应该在围手术期开始并持续使用。一项最近的包括超过 1 万例患者的 meta 分析显示:在围手术期使用 β 受体拮抗药虽然降低了非致死性心肌梗死的发生率,却增加了死亡、非致死性脑卒中、低血压及心动过缓的风险,在新指南中基于新的循证证据,下调了 β 受体拮抗药的推荐等级。对于围手术期使用 β 受体拮抗药的建议为:长期服用 β 受体拮抗药的手术患者可继续服用;术后根据临床情况使用 β 受体拮抗药是合理的,无关何时开始使用;对于心肌缺血中高危的患者,围手术期开始服用 β 受体拮抗药是合理的;对于有 3 项或 3 项以上改良心脏风险指数(revised cardiac risk index,RCRI)危险因素(糖尿病、心力衰竭、冠心病、肾功能不全及脑血管意外)的患者,术前开始使用β受体拮抗药有可能是合理的;对于有长期使用β受体拮抗药适应证但无其他 RCRI 危险因素的患者,围手术期开始使用β受体拮抗药降低围手术期风险的获益尚不明确;对于开始使用β受体拮抗药的患者,提前评估安全性和耐受性是合理的,最好是在术前 1 天;不推荐手术当天开始使用β受体拮抗药。

大量研究均证实,围手术期使用他汀类药物能明显减少心血管事件。围手术期他汀类药物使用建议:近期服用他汀类药物的择期手术患者应继续服用;血管手术患者围手术期开始服用他汀类药物是合理的;对于手术风险升高、根据指南指导性药物治疗有使用他汀类药物适应证的患者,可以考虑在围手术期开始使用。

稳定型心力衰竭和左心功能不全患者行非心脏手术的过程中,在严密监测下可继续应用血管紧张素转换酶抑制药(ACEI)或血管紧张素 Ⅱ 受体阻滞药(angiotensin Ⅱ receptor blocker,ARB),未服用上述药物的患者应在术前至少 1 周开始治疗,但存在低血压或术中低血压风险的患者可在术前暂停使用,并注意血容量情况。ACEI 或 ARB 类药物的使用建议:围手术期继续使用是合理的;如果术前已停止使用,临床条件允许时术后应尽快重新开始服用。

有报道称,α_2 受体激动药,如可乐定,可以降低非心脏手术患者心肌缺血的发生率,但新指南不推荐非心脏手术患者使用 α_2 受体激动药来预防心脏事件。

(王继红)

参考文献

[1] WEISER T G, HAYNES A B, MOLINA G, et al. Size and distribution of the global volume of surgery in 2012 [J]. Bull World Health Organ, 2016, 94 (3): 201F-209F.

[2] DEVEREAUX P J, BICCARD B M, SIGAMANI A, et al. Writing Committee for the VISION Study Investigators. Association of Postoperative High-Sensitivity Troponin Levels With Myocardial Injury and 30-Day Mortality Among Patients Undergoing Noncardiac Surgery [J]. JAMA, 2017, 317 (16): 1642-1651.

[3] DECKER R C, FOLEY J R, MOORE T J. Perioperative management of the patient with cardiac disease [J]. J Am Acad Orthop Surg, 2010, 18 (5): 267-277.

[4] FLEISHER L A, FLEISCHMANN K E, AUERBACH A D, et al. 2014 ACC/AHA guideline on perioperative cardiovascular evaluation and management of patients undergoing noncardiac surgery: a report of the American College of Cardiology/American Heart Association Task Force on Practice Guidelines [J]. Circulation, 2014, 130 (24): e278-e333.

[5] KRISTENSEN S D, KNUUTI J, SARASTE A, et al. 2014 ESC/ESA Guidelines on non-cardiac surgery: cardiovascular assessment and management: The Joint Task Force on non-cardiac surgery: cardiovascular assessment and management of the European Society of Cardiology (ESC) and the European Society of Anaesthesiology (ESA)[J]. Eur Heart J, 2014, 35 (35): 2383-2431.

[6] MCFALLS E O, WARD H B, MORITZ T E, et al. Coronary-artery revascularization before elective major vascular surgery [J]. N Engl J Med, 2004, 351 (27): 2795-2804.

[7] HEALY K O, WAKSMONSKI C A, ALTMAN R K, et al.

Perioperative outcome and long-term mortality for heart failure patients undergoing intermediate-and high-risk noncardiac surgery: impact of left ventricular ejection fraction [J]. Congest Heart Fail, 2010, 16 (2): 45-49.

[8] BUSHNELL B D, HORTON J K, MCDONALD M F, et al. Preoperative medical Comorbidities in the orthopaedic patient [J]. J Am Acad Orthop Surg, 2008, 16 (4): 216-227.

[9] WIJEYSUNDERA D N, DUNCAN D, NKONDE-PRICE C, et al. Perioperative beta blockade in noncardiac surgery: a systematic review for the 2014 ACC/AHA guideline on perioperative cardiovascular evaluation and management of patients undergoing noncardiac surgery: a report of the American College of Cardiology/American Heart Association Task Force on Practice Guidelines [J]. Circulation, 2014, 130 (24): 2246-2264.

第十三节
慢性肾脏病患者围手术期优化管理

【积水潭方案】

由于接受全人工关节置换术（TJA）的患者合并肾脏病的比例增加，建议所有有肾脏病病史的患者在人工关节置换术前都要进行彻底的评估，包括既往有原发性或继发性肾炎病史的患者，各种原因引起的肾功能不全、透析患者，肾移植术后患者，以及检查发现血肌酐升高的患者（图 1-13-1）。建议这些患者在人工关节置换术前应请肾内科医师进一步评估，应获得完整的病史，重点是肾脏病病史，包括肾脏病的原发病、治疗用药（包括糖皮质激素及免疫抑制药的使用）及并发症情况、既往肾功能情况、肾移植史、是否透析等。这些患者应由肾内科医师评估其潜在的风险并施行术前预防措施,应与肾内科医师密切合作以尽量降低 TJA 的风险和并发症发生率。急性肾损伤患者,应明确急性肾损伤的原因,待肾功能恢复后再进行手术。在围手术期药物的选择上,应尽量避免使用肾损伤药物,如造影剂、非甾体抗炎药及氨基糖苷类抗生素等。同时,药物的剂量要根据患者的肾功能情况进行调节。围手术期也要注意患者液体出入量的情况,避免大量补液引起水肿等。

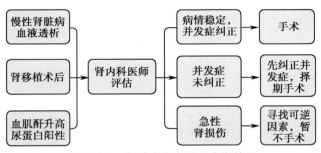

图 1-13-1 肾脏病患者围手术期管理

【证据】

慢性肾脏病是常见的内科疾病,病因复杂,多在已有的内科疾病如糖尿病、高血压等基础上发病,也常常会有很多并发症,如贫血、代谢性酸中毒、高钾血症、骨质疏松等。慢性肾脏病患者病史较长,用药类别众多,增加了骨科手术及围手术期处理的难度,还可能导致严重的围手术期并发症,手术也可能会引起肾功能的恶化,应进行风险收益分析,如果决定进行手术,应采用内外科协商共管,进行全面评估调理,从病史到围手术期管理再到术后随访管理,采取全流程多学科处理,由肾内科医师、手术医师及麻醉科医师协作,为评估手术条件或制订手术方案提供依据。也要注意,慢性肾脏病有些起病较隐匿,患者可能否认相关病史,如实验室检查提示血肌酐升高、尿蛋白阳性,也要注意进一步评估肾功能状况及并发症情况。

在接受血液透析的终末期肾病患者中,关节置换手术的围手术期及术后并发症风险均较高,透析患者髋关节置换术后深部感染率为 8.5%。文献报道,29% 的人工关节置换术后的血液透析患者死于院内并发症。透析患者在手术前,应控制高血压、高血糖,纠正贫血、电解质紊乱及钙磷代谢紊乱,并充分透析。在镇痛药方面,芬太尼是透析患者术后首选的阿片类药。对乙酰氨基酚可用于透析患者,不需调整剂量。透析患者也可使用曲马多。此外,接受肾移植的患者也有更高的并发症风险,特别是感染,这可能是由于免疫抑制药降低了免疫功能,而且免疫抑制药需要在围手术期继续使用。

围手术期抗感染治疗选用肾毒性小的抗生素,如头孢菌素类,并根据肾功能及透析情况调整用量及用药间隔。由于感染和并发症的风险增加,建议加强与肾内科医师的协作,特别是血液透析患者、因肾病使用糖皮质激素和免疫抑制药的患者及肾移植术后患者。术后,严密监测患者肾功能变化,并需要肾内科医师共同为患者提供不同的体液需求和医疗管理。

(张利平)

参考文献

［1］ TAN T L, KHEIR M M, TAN D D, et al. Chronic kidney disease linearly predicts outcomes after elective total joint arthroplasty [J]. J Arthroplasty, 2016, 31 (9 Suppl): 175-179.

［2］ KILDOW B J, AGABA P, MOORE B F, et al. Postoperative impact of diabetes, chronic kidney disease, hemodialysis, and renal transplant after total hip arthroplasty [J]. J Arthroplasty, 2017, 32 (9S): S135-S140.

［3］ LIEU D, HARRIS I A, NAYLOR J M, et al. Review article: Total hip replacement in haemodialysis or renal transplant patients [J]. J Orthop Surg (Hong Kong), 2014, 22 (3): 393.

［4］ SUNDAY J M, GUILLE J T, TORG J S. Complications of joint arthroplasty in patients with end-stage renal disease on hemodialysis [J]. Clin Orthop Relat Res, 2002 (397): 350-355.

［5］ DEAN M. Opioids in renal failure and dialysis patients [J]. J Pain Symptom Manage, 2004, 28 (5): 497-504.

［6］ KURELLA M, BENNETT W M, CHERTOW G M. Analgesia in patients with ESRD: a review of available evidence [J]. Am J Kidney Dis, 2003, 42 (2): 217-228.

第十四节
慢性阻塞性肺疾病患者围手术期优化管理

【积水潭方案】

慢性阻塞性肺疾病（chronic obstructive pulmonary disease，COPD）患者或虽无 COPD 病史但术前检查

肺功能异常者在关节成形术前应请呼吸专科医师会诊,由呼吸专科医师提供治疗或病情评估建议。

COPD 患者具体围手术期处理流程如下(图1-14-1)。

1. COPD 患者行关节成形术前、术中及术后由呼吸专科医师提供建议。

2. 无肺病史者术前不必常规进行肺功能检查及血气分析,由呼吸专科医师根据患者情况决定是否进行肺功能检查及血气分析。

3. COPD 患者行全关节成形术首选椎管内麻醉,不使用鞘内阿片类,以避免气管插管,或因术后拔除气管插管时间延长和呼吸机依赖带来的问题。

4. COPD 急性加重患者应延迟手术,手术时机的选择可以根据呼吸内科医师会诊意见决定。

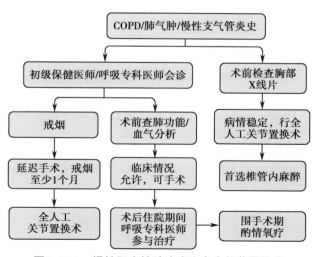

图 1-14-1 慢性阻塞性肺疾病患者全关节置换术围手术期处理流程

5. 呼吸内科医师可根据病情需要使用支气管扩张剂和糖皮质激素。

6. 吸烟者应戒烟,暂缓手术并实施戒烟计划后再行手术。

【证据】

TJA 手术住院期间 4% 的患者会发生急性低氧事件。低氧原因多为肺不张,也有部分患者是由于慢性肺病急性加重。COPD 患者 TJA 手术后发生并发症的风险明显升高（RR 为 2.7~4.7)。除心胸外科手术外,术前肺康复并不能改善预后。

吸烟增加 TJA 术后感染和手术切口并发症的风险,吸烟使 COPD 患者 TJA 术后并发症风险增加 6 倍之多,从而不利于 TJA 术后恢复。因此,手术前必须戒烟。

(张运剑)

参考文献

[1] NG V Y, LUSTENBERGER D, HOANG K, et al. Preoperative risk stratification and risk reduction for total joint reconstruction: AAOS exhibit selection [J]. J Bone Joint Surg Am, 2013, 95 (4): e191-e215.

[2] STEPHENS B F, MURPHY G A, MIHALKO W M. The effects of nutritional deficiencies, smoking, and systemic disease on orthopaedic outcomes [J]. Instr Course Lect, 2014, 63: 393-399.

[3] BOHL D D, SALTZMAN B M, SERSHON R A, et al. Incidence, Risk Factors, and Clinical Implications of Pneumonia Following Total Hip and Knee Arthroplasty [J]. Arthroplasty, 2017, 32 (6): 1991-1995.

[4] HANSON C G, BARNER K L, ROSE-RENEAU Z, et al. The Impact of Chronic Obstructive Pulmonary Disease

and Hospital Teaching Status on Mortality, Cost, and Length of Stay in Elective Total Hip Arthroplasty Patients [J]. Cureus, 2019, 11 (4): e4443.

[5] GRAU L, OROZCO F R, DUQUE A F, et al. A Simple Protocol to Stratify Pulmonary Risk Reduces Complications After Total Joint Arthroplasty [J]. J Arthroplasty, 2019, 34 (6): 1233-1239.

[6] PARVIZI J, HOZACK W, SHARKEY P, et al. Rothman Institute Manual of Total Joint Arthroplasty: Protocol-Based Care [J]. Sanat Printers, 2017. DOI: 10. 5005/jp/books/13027.

第十五节
睡眠呼吸暂停患者围手术期优化管理

【积水潭方案】

1. 阻塞性睡眠呼吸暂停(obstructive sleep apnea，OSA)患者行全人工关节置换术(TJA)的处理方案是基于美国麻醉师协会(American Society of Anesthesiologists，ASA)指南制订的。

2. TJA 手术并不需要常规筛查 OSA，但病史或检查提示有 OSA 可能，尤其是打鼾、白天嗜睡的肥胖患者术前应进一步筛查 OSA。

3. 怀疑存在 OSA 时，由麻醉医师和手术医师共同决定是否进行睡眠监测。

4. 重度 OSA 患者应延缓 TJA 手术，直至情况允许时再考虑手术。

5. OSA 患者行 TJA 手术首选椎管内麻醉联合区域阻滞麻醉，椎管内药物不用阿片类，这样能够减少术后镇痛和阿片类药的用量,从而降低发生呼吸衰竭的机会。

6. 术后持续监测氧饱和度并吸氧。根据需要可以用阿片类镇痛药或镇静药,但二者不能同时应用。

7. OSA 患者发生呼吸衰竭的风险较高,术后应置于观察病房,夜间注意监测呼吸状况。

8. 只要患者有发生呼吸衰竭的风险存在就需要安放在观察病房。OSA 患者术后应在观察病房内监测睡眠时的氧合状态,直至呼吸衰竭风险解除后方可离开观察病房。

【证据】

OSA 是一种以睡眠期间反复出现呼吸暂停和低通气事件为特征的睡眠呼吸疾病。其病理生理特点主要是睡眠过程中上气道塌陷或阻塞导致间歇低氧和觉醒。呼吸暂停或气道完全阻塞是指呼吸停止 10 秒以上,而部分阻塞是指气道塌陷达 30%,同时伴有氧饱和度下降 4% 以上。如果同时伴有明显的白天嗜睡则称为 OSA 综合征。OSA 可引起高血压、糖尿病、心力衰竭、心律失常,甚至死亡。

呼吸暂停低通气指数(apnea-hypopnea index,AHI)指睡眠期间每小时发生呼吸暂停和低通气的次数。根据 AHI 将 OSA 分为轻度(5~15 次/h)、中度(16~30 次/h)和重度(>30 次/h)。

目前尚缺乏 OSA 全球患病率的数据。根据最近的一项研究显示,全球约有近 10 亿人患 OSA,在一些国家患病率超过 50%。如果以 AHI ≥ 5 次/h 为标准,全球 30~69 岁的人群中,估计有 9.36 亿人患有 OSA;以 AHI ≥ 15 次/h 为界限,全球估计有 4.25 亿人患有中、重度 OSA。我国患 OSA（AHI ≥ 5 次 /h）的人数达 1.76 亿，其中中、重度 OSA（AHI ≥ 15 次 /h）人数达 6 600 万。25%~80% 的外科手术患者可能存在 OSA，其中 80% 的 OSA 患者并未得到诊断。TJA 手术患者有轻、中、重度 OSA 的比例分别为 51.2%、29.3% 和 7.3%。

OSA 增加 TJA 围手术期心肺并发症及谵妄、肾衰竭的风险，术后需要更多的呼吸机支持和监护，会延长住院时间、增加患者经济负担。ASA 指南推荐，对于 OSA 患者，术前应仔细询问病史并查体，对于有打鼾或白天嗜睡史者要检查鼻腔、口咽部、扁桃体、舌体并测量颈围。

对于 OSA 患者，推荐术前应用无创呼吸机以通畅气道，可以采用持续气道正压（continuous positive airway pressure，CPAP）。CPAP 效果不好者使用无创正压通气（non-invasive positive ventilation，NIPV）模式。减重及口腔矫治器可以配合无创呼吸机应用。

OSA 患者行 TJA 手术首选椎管内麻醉和区域阻滞麻醉。研究发现，区域阻滞麻醉的围手术期并发症发生率远低于全身麻醉。全身麻醉患者拔除气管插管时一定要确认神经肌肉阻断作用已完全消失，如有可能，应采取非仰卧位拔管。

OSA 患者术后易发生呼吸衰竭，尤其是重度 OSA 及应用阿片类或其他镇静药者。因此，应避免联合使用阿片类和镇静药。术前已用 CPAP 或 NIPV 者，术后应继续使用。术后持续监测氧饱和度并吸氧，一旦发生低氧血症应立即使用 CPAP 或 NIPV。

（张运剑）

参考文献

[1] BENJAFIELD A V, AYAS N T, EASTWOOD P R, et al. Estimation of the global prevalence and burden of obstructive sleep apnoea: a literature-basedanalysis [J]. Lancet Respir Med, 2019, 7 (8): 687-698.

[2] American Society of Anesthesiologists Task Force on Perioperative Management of patients with obstructive sleep apnea. Practice guidelines for the perioperative management of patients with obstructive sleep apnea: an updated report by the American Society of Anesthesiologists Task Force on Perioperative Management of patients with obstructive sleep apnea [J]. Anesthesiology, 2014, 120 (2): 268-286.

[3] SEMELKA M, WILSON J, FLOYD R. Diagnosis and Treatment of Obstructive Sleep Apnea in Adults [J]. Am Fam Physician, 2016, 94 (5): 355-360.

[4] SPENCE C D, HAN C T, MORRISON C T, et al. High Rate of Undiagnosed Obstructive Sleep Apnea in Patients Undergoing Total Joint Arthroplasty [J]. AANA J, 2018, 86 (4): 282-288.

[5] PARVIZI J, HOZACK W, SHARKEY P, et al. Rothman Institute Manual of Total Joint Arthroplasty: Protocol-Based Care [J]. Sanat Printers, 2017. DOI: 10.5005/jp/books/13027.

第十六节
贫血患者围手术期优化管理

【积水潭方案】

所有行关节置换手术的患者均应在术前进行

评估,其中包括全血细胞计数,可评估患者是否贫血。推荐采用 WHO 贫血诊断标准,血红蛋白男性<130g/L,女性<120g/L,或者血细胞比容(hematocrit,HCT)男性<39%,女性<36% 即诊断为贫血。如果患者血红蛋白<90g/L,那么建议至血液科专科就诊。

如果患者有不明原因的贫血情况,则应完善包括铁蛋白水平、叶酸水平及红细胞体积等检查,通过这些检查结果,可制订进一步的治疗策略。

根据患者的平均红细胞体积(mean cell volume,MCV)、平均红细胞血红蛋白量(mean corpuscular hemoglobin,MCH)及平均红细胞血红蛋白浓度(mean corpuscular hemoglobin concentration,MCHC),大致可将贫血分为三个类型:小细胞低色素性贫血、正细胞正色素性贫血和大细胞性贫血。同时还应注意有无地中海贫血或多发性骨髓瘤性贫血可能。

小细胞低色素性贫血的患者需要给予铁剂治疗,而巨幼细胞贫血的患者则需给予叶酸和复合维生素进行治疗。如果患者铁蛋白水平<100ng/ml,那么需要给予其口服铁剂治疗。是否静脉补充铁剂则需要血液科医师的建议。如果铁蛋白水平>100ng/ml,那么从病因学来说,考虑慢性贫血的可能性大,需要在术前 7~14 天给予口服铁剂和红细胞生成素 α(600U/kg)的联合治疗。

对于重度贫血的患者,在贫血治愈之前,不应该考虑为其进行人工关节置换术。根据不同的病因,在准备手术前数周就应该开始对贫血进行治疗,直到血红蛋白恢复至正常值。

【证据】

骨科手术患者围手术期贫血十分常见。国外研究显示,人工髋、膝关节置换术的骨科患者,术前贫血的发生率为 12.8%~24.3%。无症状的贫血在将要进行关节置换手术的患者中相当常见,通常患者并不知道自己有贫血。然而,贫血会增加人工关节置换术后并发症的发生率,如假体周围感染、肺栓塞,还会增加异体输血率、延长康复时间及增加护理费用。人工关节置换术伴随着大量的出血,如单侧全膝置换术时血红蛋白会下降 3.6g/L,而双侧同时置换则会下降 5.0g/L。幸运的是,这些很少会导致严重并发症,如心肌梗死甚至死亡。术前纠正贫血状态可以降低术后异体输血率、住院时间及 90 天内再住院率,因此,在术前应充分治疗患者的贫血症状进而恢复血红蛋白至正常水平。

术前最常见的是缺铁性贫血和慢性疾病所导致的贫血,如肾功能不全及类风湿关节炎。为了明确病因进而选择合适的治疗方式,需要为患者进行标准的实验室检查,其中铁蛋白及全血细胞计数的结果可以帮助医师制订治疗计划。

对于接受关节置换术的患者,铁剂及红细胞生成素可以有效地治疗贫血,进而减少异体输血。大多数中心已经废止了术前自体血液储存,因为在术前献血可能会导致贫血,并且相当一部分患者所献的血液并没有得到很好的利用。越来越多的证据表明,术前贫血是一种相当严重的状态。

(王达成)

参考文献

[1] United Nations Children's Fund, United Nations University, World Health Organization. Iron deficiency anaemia: assessment, prevention, and control [EB/OL]. A guide for

programme managers.(2001)[2021-05-17]. http://citeseerx. ist. psu. edu/viewdoc/download; jsessionid=D4B8C7A 4F961956BE9AA899EAB085B0B？doi=10.1.1.173.565 &rep=rep1&type=pdf.

［2］LASOCKI S, KRAUSPE R, VON HEYMANN C, et al. PREPARE: the prevalence of perioperative anaemia and need for patient blood management in elective orthopaedic surgery: a multicentre, observational study [J]. Eur J Anaesthesiol, 2015, 32 (3): 160-167.

［3］SPAHN D R. Anemia and patient blood management in hip and knee surgery: a systematic review of the literature [J]. Anesthesiology, 2010, 113 (2): 482-495.

［4］DILORIO T M, BURKHOLDER J D, GOOD R P, et al. Platelet-rich plasma does not reduce blood loss or pain or improve range of motion after TKA [J]. Clin Orthop Relat Res, 2012, 470 (1): 138-143.

［5］陈灏珠. 实用内科学 [M]. 14 版. 北京：人民卫生出版社, 2013: 2308-2312.

第十七节
人工关节置换术围手术期风险评估

人工关节置换术后并发症会影响患者的预后，延长住院时间，增加医疗费用。因此，人工关节置换术围手术期风险评估具有十分重要的意义。围手术期风险评估应遵循科学、合理、经济的原则。推荐人工关节置换术围手术期风险评估要点如下。

【积水潭方案】

1. 术前应告知患者，人工关节置换术围手术期有并发症的风险。即便在专业的骨科中心，人工髋、膝关节置换术后仍然会出现严重的内科并发症，包括：心绞痛、心肌梗死、快速型心律失常、心功能不全、脑梗死、肺栓塞和慢性阻塞性肺疾病急性加重等。研究显示，大部分严重的内科并发症发生于术后早期，尤其是心、脑血管并发症。

2. 术后并发症的发生与否及严重程度受许多因素的影响，如患者身体状况、麻醉、手术、围手术期管理等。研究发现，高龄、肥胖、合并内科疾病、手术时间延长、类风湿疾病等是人工关节置换术后并发症发生的危险因素。

3. 对有危险因素的患者，在手术前进行风险评估是十分必要的。目前，临床上最为常用的术前风险评估工具是美国麻醉医师协会（American Society of Anesthesiologists，ASA）身体状况分级（ASA分级）。ASA分级根据合并疾病的严重程度和患者的功能影响程度，将患者的身体状况分为5级：1级，没有任何疾病；2级，存在轻度的系统疾病；3级，存在严重的系统疾病；4级，存在威胁生命的系统疾病；5级，濒死，不手术不能存活；如果是急诊手术则在分级后标记上E。研究表明，ASA分级与术后病死率和并发症发生率有较好的相关性。ASA级别越高，手术病死率和术后并发症的发生率越高。

4. 对于高风险的患者，术前应对内科合并疾病进行进一步的检查和评估。内科合并疾病的围手术期处理需要多学科协作，包括骨科医师、麻醉科医师、内科医师、临床药师等。应制订个体化的诊疗方案，是否推迟手术应综合考虑。人工关节置换术患者术前常见的内科合并疾病有心脏疾病、原发性高血压、肺部疾病、脑血管病和糖尿病等。对这些内科疾病的术前评估和处理可以参考表1-17-1。

表 1-17-1 常见内科合并疾病的术前评估和处理

合并疾病	术前评估	处理
心脏疾病	心脏不稳定状况： 　不稳定型心绞痛 　急性心力衰竭 　严重心律失常 　有症状的瓣膜病 　近期心肌梗死	推迟手术,内科治疗
	危险因素： 　冠心病 　心力衰竭 　脑血管病 　肾功能不全 　糖尿病	内科会诊,个体化诊治
原发性高血压	重度高血压(≥180/110mmHg)	推迟手术,内科治疗
肺部疾病	合并急性呼吸道感染	推迟手术,内科治疗
	慢性肺部疾病急性发作	推迟手术,内科治疗
	危险因素： 　高龄 　慢性阻塞性肺病 　ASA 分级 ≥2 级 　功能依赖 　心力衰竭	内科会诊,深呼吸锻炼
脑血管病	近期脑梗死	推迟手术,内科治疗
	危险因素： 　脑血管病史 　原发性高血压 　糖尿病 　心房颤动 　颈动脉狭窄	内科会诊,个体化诊治
糖尿病	糖尿病危象	推迟手术,内科治疗

注:具体诊疗方案因患者和具体环境而定。

【证据】

人工关节置换术能够明显缓解关节疼痛和改善关节功能，是终末期骨关节炎最有效的治疗方法。但是，人工关节置换术围手术期有并发症的风险。Parvizi 等调查了 Rothman 骨科中心 1 636 例行初次单侧人工髋或膝关节置换术的患者，结果发现术后出现 1 例（0.06%）死亡，104 例（6.4%）危及生命的并发症。Nanjayan 等调查了 202 例行人工髋或膝关节置换术的超高龄患者（年龄在 80 岁以上），这些患者术后严重并发症的发生率高达 13.4%。Kirksey 等利用美国国家住院患者样本库（nationwide inpatient sample，NIS）的数据分析了美国人工髋、膝关节置换术后并发症的发生情况。该研究显示，2008 年人工膝关节置换术的数量为 616 600 例，术后心血管、肺部、脑血管并发症的发生率分别为 6.42%、1.85% 和 0.09%，病死率为 0.09%；而人工髋关节置换术的数量为 277 400 例，术后心血管、肺部、脑血管并发症的发生率分别为 6.90%、1.91% 和 0.13%，病死率为 0.19%。

术后并发症的发生与否受许多因素的影响。已有研究显示，高龄、肥胖、合并内科疾病、手术时间延长等是术后并发症的危险因素。一项针对 599 548 例手术患者的研究发现，7 977 例死亡病例中，与麻醉相关的有 224 例，与手术相关的有 1 428 例，而与患者合并疾病相关的高达 6 325 例。Jain 等的研究表明，高血压、糖尿病和肥胖是人工关节置换术后并发症的独立危险因素。Huddleston 等的研究发现，年龄和肥胖是人工髋关节置换术后不良事件的危险因素。Clement 等的研究证实，年龄、ASA 分级、BMI 和类风湿疾病是术后死亡的危险因素。SooHoo 等的研究发现,年龄和 Charlson 合并症指数是人工膝关节置换术后并发症的预测因素。Belmont 等的研究结果显示,ASA 分级 ≥3 级、手术时间延长、高龄和高体重是人工关节置换术后并发症的危险因素。

手术前进行风险评估是十分必要的。临床上有多种术前风险评估工具,包括:ASA 分级、心脏危险指数(cardiac risk index,CRI)、急性生理学和慢性健康评估(acute physiology and chronic health evaluation,APACHE)、计数死亡率和发病率的生理学和手术严重性评分(physiological and operative severity score for the enumeration of mortality and morbidity,POSSUM)等。ASA 分级因其简单实用成为目前最为常用的术前风险评估方法。研究证实,ASA 分级与术后病死率有较好的相关性,级别越高,手术病死率越高。Marx 等分析了 34 145 例手术病例,结果显示,ASA 分级为 1 级、2 级、3 级、4 级、5 级患者的术后病死率分别为 0.06%、0.47%、4.40%、23.50% 和 50.80%。Kristian 等的研究发现,ASA 分级可以预测髋部骨折术后患者的远期病死率。Belmont 等的一项包含 15 321 例患者的全国样本调查研究结果显示,ASA 分级 ≥3 级明显影响人工关节术后并发症的发生率。

随着人口的老龄化,越来越多的手术患者合并有多种内科疾病。对合并的内科疾病及其对患者的影响应有细致的术前评估和处理。对于合并有心脏疾病的患者,首先通过询问病史和查体,评估是否有心脏不稳定的状况(如不稳定型心绞痛、急性心力衰竭、严重心律失常、有症状的瓣膜病和近期心肌梗死等)。如果患者存在心脏不稳定状况,则应推迟手术,请内科会诊,进一步诊治。如果患者心脏稳定,则评估有无临床危险因素(包括冠心病、心力衰竭、脑血管病、肾功能不全、糖尿病等):如果无危险因素,可以如期手术;如果有危险因素,则请内科会诊,进一步诊治。高血压也是常见的心血管疾病。一般认为,轻、中度高血压可以进行手术,但建议重度高血压(≥180/110mmHg)应推迟择期手术,争取时间控制血压,评估和改善靶器官损害。对合并有肺部疾病的患者,术前评估最好的手段是病史和查体。术前需要评判患者的日常活动能力,了解相关用药。对于控制不良的气道疾病或急性加重状态,应推迟手术,请内科会诊治疗。如果合并急性呼吸道感染,也应推迟手术,进行内科治疗。研究发现,高龄、慢性阻塞性肺病、ASA分级≥2级、心力衰竭是肺部并发症的危险因素。围手术期深呼吸锻炼是多数研究推荐的有效方法。动脉硬化性脑血管病在老年人群中较为常见,最重要的并发症就是脑卒中。对于脑血管病稳定的患者,术后脑卒中的风险低。但是,对于近期发生过脑血管事件的患者,术后脑卒中的风险明显增大。对这些有症状的患者,建议推迟手术,进行内科治疗。对于既往有糖尿病病史的患者,术前应当明确糖尿病类型、病程、目前的治疗方案、血糖水平、有无糖尿病并发症及并发症的严重程度。对于合并糖尿病、高血压危象(糖尿病酮症酸中毒、高血糖高渗状态)的患者应推迟择期手术。血糖控制欠佳的患者有伤口愈合不良、伤口感染等风险。通常认为,术前空腹血糖不宜>10mmol/L,餐后2小时血糖不宜>12mmol/L。

(唐杞衡)

参考文献

［1］ PARVIZI J, MUI A, PURTILL J J, et al. Total joint arthroplasty: When do fatal or near-fatal complications occur? [J]. J Bone Joint Surg Am, 2007, 89 (1): 27-32.

［2］ NANJAYAN S K, SWAMY G N, YELLU S, et al. In-hospital complications following primary total hip and knee arthroplasty in octogenarian and nonagenarian patients [J]. J Orthop Traumatol, 2014, 15 (1): 29-33.

［3］ KIRKSEY M, CHIU Y L, MA Y, et al. Trends in in-hospital major morbidity and mortality after total joint arthroplasty: United States 1998-2008 [J]. Anesth Analg, 2012, 115 (2): 321-327.

［4］ BEECHER H K, TODD D P. A study of the deaths associated with anesthesia and surgery: based on a study of 599,548 anesthesias in ten institutions 1948-1952, inclusive [J]. Ann Surg, 1954, 140 (1): 2-35.

［5］ JAIN N B, GULLER U, PIETROBON R, et al. Comorbidities increase complication rates in patients having arthroplasty [J]. Clin Orthop Relat Res, 2005 (435): 232-238.

［6］ HUDDLESTON J I, WANG Y, UQUILLAS C, et al. Age and obesity are risk factors for adverse events after total hip arthroplasty [J]. Clin Orthop Relat Res, 2012, 470 (2): 490-496.

［7］ CLEMENT N D, JENKINS P J, BRENKEL I J, et al. Predictors of mortality after total knee replacement: a ten-year survivorship analysis [J]. J Bone Joint Surg Br, 2012, 94 (2): 200-204.

［8］ SOOHOO N F, LIEBERMAN J R, KO C Y, et al. Factors predicting complication rates following total knee replacement [J]. J Bone Joint Surg Am, 2006, 88 (3): 480-485.

［9］ BELMONT P J, GOODMAN G P, WATERMAN B R, et al. Thirty-day postoperative complications and mortality following total knee arthroplasty: incidence and risk factors among a national sample of 15, 321 patients [J]. J Bone Joint Surg Am, 2014, 96 (1): 20-26.

[10]　DRIPPS R D, LAMONT A, ECKENHOFF J E. The role of anesthesia in surgical mortality [J]. JAMA, 1961, 178: 261-266.

[11]　VACANTI C J, VANHOUTEN R J, HILL R C. A statistical analysis of the relationship of physical status to postoperative mortality in 68, 388 cases [J]. Anesth Analg, 1970, 49 (4): 564-566.

[12]　PRAUSE G, RATZENHOFER-COMENDA B, PIERER G, et al. Can ASA grade or Goldman's cardiac risk index predict peri-operative mortality？ A study of 16, 227 patients [J]. Anaesthesia, 1997, 52 (3): 203-206.

[13]　BJORGUL K, NOVICOFF W M, SALEH K J. American Society of Anesthesiologist Physical Status score may be used as a comorbidity index in hip fracture surgery [J]. J Arthroplasty, 2010, 25 (6 Suppl): 134-137.

[14]　FLEISHER L A, FLEISCHMANN K E, AUERBACH A D, et al. 2014 ACC/AHA guideline on perioperative cardiovascular evaluation and management of patients undergoing noncardiac surgery: a report of the American College of Cardiology/American Heart Association Task Force on Practice Guidelines [J]. Circulation, 2014, 130 (24): e278-e333.

[15]　KRISTENSEN S D, KNUUTI J, SARASTE A, et al. 2014 ESC/ESA Guidelines on non-cardiac surgery: cardiovascular assessment and management: The Joint Task Force on non-cardiac surgery: cardiovascular assessment and management of the European Society of Cardiology (ESC) and the European Society of Anaesthesiology (ESA)[J]. Eur Heart J, 2014, 35 (35): 2383-2431.

[16]　GOLDMAN L, CALDERA D L, NUSSBAUM S R, et al. Multifactorial index of cardiac risk in noncardiac surgical procedures [J]. N Engl J Med, 1977, 297 (16): 845-850.

［17］ DETSKY A S, ABRAMS H B, MCLAUGHLIN J R, et al. Predicting cardiac complications in patients undergoing non-cardiac surgery [J]. J Gen Intern Med, 1986, 1 (4): 211-219.

［18］ LEE T H, MARCANTONIO E R, MANGIONE C M, et al. Derivation and prospective validation of a simple index for prediction of cardiac risk of major noncardiac surgery [J]. Circulation, 1999, 100 (10): 1043-1049.

［19］ PRYS-ROBERTS C. Hypertension and anesthesia-fifty years on [J]. Anesthesiology, 1979, 50 (4): 281-284.

［20］ QASEEM A, SNOW V, FITTERMAN N, et al. Risk assessment for and strategies to reduce perioperative pulmonary complications for patients undergoing noncardiothoracic surgery: a guideline from the American College of Physicians [J]. Ann Intern Med, 2006, 144 (8): 575-580.

［21］ SMETANA G W, LAWRENCE V A, CORNELL J E. Preoperative pulmonary risk stratification for noncardiothoracic surgery: systematic review for the American College of Physicians [J]. Ann Intern Med, 2006, 144 (8): 581-595.

［22］ LAWRENCE V A, CORNELL J E, SMETANA G W. Strategies to reduce postoperative pulmonary complications after noncardiothoracic surgery: systematic review for the American College of Physicians [J]. Ann Intern Med, 2006, 144 (8): 596-608.

［23］ SELIM M. Perioperative stroke. N Engl J Med, 2007, 356 (7): 706-713.

［24］ WHISNANT J P, SANDOK B A, SUNDT T M Jr. Carotid endarterectomy for unilateral carotid system transient cerebral ischemia [J]. Mayo Clin Proc, 1983, 58 (3): 171-175.

［25］ TSANG S T, GASTON P. Adverse peri-operative outcomes following elective total hip replacement in diabetes mellitus: a systematic review and meta-analysis of cohort studies [J]. Bone Joint J, 2013, 95B (11): 1474-1479.

[26] GOLDEN S H, PEART-VIGILANCE C, KAO W H, et al. Perioperative glycemic control and the risk of infectious complications in a cohort of adults with diabetes [J]. Diabetes care, 1999, 22 (9): 1408-1414.

第十八节
全髋置换术术前设计

一、术前模板测量的准备：标准 X 线片的拍摄要求

术前设计的重要性不言而喻。超过 80% 的术中困难（如需要进行转子截骨、髋臼植骨等），都是在术前设计时就能被发现并做好准备的。良好的术前设计习惯也有助于每次手术获得可重复的满意效果。人工髋关节置换术后的机械性失效与很多术者能够控制的因素（如假体的位置、大小、软组织张力）等相关，因此准确的术前设计可能有助于降低术后失效的发生率。对于双侧手术的患者，首先手术的一侧的手术设计方案及术中的变化都应详细记录和保存，以便为对侧的术前设计提供帮助，从而最大限度地帮助对侧手术顺利进行。

要做好术前设计，需要位置良好的双髋关节正位 X 线片。拍照时，探头正对患者的耻骨联合，距离患者 120cm。此时，患者处于负重站立位，双下肢内旋 15°，用以消除股骨前倾角。如果用电子模板测量，则需要放置 10mm 或 25mm 固定直径的钢球，这样可以使检查标准化，消除放大率。如果用透明塑料制作的标准模板，应使模板与本院放射科的 X

线片放大率基本一致,这样可最大限度地降低测量误差。

标准的 X 线片,需要尾骨尖与耻骨联合位于同一中线,且尾骨尖位于尺骨联合上缘 2cm,左右闭孔大小基本一致。

二、全髋置换术的目标

全髋置换术的目标:①恢复髋臼的旋转中心;②恢复患者的肢体长度;③恢复患者的偏心距;④髋关节稳定、不脱位(张力、假体的角度要合适)。

三、全髋置换术前设计的解剖标志和辅助画线

全髋置换术术前设计的解剖标志和辅助画线见图 1-18-1。

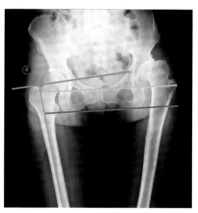

图 1-18-1　全髋置换术前设计的解剖标志和辅助画线
黄色线段:泪滴连线;红色线段:坐骨结节连线;蓝色线段:正常侧股骨解剖轴线;绿色线段:大转子尖部水平股骨解剖轴线的垂线。

因距离旋转中心最近,故泪滴连线一般准确性最高,它与坐骨结节连线在一般情况下处于平行状态,如果患者存在一定变异,则参考双侧骶髂关节最远端连线或髂棘连线,使得三条线基本平行。需要注意的是,水平参考线离旋转中心越远,骨盆旋转导致的误差就越大。后续设计时可以从健侧和患侧髋关节旋转中心分别引垂线至泪滴连线,用以判断双侧髋臼旋转中心的高度差异。从双侧小转子上缘或下缘分别引垂线至坐骨结节连线,可以判断双侧肢体长度的差异(由髋关节造成的部分)。大转子尖部水平股骨解剖轴线的垂线(图 1-18-1 绿色线段),与髋关节中心的高低进行比较,可以大致判断股骨头位于大转子尖部水平的上方还是下方。

四、髋臼侧的模板测量

通过髋臼侧的模板测量设计髋臼的位置、预判髋臼大小,设定髋臼旋转中心的位置。术前设计一般先测量健侧肢体的髋臼位置和大小,然后用患侧与健侧进行比较。

决定健侧的髋臼旋转中心时,将髋臼模板放置于 X 线片上,下缘对准髋臼的下缘,内缘对准髂坐线,保持髋臼外展 45°。此时更换不同大小的髋臼模板,找到最适合的大小,预判髋臼的尺寸,同时标记对应的髋臼中心(图 1-18-2)。如有较大的骨囊肿亦应标记好位置,以便术中植骨。

髋关节置换的理想状态是恢复髋臼的旋转中心,但是在实际情况中,根据患髋的状态可以适当做调整,术中的操作也要做相应的调整和妥协。比如在图 1-18-3 中,最理想的位置是将髋臼放置在原位,与健侧等高,但是上方会有一部分缺损,影响覆盖,可能会影响稳定性。

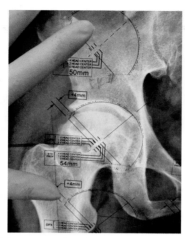

图 1-18-2 决定健侧的髋臼旋转中心

显示髋臼大小为 54mm,髋臼旋转中心设定在标准内衬,标准头(0 号)位置。

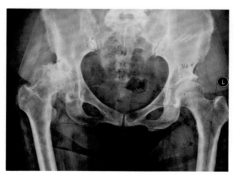

图 1-18-3 术中适当根据需要调整髋臼放置位置

可以将患髋髋臼旋转中心稍上移,虽然有瑕疵,但是手术简单,操作容易(图 1-18-4)。

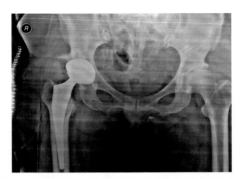

图 1-18-4 图 1-18-3 病例,术者决定简化手术,
将髋臼旋转中心轻度上移,完成手术

有些术者力求将髋臼旋转中心放到髋臼原位,
同时在上方缺损处进行植骨(图 1-18-5、图 1-18-6),
这样可以最大限度地恢复髋关节原有的生物力学。

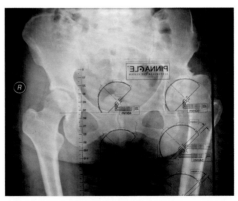

图 1-18-5 另一例患者,术者决定将髋臼放置于原位,
不接受髋臼旋转中心上移的妥协方案

再如髋臼内陷的患者,亦应恢复理想的旋转中
心并将臼杯放置在 Kohler 线以外,在内壁缺损部分
植骨。因此,术前设计需要由术者或能够决定手术

方案的助手进行,这样才能将术前设计的思想贯彻到手术中。

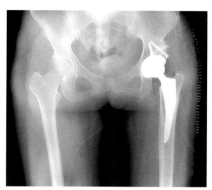

图 1-18-6 恢复患髋髋臼旋转中心,
上方通过植骨填补缺损

髋臼位置除了上移、下移,还有内移、外移的选择,主要基于恢复患者的偏心距及保留骨量的考虑。如果髋臼发育不良,骨量覆盖差,为了增加髋臼的把持可以适当内移髋臼,但是这样的操作可能会减小髋臼假体的偏心距(图 1-18-7)。

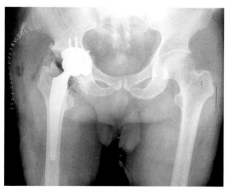

图 1-18-7 髋臼内陷,偏心距减小

如果患者年轻,为了保留髋臼骨量为下一次翻修创造良好条件,可以不必把髋臼磨锉到内板,但是这样的操作可能会造成髋臼偏心距的增大(图 1-18-8)。

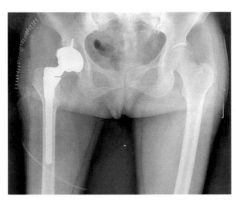

图 1-18-8 髋臼旋转中心外移,偏心距稍大

这一切都会影响髋臼侧的偏心距,笔者总是希望髋臼侧的偏心距也能够恢复到与对侧一致,这样才能保证最好的生物力学环境,使患者最舒适、假体生存率最高。另外,上外侧骨性关节炎、髋关节半脱位的情况常有较重的内侧壁骨赘,术前设计时应注意将此部分骨赘去除,否则会出现旋转中心偏外,导致假体覆盖、固定不理想和软组织张力过高等问题。

做好术前设计是髋臼假体良好置入的前提条件之一。术中磨锉髋臼前,要显露好髋臼的上下缘、前后壁,根据术前设计的想法,逐步达到理想的髋臼位置。

五、股骨侧的模板测量

股骨侧的模板测量决定了股骨假体的位置、大小、偏心距及肢体长度。

将股骨模板中线与股骨髓腔中线重合,在健侧将股骨模板的股骨头中心,与前面设计好的髋臼旋转中心放置到同一水平(这样髋关节复位后,就可以恢复肢体长度),然后更换不同股骨型号,选择与髓腔匹配最好的型号。例如,术前准备采用近端固定的生物型股骨柄,就应选择与股骨近端内皮质贴合最适当的型号。此时,也就是髋臼旋转中心与股骨中心位于同一水平时,骨距的位置,就是患侧需要截骨的位置。此时,股骨头中心与大转子顶点的距离就是需要控制股骨打入深度的另一个标志。

需要强调的是,股骨骨距截骨的高度需要根据术前设计决定,而不能根据经验来决定,因为每位患者的股骨近端形态是不一样的,同一患者应用不同假体,截骨的高度也会有差异。同时,髋关节的股骨头中心与大转子的位置关系也是不恒定的。因此,假体打入的深度也会因人而异。如图 1-18-9 显示,每位患者的股骨头中心与大转子的位置关系是不恒定的。

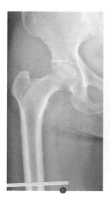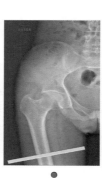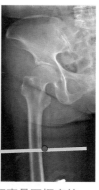

图 1-18-9　股骨头中心与大转子顶点距离是不恒定的
黄线:假体打入深度;红点:股骨头中心在垂直于髓腔平面的投影。

股骨侧测量除决定骨距的截骨位置及股骨打

入深度外,还可以判断偏心距的变化。如果股骨侧的股骨头中心位于髋臼侧髋臼中心的内侧,则手术后偏心距增大。这是比较常见的现象,因拍摄双髋正位 X 线片时很难消除股骨前倾角,这就使得 X 线片上的股骨偏心距小于实际的偏心距。但是,如果股骨侧股骨头中心位于髋臼旋转中心的外侧,这种情况不好,因为复位髋关节会使得偏心距减小,张力明显降低。在这种情况下就需要选择高偏心距股骨假体,力争将股骨头中心落在髋臼中心的内侧(图 1-18-10、图 1-18-11)。

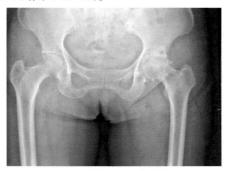

图 1-18-10　高偏心距患者

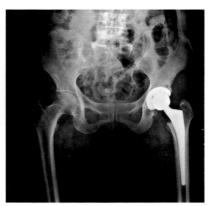

图 1-18-11　采用高偏心距股骨假体恢复偏心距

以下因素可能造成股骨侧测量不准确:①髋关节存在屈曲畸形,会放大肢体不等长的程度;②股骨外旋,会造成偏心距减小,减小髓腔直径,增大颈干角;③放大率不合适,影响股骨假体大小及长度的判断。

总之,股骨侧的测量应该给出术者一些信息,让术者明确股骨假体的大小、骨距的截骨位置、股骨假体植入的深度、股骨偏心距的选择。这些信息虽然不一定准确,但是综合起来判断,还是能够让术者更好地掌控手术,做到心中有数,才能最大限度地恢复患者的肢体长度及偏心距。

六、软组织平衡的设计

人工髋关节置换术中要维持关节一定的张力才能保证关节稳定不脱位。有经验的术者可以根据张力来判断肢体长度是否恢复到正常。在髋关节的术前设计中也要考虑张力的因素,才能使患者的肢体长度、关节稳定性及血管神经束的安全达到平衡的状态。

在软组织平衡的设计中要回答几个问题:①张力是恒定的吗? ②张力的最小值是多少? ③张力的最大值是多少? ④什么样的张力是患者需要的?

首先,人工髋关节置换术后的关节张力因人而异,受多种因素影响。因此,在回答第一个问题时,可以肯定地答复,人工髋关节置换术后的关节张力是不恒定的。从反证法也可以得出此结论,如果张力是恒定的,经过数十年的研究,应该能够得到一个确切的数值,代表髋关节的张力值。但事实是不能得到统一的、稳定的张力值。

既然张力是不恒定的,那么张力的最小值和最大值又是多少呢? 根据临床的需要,张力的最小值应该是"保证患者髋关节不脱位的最小张力",而张力的最大值应该是"患者血管神经束所能承受的最大张力"。

在术前设计时,考虑到张力的因素,会更精确地指导术中的手术操作,图 1-18-12 所示病例的患者为女性,术前双下肢等长,髋关节活动良好。在做术前设计时,应考虑到该患者术前髋关节张力不高。手术中,一定要注意保护软组织张力,不要做软组织松解。如果在显露或操作中,软组织松解过度,就会使髋关节张力进一步下降,不能维持关节的稳定性。此时,唯一的办法就是延长肢体维持张力,但是这样做会造成肢体不等长(图 1-18-13)。

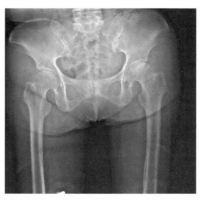

图 1-18-12 术前患者双下肢等长,
髋关节活动良好,软组织张力不高

双髋关节病变患者在进行术前设计时,肢体长度到底恢复到什么程度,要将软组织张力考虑进去。术前患者软组织张力高,软组织顺应性差,设计时就不要过多延长肢体(如强直性脊柱炎患者);术前患者软组织张力低,软组织顺应性好,设计时可以适当延长肢体,使得关节更加稳定(如活动良好的双侧髋臼发育不良患者,或股骨头坏死患者)。如图 1-18-14

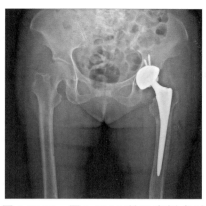

图 1-18-13 图 1-18-12 所示病例术后髋关节假体位置很好,但是由于没有注意保护软组织张力,只能被迫延长肢体,以便保持关节的稳定性

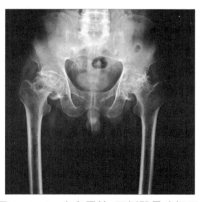

图 1-18-14 患者男性,双侧股骨头坏死,髋关节活动稍受限,软组织张力正常

为双侧股骨头坏死男性患者,髋关节活动度稍受限,软组织张力基本正常。手术时未过多考虑软组织张力,导致肢体延长较多,术后软组织张力大,患者疼痛不适(图 1-18-15)。

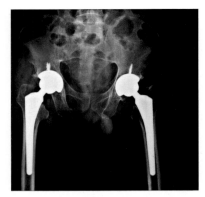

图 1-18-15 图 1-18-14 所示病例术后双侧
假体位置良好,但是与术前比较,肢体延长
较多,术后软组织张力大,患者疼痛不适

现在,可以回答最后一个问题:术者或患者需
要什么样的张力呢?笔者的答案是:需要在保持双
侧肢体等长,等偏心距条件下的张力,这时的张力应
该位于前面所描述的张力最大值和最小值之间,既
可以维持髋关节稳定不脱位,也不至于损伤血管神
经束。

在软组织张力的术前设计中,要与患者的肢体
长度结合起来。张力是不确定的,但是肢体长度是
可以测量的。术者需要设计的是在肢体等长情况下
的软组织张力,使之位于张力最大值和最小值之间。
如果维持等长的情况下,软组织张力过低,可能造成
髋关节不稳定。这时就只能延长肢体,增加偏心距。
因此,对于术前肢体等长、软组织张力较低的患者,一
定要注意保护软组织,不要进行过度松解。反之,如
果恢复肢体的长度会使软组织张力增高很多,以致
超过血管神经束承受的极限,这时,只能通过短缩肢
体,牺牲肢体长度来保证张力位于安全范围内。典

型的例子就是髋臼发育不良Ⅳ型患者,一味地延长肢体,超过 4cm 极限时,血管神经束损伤的概率大大增加,因此常用转子下截骨的方式来根据张力调整长度。

另外,术前问诊时应注意脑血管疾病后遗症和其他神经肌肉疾病,以及吸毒等特殊病史,这类患者术后脱位风险极高,应考虑在张力最大值以下适当增加张力,或直接选用限制型假体来控制术后脱位的风险。

总之,在髋关节的术前设计中,软组织张力也是需要重点考虑的因素,需要配合术前查体,需要对患者疾病本身有清晰的理解,才能做出最佳的设计方案。

七、髋关节动态的设计考虑,脊柱骨盆联动对于髋关节设计的影响

髋臼与骨盆可以看作一个整体,而脊柱的不同姿态会影响骨盆的功能姿态,从而影响髋臼角度的安放。

冠状位上的考虑要包含骨盆的倾斜是固定性的还是活动性的。如果骨盆的倾斜是由髋关节造成的,那么可以按照常规设计进行。如果骨盆的倾斜是由腰椎侧弯造成的,就要考虑腰椎侧弯是固定性的还是继发于髋关节病变的功能性的。判断腰椎是否是固定性畸形可以通过坐位和站立位腰椎正位 X 线片来比较。如果坐位腰椎侧弯消失,说明腰椎的变化是功能性的,否则就存在固定的腰椎侧弯,在术后骨盆会持续倾斜,髋臼外展角度要适当增大或减小。

矢状位上的考虑是目前的热点话题。从站立位

到坐位骨盆前后倾角度的改变会影响传统意义上的髋臼假体的安全区。在正常情况下,从站立位到坐位,骨盆后倾增加,腰椎前凸减小,这样髋臼向前方的开口增加(即髋臼前倾角度增加),适应了股骨前屈,避免髋臼股骨的前方撞击和后方脱位。如果腰椎存在固定性病变(如腰椎融合),则这一代偿机制受到影响,骨盆不能充分后倾,髋臼功能前倾角增加不足,会导致前方撞击和后方脱位(图 1-18-16)。

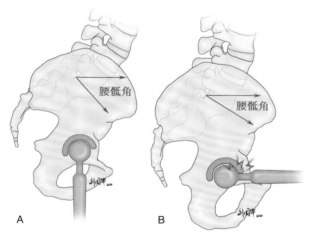

图 1-18-16　坐位时由于骨盆不能充分后倾导致髋臼前方撞击
A. 站立位;B. 坐位。

相反,如果在站立位,骨盆后倾就会增加髋臼股骨后方撞击和前方脱位的风险。因此,也要判断在站立位时骨盆的姿态是否中立(图 1-18-17)。

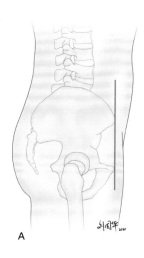

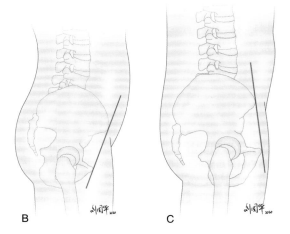

图 1-18-17 站立位骨盆的不同姿态

A. 中立位；B. 前倾；C. 后倾。

目前，脊柱骨盆联动已经引起业内的广泛注意，髋臼角度定性的调整已经被广泛认可。但是，定量的测量还存在不确定性,需要进一步的研究。总之,在进行髋关节术前设计时,要考虑到腰椎骨盆联动的因素,才能让髋臼的功能前倾角和外展角处于最佳的状态,避免撞击和脱位。

总结:髋关节的术前设计是一个思考的过程,在设计的整个过程中,术者需系统考虑患者的疾病状态特点;髋臼位置、角度、大小的选择与安放;股骨假体大小的选择;打入深度的判断;偏心距的选择。在考虑骨性因素的同时,还要考虑软组织因素,使软组织张力处于合适的状态。髋关节置换术的术前设计不会完全准确,术中的判断和随机应变与术前的精确设计同样重要。但是,我们所重视的是设计思考的过程。笔者想用一句经典的名言结束本节:"Plan is nothing, planning is everything."(计划看似无足轻重,但完善的计划是一切成功的开端)。

(柳 剑 陈 朗)

参考文献

[1] EGGLI S, PISAN M, MULLER M E. The value of preoperative planning for total hip arthroplasty [J]. J Bone Joint Surg Br, 1998, 80 (3): 382-390.

[2] KNIGHT J L, ATWATER R D. Preoperative planning for total hip arthroplasty: Quantitating its utility and precision [J]. J Arthroplasty, 1992 (7 Suppl): S403-S409.

[3] GONZÁLEZ DELLA VALLE A, SLULLITEL G, PICCALUGA F, et al. The precision and usefulness of preoperative planning for primary total hip arthroplasty [J]. J Arthroplasty, 2005, 20 (1): 51-58.

[4] MASSIN P, SCHMIDT L, ENGH C A. Evaluation of

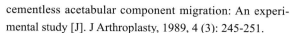

cementless acetabular component migration: An experimental study [J]. J Arthroplasty, 1989, 4 (3): 245-251.

[5] SU E P, PELLICCI P P. The role of constrained liners in total hip arthroplasty [J]. Clin Orthop, 2004 (420): 122-129.

第十九节
全髋置换术假体选择

【积水潭方案】

1. 术前设计非常重要。

2. 根据疾病特点与患者生理解剖类型选择假体,没有一种假体能解决所有问题。

3. 详尽掌握各种假体的特点与数据,包括:固定原理与类型、涂层类型与厚度、柄长、颈干角、颈长、偏心距等。

4. 摩擦界面和假体 - 骨界面(固定界面)同样重要。笔者单位多选择陶瓷 - 高交连聚乙烯或陶瓷 - 陶瓷的摩擦界面;假体涂层多选择骨长入(ingrowth)类型。

【证据】

(一)人工髋关节假体构成

人工髋关节假体由金属髋臼杯、内衬、股骨头、股骨柄四部分构成,水泥型髋臼假体则只有高密度聚乙烯臼杯。髋臼杯和股骨柄分别通过骨水泥或生物固定界面与骨床固定,构成人工关节固定界面;股骨头与内衬之间构成摩擦界面。

假体表面的制作方式:髋臼杯与股骨假体使

用钴基合金或钛合金制作,常见的表面加工方式如图 1-19-1 所示。

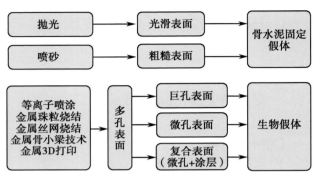

图 1-19-1 假体表面的加工方式

不同的制作工艺会产生不同的假体表面涂层。喷砂工艺仅能够获得粗糙的表面;金属珠粒烧结能够形成单层微孔;金属粉和金属纤维烧结或真空扩散、金属骨小梁技术、金属 3D 打印技术能够形成多孔覆层;等离子喷涂的涂层开口率则比较小。

1. **生物固定的原理** 假体的初始稳定依靠假体与宿主骨的几何学匹配与表面摩擦力,但长期稳定则依赖于假体表面与骨之间的整合(osseo-integration)。按照骨整合方式分为骨长上(ongrowth)表面与骨长入(ingrowth)表面两种。

(1)骨长入表面:主要指孔隙大小在 50~400μm,孔隙率一般在 30%~40% 的多孔表面。目前认为 150~400μm 的孔径可以诱导持续的组织反应,骨的形成速度更快,骨整合的进展也更好,最终长入的骨组织与假体表面构成三维互锁,具有优异的机械稳定性。

(2)骨长上表面:通常指表面为相对光滑或喷砂状,表面的粗糙度在 5μm 左右。这种粗糙表面的假体通过骨在假体表面的附着生长实现稳定,但固定强度没有骨长入好。

无论是骨长入还是骨长上界面,采用羟基磷灰石(HA)复合喷涂的表面诱导成骨的效果更快、更好。

骨整合需要假体与骨紧密贴合才能实现,假体表面和骨的间隙应该保持最小,不能超过 50μm。同时,假体应尽可能有良好的初始稳定性,假体的微动应<50μm,不要超过 150μm,否则会因纤维组织的长入而导致假体失败。

2. **摩擦界面** 髋臼内衬的材质有金属、高密度聚乙烯、高交联聚乙烯、陶瓷。股骨头的材质有金属与陶瓷两种。按摩擦界面的不同组合,可以分为金属对金属(metal on metal,MOM)、金属对高密度聚乙烯、金属对高交联聚乙烯、陶瓷对高密度聚乙烯、陶瓷对高交联聚乙烯和陶瓷对陶瓷(ceramic on ceramic,COC)界面。骨水泥固定髋臼均采用超高分子量聚乙烯,因此在摩擦界面上只有金属对聚乙烯和陶瓷对聚乙烯界面。

金属对金属的摩擦界面由于存在骨溶解、潜在的金属离子毒性与致癌风险、潜在的不稳定性、大球头与头锥部的微动与腐蚀(corrosion)等原因,目前在临床上几乎不再使用。

高密度聚乙烯是最早应用于关节外科的材料,获得了巨大的成功,但存在磨损及磨损颗粒导致骨溶解的问题。在高密度聚乙烯的基础上通过 γ 射线辐照及退火等工艺改性后产生了高交联聚乙烯。与传统高密度聚乙烯相比,高交联聚乙烯的容积磨损率降低 73%~87%;与陶瓷头组合,磨损率进一步降低 50%,达到 0.1mm/Y。虽然通过增加交联能获得优异的耐磨损特性,但也会导致高交联聚乙烯的拉伸强度、耐疲劳性及整体断裂韧度降低。在高交联聚乙烯中加入抗氧化剂(维生素 E 等)能从材料氧化水平改善其磨损特性,同时不降低强度、延展性和耐疲劳性,即复合维生素 E 高交联聚乙烯。聚乙烯内衬通常使用锥度锁定或卡环的机制与金属臼杯嵌合。

陶瓷具有高光洁度、高耐磨、良好的亲水性与生物惰性等优点,广泛应用于髋关节摩擦界面。同时陶瓷也存在着脆性高的先天缺陷,在三代陶瓷(氧化铝陶瓷)中,内衬侧的碎裂发生率为 0.032%,球头侧的碎裂发生率为 0.021%。目前在售的陶瓷组件为四代陶瓷,通过在氧化铝基质内加入氧化锆等材料形成的复合陶瓷(Delta 陶瓷),较大程度地加强了陶瓷的韧性。由于韧性的提高,Delta 陶瓷碎裂的发生率大幅降低(球头侧为 0.002%,约为三代陶瓷的 1/10);内衬侧为 0.028%,降低程度不显著,因此四代陶瓷可以制成壁更薄的陶瓷内衬与更大的球头,球头直径能达到 32mm、36mm,极大地提高了关节的稳定性与活动范围,降低了撞击的发生概率。同时,陶瓷球头厚度能够降低,允许在球头内部增加金属转换锥,解决了翻修手术保留股骨假体时不能使用陶瓷头的问题。四代陶瓷的使用是近年来髋关节领域的显著进步之一。

(二) 股骨假体

人工髋关节置换术的主要目标是缓解疼痛和恢复旋转中心、臀中肌力臂及下肢长度,因此需要对各种股骨柄的特点有充分了解,包括垂直偏心距、水平偏心距、颈长、柄长等(图 1-19-2)。

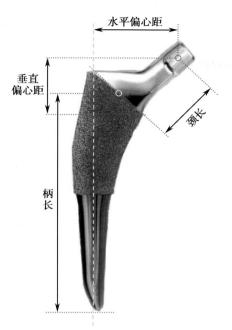

图 1-19-2 股骨柄示意

　　垂直偏心距是假体颈的基底部到旋转中心的垂直高度。水平偏心距是旋转中心到股骨柄干部轴线的垂直距离。恢复臀中肌的力臂非常关键,偏心距恢复不良,会增加髋臼应力,引起臀部疼痛、跛行、撞击,甚至脱位,因此,在临床应用中,需要通过控制股骨柄置入髓腔的深度配合加长或减长的球头来进行调节。球头假体能够提供 −3.5mm 至 +8mm 甚至 +12mm 左右的调整范围。单纯地增大或减小球头长度,会同步增加或减少垂直偏心距与水平偏心距,在改变偏心距的同时也会改变肢体长度。如果假体置入深度配合加、减头仍不能良好调节偏心距与肢体长度时,可考虑使用不同颈干角的假体,部分厂家能够提供标准偏心与高偏心的股骨柄。

1. **股骨假体的分类与特点** 股骨假体种类繁多,分类方法不统一,很难有一种分类方法涵盖全部假体,需要综合掌握各分型以利于临床使用。股骨假体一般有以下几种分类:①按固定方式分类,可分为生物型假体、骨水泥假体;②按固定部位分类,可分为近端固定假体、远端固定假体、混合固定假体;③按构成分类,可分为一体化假体与组配型假体;④按形态分类,可分为单楔形假体、双楔形假体、锥形假体、全涂层柱状假体、组配型假体、解剖型假体等。

(1)生物型假体

1)单楔形假体:冠状面呈内、外锥而矢状面为前、后平的扁柄。在股骨近端通过三点固定获得初始稳定性,手术操作时不需要扩髓,使用扁的髓腔锉直接打入髓腔,压紧骨松质使其匹配假体,能够保留骨量并获得良好的初始稳定性(图 1-19-3),假体长期稳定性依赖于假体近端多孔涂层的骨长入,代表性的假体为 M/L Taper、Accolade 等(图 1-19-3)。单楔形假体对于 Dorr B 型与 C 型的股骨形态比较适合。

2)双楔形假体:此类假体在冠状面与矢状面均有锥度,传统的双楔形假体为直柄尖锥样设计。股骨近端通过填充固定,需要使用髓腔钻磨锉髓腔,必要时在远端可以过度磨锉以使髓腔匹配假体,此类假体适用于股骨髓腔为 Dorr A 型、B 型的患者,代表假体有 Summit、Synergy 等(图 1-19-4A、B)。

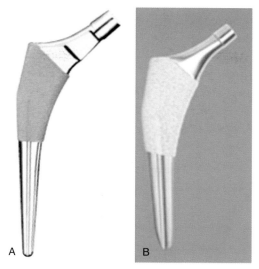

图 1-19-3 单楔形假体

A. M/L Taper；B. Accolade。

目前，部分扁柄也采用内、外与前、后双面锥度的设计，操作时不需扩髓腔，直接使用髓腔锉打入，近端通过三点固定获得稳定，远端双锥设计对于狭窄的髓腔也容易匹配。此类假体的长期稳定性依赖于近端微孔涂层的骨长入，可归类于双楔形柄。适用于股骨髓腔为 Dorr A 型、B 型及部分 Dorr C 型的患者，代表性假体为 Trilock、TaperLoc（图 1-19-4C、D）等。有一类特殊的扁柄，在冠状面为 6° 左右的楔形，矢状面仅在假体近端部分有 10° 的楔形，远端则比较平缓，全柄有羟基磷灰石涂层，最典型的代表为 CORAIL（图 1-19-4E）。其外形介于单楔形与双楔形之间，在临床上使用广泛，长期生存率优异，适用于股骨髓腔为 Dorr B 型及部分 Dorr C 型的患者。

3) 锥形假体: 依据形态分为圆锥、圆锥 / 脊及方锥三种类型。

单纯的无涂层的圆锥形假体目前在临床上已经很少使用。

圆锥 / 脊的设计目前在临床上仍被广泛使用, 代表假体为 Wagner Cone、Wagner SL(图 1-19-5A、B)等。

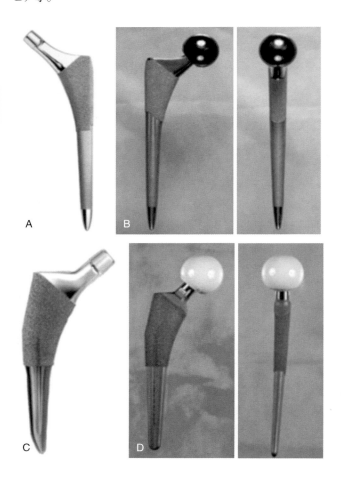

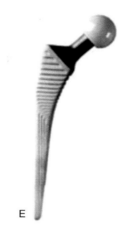

E

图 1-19-4 双楔形假体
A. Summit；B. Synergy；C. Trilock；
D. Taperloc；E. CORAIL。

　　此类假体通常使用钛合金制作，利用了锥度锁定的原理，环绕圆锥有 4 个或 8 个锐利的纵行脊。假体依靠锥度获得纵向稳定，通过锐脊切入骨皮质起到抗扭转作用，有良好的初始稳定性。表面为金刚砂处理的粗糙面，依靠骨长上与脊周边的骨重建获得长期稳定。根据用途不同，Wagner Cone 与 Wagner SL 有较大的差别。Wagner Cone 假体锥度为 5°，适用于股骨近端形态异常的接受初次髋关节置换术的患者。Wagner SL 的柄更长，锥度为 2°，依靠假体与股骨远端峡部的紧密接触获得固定，接触长度不少于 6cm，为远端固定型假体，多用于近端骨质不良的翻修患者。由于为圆锥状设计，此类假体能够在术中一定范围内调整前倾角度。术中操作时，使用股骨髓腔钻或铰刀将股骨狭部锉成圆锥形，通过试模确认后安放假体。使用长柄时应注意股骨前弓的存在,避免前方骨皮质穿出。长柄 Wagner SL 的远端与股骨干骨皮质紧密结合,在假体与股骨的近端区域有应力集中,可能会导致假体在长期作用力下出现断裂,因此长柄需要保持一定的粗细,通常为 14mm 以上。因为主要固定部位在股骨干峡部,会出现股骨近端的应力遮挡,部分患者会出现大腿痛。

方锥形假体的内、外与前、后均呈锥形,假体截面为矩形,因此也称为矩形假体,多见于欧洲的设计。方锥柄依靠锥度获得纵向稳定,通过矩形的四角与骨皮质适配,能提供良好的旋转稳定性,长期在位率优良。由于其固定机制为以远端为主的全柄负重,对于 Dorr C 型病例尤其适用。使用时通常不需要扩髓,使用髓腔锉直接打入。假体的四角与骨皮质压配,需要注意避免发生股骨劈裂骨折。代表的假体有 CLS、Alloclassic 等(图 1-19-5C)。

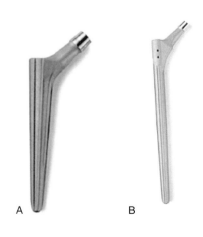

A   B

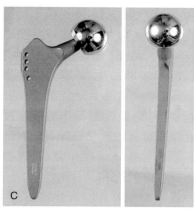

图 1-19-5 锥形假体

A. Wagner Cone；B. Wagner SL；C. Alloclassic。

4）全涂层柱状假体：此类柄的近端通常比较细小，远端为不带锥度的圆柱形，全柄带有微孔涂层，柄远端与股骨峡部紧密填充，依靠微孔涂层的压配与摩擦力对抗旋转应力，长期稳定性依靠近、远端的骨长入，代表性假体为 AML 和 Solution（图 1-19-6）。

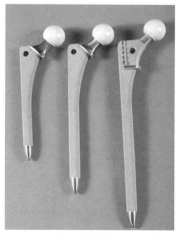

图 1-19-6 全涂层柱状假体：AML 和 Solution

此类假体在假体远端长入后承受主要应力，会出现股骨近端的应力遮挡，部分患者会出现大腿痛；由于全微孔涂层的广泛骨长入，这类柱状柄在翻修取出时会比较困难，可能需要截骨并使用特殊的器械。

5）组配型假体：组配型假体的固定理念是通过假体的远近端同时与股骨相匹配，使假体获得稳定，也称作远近端混合固定。操作时，首先通过髓腔钻磨锉假体远端部位的髓腔，明确假体大小，然后使用股骨近端磨锉修整股骨近端并确定近端大小，使股骨近端与假体近端相匹配。假体通过远、近端同时获得稳定，明显提高了其抗扭转的能力。根据组配型假体的长度可分为两类：一种为常规柄长，用于初次置换，代表假体为 S-ROM。此假体近端有袖套与股骨近端髓腔通过锥度压配，远端的柄体与股骨干峡部的髓腔骨皮质压配，柄体上的音叉状脊能够起抗扭转应力的作用，柄体与袖套之间锥度锁定，能调整前倾角度，可以用于截骨，对于髓腔细小的患者也能适用，在发育型髋脱位、髋内翻等股骨畸形或 Dorr C 型的病例中广泛使用。另一种为长柄的组配假体，柄体远端为圆锥或圆柱状，近端袖套通常有涂层但没有锥度，二者之间通过金属锥度与螺丝连接，多用于翻修手术。长柄组配柄与其他的远端固定的假体一样，在峡部固定部位的近端有应力集中区，有连接部位折断的风险，股骨近端可能有应力遮挡发生，个别患者有大腿痛。代表假体为 RM、Arcos、MR、S-ROM 等（图 1-19-7）。

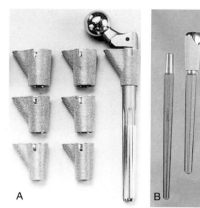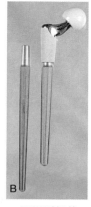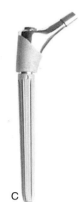

图 1-19-7　组配型假体
A. S-ROM；B. RM；C. MR。

6) 解剖型假体：基于股骨近端髓腔的解剖形态而设计。从侧面看，假体近端为后弓而股骨干段为前弓，同时在颈部有前倾角，假体分左、右侧；假体稳定性通过近端填充和远端的弓形获得，能够很好地对抗旋转应力；在手术操作时，需要对股骨的远、近端扩髓，远端常用软钻，近端使用髓腔锉。因假体的形状与股骨髓腔需要更加匹配，所以对操作技术的宽容度较低，手术时常需过度磨锉，如果安装位置不良会出现点负重而导致大腿痛，目前临床使用逐渐减少。

（2）骨水泥假体

1) 骨水泥假体的分类：按形态分为直形假体和解剖型假体；按有无颈领分为颈领型和无领型假体；按柄表面处理情况分为高抛光假体、亚抛光假体和粗糙面假体；按固定的力学原理分为力学匹配型假体与形态匹配型假体（图 1-19-8）。

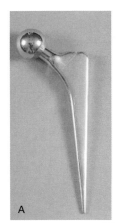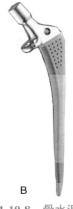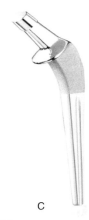

图 1-19-8 骨水泥假体
A. 力学匹配型：无领高抛光骨水泥假体 CPT；
B. 形态匹配型：Versys；C. 形态匹配型：Spetcron。

2）骨水泥假体的材质：通常为不锈钢或钴铬钼合金，钴铬钼比不锈钢疲劳强度及屈服强度大，同时弹性模量也稍高，是骨水泥假体最常用的材料。钛合金屈服强度比钴铬钼合金低，弹性模量约为钴铬钼合金的一半，有良好的应力传导特性，但为了维持强度假体会更粗大，会导致假体周边骨水泥套过薄，并增加远端的拉伸应力，引起骨水泥套断裂与松动，因此钛合金不用于骨水泥假体。

3）骨水泥假体的设计特点：多采用圆润的设计，以避免假体周围应力集中而导致骨水泥套碎裂；截面为外宽内窄的梯形的直柄能够更好地平衡内侧的压应力与外侧的张应力。

骨水泥柄根据固定原理常分为两类：一类是表面高抛光的双锥形无颈领假体，远端配有中空的中置器，也称作力学匹配型假体。此类假体利用了骨水泥的黏弹特性，通过在骨水泥套中再次下沉完成自锁定，表面高抛光降低了骨水泥-假体结合力,双锥形设计能够将假体-骨水泥界面的剪切应力转化为向四周的压应力,有效地避免了应力遮挡,代表假体为 CPT、C-STEM、EXETER 等。另一类为带颈领、注重假体形态与髓腔充填、远端配水泥填充中置器或无中置器的假体,此类假体追求即刻稳定性,不允许二次下沉。为增加假体-骨水泥的把持力,假体表面通常为亚抛光、粗糙面或骨水泥层预涂,代表假体有 Versys、Spectron 等。粗糙面的设计能够增加假体与骨水泥套之间的结合力,但粗糙面一旦发生脱落会加速磨损,产生磨屑而引起骨溶解与假体松动。目前临床效果表明,力学匹配型假体的长期临床效果更令人满意。

4)骨水泥长柄假体:骨水泥柄的长度通常在 120~150mm。柄过短会造成股骨近端应力过大,而柄过长则有股骨柄容易内翻位安置、假体远端易穿出骨皮质等风险。加长的骨水泥柄通常在部分骨皮质存在薄弱(如钉孔、破损)的场合使用。个别的股骨骨松质保留较好的翻修手术可使用加长水泥柄(注意:由于缺少骨松质,以骨水泥柄翻修骨水泥柄的效果通常不好)。

(三)髋臼假体

髋臼假体分为生物型臼杯与骨水泥型臼杯两种(图 1-19-9)。

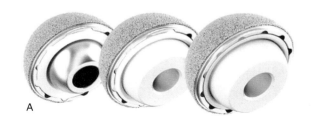

A

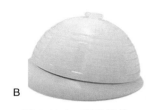

B

图 1-19-9 髋臼假体
A. 生物型臼杯;B. 骨水泥型臼杯。

1. **生物型臼杯** 生物型臼杯通过压配获得初始稳定,根据压配方式的不同分为单半径和双半径两种,部分臼杯在杯口周边有齿状设计等以辅助初始稳定性。臼杯内壁经抛光后与聚乙烯或陶瓷内衬匹配。

金属髋臼的表面涂层分为骨长入与骨长上两种。表面涂层对臼杯的瞬时稳定性与长期稳定性均十分重要,粗糙或多孔结构的涂层能够与宿主骨形成微互锁,效果更好。

生物型髋臼的初始稳定性依靠骨床的环抱和假体与骨之间的摩擦力,其中髋臼前后壁的夹持力尤为重要。远期的假体稳定性则依赖于骨与假体涂层的骨整合。

使用生物压配型髋臼假体时,髋臼要保持合适的深度与骨覆盖。单半径的臼杯为球形压配,通常选择较试模大 1mm 的假体。双半径臼杯的压配区域位于杯口周围,一般选择与试模假体型号相同的假体。

2. **骨水泥型臼杯** 骨水泥型臼杯由高密度聚乙烯制作,在臼杯外表面有沟槽结构以增加骨水泥的机械把持力,在臼杯底部通常有聚乙烯凸起,限制骨水泥层厚度,杯口有聚乙烯唇边,可增加骨水泥加压效果,有平口与防脱位高边两种,杯口处嵌有环状金属丝,辅助术后 X 线片判断杯口角度,通过骨水泥与髋臼骨床固定。

由于假体涂层技术的进步,生物型髋臼杯的长期生存率优于骨水泥型臼杯,因此临床上建议优先选择生物型臼杯。但在骨质疏松严重、生物型臼杯无法获得良好初始稳定性的患者中使用骨水泥型臼杯仍是有效方法;对于高龄、体弱而不能耐受手术的患者,为简化手术、缩短手术时间而行姑息性手术时可考虑使用骨水泥型臼杯;在部分翻修病例中,可使用骨水泥型臼杯结合打压植骨、髋臼加强环或 Cup-Cage 重建髋臼。

(四)特殊类型髋关节疾病的假体选择

1. 发育性髋关节脱位(高脱)

(1)解剖学特点:发育性髋关节脱位(高脱)为患者幼时发病的发育异常性疾病,髋臼侧表现为:原臼发育差、直径小且骨质疏松,常呈现倒 V 形,臼前倾角大,并常合并臼前壁骨量少甚至不发育。股骨侧表现为:多数患者股骨距发育尚可,髓腔狭窄、颈干角正常或增大、前倾角增大(平均为 38.6°)、多数患者股骨前弓正常或减小。根据脱位程度不同,软组织(臀中肌、外旋肌、坐骨神经等)的解剖走向异常,下肢呈短缩畸形(图 1-19-10)。

(2)假体选择:根据疾病的解剖学特点,重建髋臼时需尽可能选择摩擦力大、骨长入能力强的生物型臼杯以保证臼杯的初始稳定性与长期生存,如骨小梁金属臼杯、3D 金属打印臼杯、金属微孔烧涂层的臼杯等。由于髋臼直径小,通常需要准备小臼杯(40mm 甚至 38mm 开始)。因为髋臼的骨覆盖面积小，常需要螺钉辅助固定，可考虑多孔臼杯。

　　股骨侧根据解剖异常程度选择假体：如果解剖学异常程度小，可考虑使用常规形态假体；由于股骨侧常表现为髓腔细小、前倾角异常增大，需要术中调整股骨前倾角，可选用 Wagner cone 或 S-ROM 假体等；如需要转子下短缩截骨并调整前倾角时，股骨假体推荐选择 S-ROM 组配型假体（图 1-19-10）。

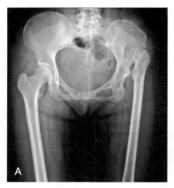
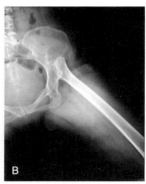
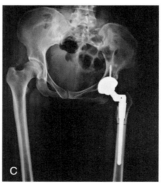

图 1-19-10　发育性髋关节脱位病例手术前后 X 线片
A. 术前髋关节正位 X 线片；B. 术前髋关节侧位 X 线片；
C. 行人工关节置换、转子下截骨术后髋关节正位 X 线片。

2. 髋内翻

(1)解剖学特点:髋内翻是以股骨近端畸形为主的发育异常性疾病,常继发于股骨头骨骺滑脱、外伤等疾病,部分为先天性髋内翻。髋臼侧通常发育较好,臼直径大,骨质良好,前倾角通常正常(个别前倾角增大),髋臼周围有骨赘形成,髋臼上方骨覆盖差;股骨侧表现为绝大多数患者股骨距发育差甚至无股骨距、颈干角变小、股骨近-远端髓腔均狭窄、股骨转子间和股骨距处有较多骨硬化、前倾角多数正常、部分患者股骨前弓异常增大。由于股骨近端整体内翻发育,大转子尖部常位于股骨髓腔解剖轴线上方并上移,下肢呈短缩畸形(图 1-19-11A、B 和图 1-19-12A)。

(2)假体选择:根据疾病的解剖学特点,重建髋臼时需选择摩擦力大、骨长入能力强的生物型臼杯,以保证臼杯的初始稳定性与长期生存,因为髋臼上方的骨覆盖面积小,少数患者需要使用结构性植骨或微孔金属垫块修补骨缺损。

股骨侧根据解剖异常程度选择假体:如果解剖学异常程度小,可考虑使用常规形态假体;由于股骨近侧常表现为髓腔细小并硬化,可选用 Wagner cone 或 S-ROM 假体等;如需要转子下短缩截骨并调整前倾角时,股骨假体推荐选择 S-ROM 组配型假体,需要注意术中劈裂骨折的发生,应提前准备捆绑钢板与捆绑带备用(图 1-19-11C、图 1-19-12B)。

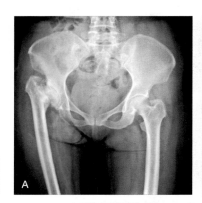

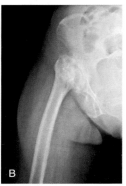

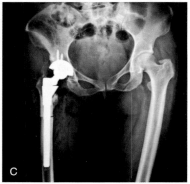

图 1-19-11 髋内翻

A、B. 髋内翻的髋关节正、侧位 X 线片；C. 人工髋关节置换、
转子下截骨术后髋关节正位 X 线片。

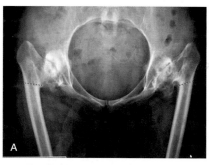

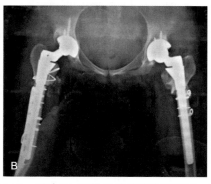

图 1-19-12 髋内翻，股骨近端整体内翻发育，大转子
尖部位于髓腔上方，导致开髓与假体安放困难

A. 双髋关节正位 X 线片，红线部分为转子下斜形截骨线，以便于安放假体、复位及恢复臀中肌力臂；B. 双髋分别行人工髋关节置换、转子下截骨术后，右侧发生劈裂螺旋骨折，行捆绑钢板内固定术，术后愈合良好。

（姜 旭）

参考文献

[1] LEVINE B. A new era in porous metals: applications in orthopaedics [J]. Adv Eng Matl, 2008, 10 (9): 788-792.

[2] JASTY M, BRAGDON C R, HAIRE T, et al. Comparison of bone ingrowth into cobalt chrome sphere and titanium

fiber mesh porous coated cementless canine acetabular components [J]. Biomed Mater Res, 1993, 27 (5): 639-644.

［3］ LSSACK P S. Use of porous tantalum for acetabular reconstruction in revision hip arthroplasty [J]. J Bone Joint Surg Am, 2013, 95 (21): 1981-1987.

［4］ NAKADA H, SAKAE T, LEGEROS R Z, et al. Early tissue response to modified implant surfaces using back scattered imaging [J]. Implant Dent, 2007, 16 (3): 281-289.

［5］ ALBREKTSSON T, BRÅNEMARK P I, HANSSON H A, et al. Osseointegrated titanium implants. Requirements for ensuring a long-lasting, direct bone-to-implant anchorage in man [J]. J Acta Orthop Scand, 1981, 52 (2): 155-170.

［6］ CRAWFORD R, RANAWAT C S, ROTHMAN R H. Metal on metal: is it worth the risk？ [J]. J Arthroplasty, 2010, 25 (1): 1-2.

［7］ COOPER H J, DELLA VALLE C J, BERGER R A, et al. Corrosion at the head-neck taper as a cause for adverse local tissue reactions after total hip arthroplasty [J]. J Bone Joint Surg Am, 2012, 94 (18): 1655-1661.

［8］ RAJPURA A, KENDOFF D, BOARD T N. The current state of bearing surfaces in total hip replacement [J]. Bone Joint J, 2014, 96B (2): 147-156.

［9］ LERF R, ZURBRÜGG D, DELFOSSE D. Use of vitamin E to protect cross-linked UHMWPE from oxidation [J]. Biomaterials, 2010, 31 (13): 3643-3648.

［10］ KAMATH A F, PRIETO H, LEWALLEN D G. Alternative bearings in total hip arthroplasty in the young patient [J]. Orthop Clin North Am, 2013, 44 (4): 451-462.

［11］ CAPELLO W N, DANTONIO J A, FEINBERG J R, et al. Alternative bearing surfaces: alumina ceramic bearings for total hip arthroplasty [J]. Instr Course Lect, 2005, 54: 171-176.

［12］ BARRACK R L, LAVERNIA C, RIES M, et al. Virtual reality computer animation of the effect of component position and design on stability after total hip arthroplasty [J]. Orthop Clin North Am, 2001, 32 (4): 569-577.

[13] BARRACK R L, THORNBERRY R L, RIES M D, et al. The effect of component design on range of motion to impingement in total hip arthroplasty [J]. Instr Course Lect, 2001, 50: 275-280.

[14] BURROUGHS B R, HALLSTROM B, GOLLADAY G J, et al. Range of motion and stability in total hip arthroplasty with 28-, 32-, 38-, and 44-mm femoral head sizes: an in vitro study. J Arthroplasty, 2005, 20 (1): 11-19.

[15] CHARLES M N, BOURNE R B, DAVEY J R, et al. Soft-tissue balancing of the hip: the role of femoral offset rotation [J]. Instr Course Lect, 2005, 54: 131-141.

第二十节
全膝置换术假体选择

【积水潭方案】

后交叉韧带保留型假体与后稳定型假体在临床上均应用广泛，安全有效。选择后交叉韧带保留型假体的一个重要因素是，判定后交叉韧带的功能状态和术者对保留后交叉韧带人工膝关节置换术技术的掌握。一旦在术前检查或术中发现后交叉韧带损伤或功能不良，应选择后稳定型假体。对有膝关节既往创伤或手术史的患者，要仔细检查膝关节的稳定性。术前还要观察膝关节冠状面、矢状面的畸形程度。如果畸形较重，术中软组织平衡困难，选择后稳定型假体较为合适。此外，胫骨的生理后倾角如果过大，胫骨后方截骨量相对较小，导致膝关节屈曲紧张，此时选择后稳定型假体较为合适。

固定平台假体和活动平台假体的临床效果相似，何种情况选择活动平台假体目前尚无共识。对于年轻、功能要求高的患者可以考虑选择活动平台假体。

目前,膝关节假体使用骨水泥固定仍是"金标准"。非骨水泥固定技术和假体设计的进步有望获得长久的肯定,但还需大样本数据和时间的检验。

【证据】

通常认为,后交叉韧带保留型假体与后稳定型假体各有理论上的优势。后交叉韧带保留型膝关节置换术具备内在的稳定性,假体与骨界面的应力小,本体感觉好,保留了更多的骨质,创伤小。而后稳定型膝关节置换术更容易做到软组织平衡和纠正畸形,相对确切地复制股骨后滚,具有更好的屈曲活动度。Migliorini 等的 meta 分析纳入了 36 个研究,比较了后交叉韧带保留型膝关节置换术与后稳定型膝关节置换术的临床预后,结果显示后交叉韧带保留型膝关节置换术与后稳定型膝关节置换术都是安全有效的;后稳定型膝关节置换术组的膝关节活动范围改善较大,后交叉韧带保留型膝关节置换术组的手术时间较短;两者的临床功能评分差异没有明显的临床意义;两者的并发症(包括膝前痛、膝关节不稳定、膝关节翻修)没有统计学差异。Li 等关于后交叉韧带保留型膝关节置换术与后稳定型膝关节置换术比较的 meta 分析发现,与后交叉韧带保留型膝关节置换术组相比,后稳定型膝关节置换术组的术后膝关节活动范围增大 11.07°,术后屈曲度增大 2.88°。两者的膝关节功能评分(knee society score,KSS)没有统计学差异。两者的并发症(包括膝前痛、感染、深静脉血栓和膝关节翻修)没有统计学差异。

活动平台假体垫片的上表面与股骨假体表面的形合度较高,理论上会增加接触面积,减少聚乙烯的磨损。活动平台假体垫片的下表面与胫骨金属托之间也可以活动,理论上会提供更好的膝关节轴向旋转活动,有助于改善股骨和胫骨假体的旋转对位,优化髌骨轨迹。Fransen 等的系统综述纳入了 127 个研究。结果发现,在影像学检查中所显示的垫片磨损、假体松动征象,假体生存率或翻修率,临床功能指标等方面,固定平台膝关节置换术组和活动平台膝关节置换术组没有明显差别。Bo 等的 meta 分析纳入了 12 个研究,807 例患者(1 614 个膝关节)。患者行双侧人工膝关节置换术,一侧使用固定平台假体,一侧使用活动平台假体。结果显示,固定平台膝关节置换术和活动平台膝关节置换术的膝关节功能评分、疼痛评分、膝关节活动范围、再手术率、患者满意度、并发症、假体周围透亮线等没有统计学差别。

膝关节假体的固定方式有骨水泥固定、非骨水泥固定和混合固定。假体的无菌性松动是骨水泥固定假体失败翻修的主要原因之一。非骨水泥固定有望获得假体和骨之间的生物学固定,从而降低假体的松动率。但是,早期的非骨水泥固定假体临床结果令人失望,出现了早期松动。其在临床的使用远不及骨水泥固定假体普及。近年来,膝关节置换人群中年轻、活跃、肥胖的患者数量增加,给人工膝关节置换术提出了更高的要求。非骨水泥固定技术和假体设计也有较大的改进。这些因素重新激发了医师对非骨水泥固定方式的兴趣和相关研究。Kim 等的一项前瞻性随机临床研究包含 80 例患者(160 个膝关节),行双侧人工膝关节置换术,一侧使用骨水泥固定假体,一侧使用非骨水泥固定假体。

患者手术时的平均年龄为 54.3 岁（49~55 岁），平均随访时间为 16.6 年（16~17 年）。研究发现，非骨水泥固定组和骨水泥固定组的 KSS 评分、骨关节炎评分指数（western ontario and mcmaster universities osteoarthritis index，WOMAC）、膝关节活动范围、患者的满意度和影像学结果没有明显差别。术后 17 年，非骨水泥固定组和骨水泥固定组的股骨假体生存率均为 100.0%，非骨水泥固定组的胫骨假体生存率为 98.7%，骨水泥固定组的胫骨假体生存率为 100.0%。Zhou 等的系统综述纳入了 7 个研究，812 个膝关节置换（409 个非骨水泥固定假体和 403 个骨水泥固定假体），平均随访时间为 7.1 年（2.0~16.6 年）。结果表明，非骨水泥固定组和骨水泥固定组的假体生存率没有统计学差异。两者的临床预后（包括 WOMAC 评分、KSS 评分、术后活动度、失血量、并发症）也没有明显差别。

（唐杞衡）

参考文献

［1］ SONG S J, PARK C H, BAE D K. What to Know for Selecting Cruciate-Retaining or Posterior-Stabilized Total Knee Arthroplasty [J]. Clin Orthop Surg, 2019, 11 (2): 142-150.

［2］ MIGLIORINI F, ESCHWEILER J, TINGART M, et al. Posterior-stabilized versus cruciate-retained implants for total knee arthroplasty: a meta-analysis of clinical trials [J]. Eur J Orthop Surg Traumatol, 2019, 29 (4): 937-946.

［3］ LI N, TAN Y, DENG Y, et al. Posterior cruciate-retaining versus posterior stabilized total knee arthroplasty: a meta-analysis of randomized controlled trials [J]. Knee Surg

Sports Traumatol Arthrosc, 2014, 22 (3): 556-564.

[4] CAPELLA M, DOLFIN M, SACCIA F. Mobile bearing and fixed bearing total knee arthroplasty [J]. Ann Transl Med, 2016, 4 (7): 127.

[5] FRANSEN B L, VAN DUIJVENBODE D C, HOOZ-EMANS M J M, et al. No differences between fixed-and mobile-bearing total knee arthroplasty [J]. Knee Surg Sports Traumatol Arthrosc, 2017, 25 (6): 1757-1777.

[6] BO Z D, LIAO L, ZHAO J M, et al. Mobile bearing or fixed bearing？A meta-analysis of outcomes comparing mobile bearing and fixed bearing bilateral total knee replacements [J]. Knee, 2014, 21 (2): 374-381.

[7] PAPAS P V, CONGIUSTA D, CUSHNER F D. Cementless versus Cemented Fixation in Total Knee Arthroplasty [J]. J Knee Surg, 2019, 32 (7): 596-599.

[8] KIM Y H, PARK J W, LIM H M, et al. Cementless and cemented total knee arthroplasty in patients younger than fifty five years [J]. Which is better？. Int Orthop, 2014, 38 (2): 297-303.

[9] ZHOU K, YU H, LI J, et al. No difference in implant survivorship and clinical outcomes between full-cement-less and full-cemented fixation in primary total knee arthroplasty: A systematic review and meta-analysis [J]. Int J Surg, 2018, 53: 312-319.

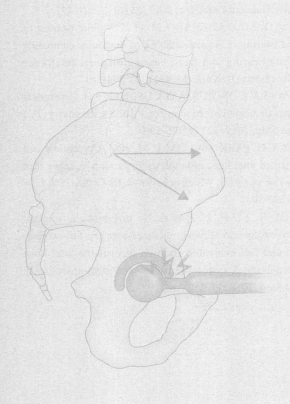

第二部分
术中管理

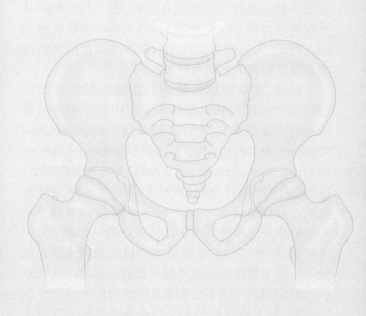

第一节
深静脉血栓的预防

接受人工关节置换术的患者都会面临静脉血栓栓塞(venous thromboembolism,VTE)的风险。尽管大部分静脉血栓不出现临床症状,但一旦出现症状性深静脉血栓甚至肺栓塞,其结果有可能是灾难性的。因此,人工关节置换术后深静脉血栓的预防是非常重要的围手术期管理内容。

目前,在深静脉血栓预防措施中并没有公认的最优方案或药物。在临床工作中可以参考的常用指南有美国胸科协会(American College of Chest Physicians,ACCP)和美国骨科协会(American Academy of Orthopaedic Surgeons,AAOS)的血栓预防指南,以及2012年修订发布的《中国骨科大手术静脉血栓栓塞症预防指南》。Caprini血栓风险因素评估是基于临床经验和循证医学证据设计的一个有效且简单可行、经济实用的深静脉血栓风险预测工具。接受人工关节置换术的患者属于极高危人群。在北京积水潭医院矫形骨科,采用多模式的深静脉血栓预防措施,其主要原则是充分权衡患者血栓风险和出血性并发症的风险利弊,合理选择药物及其他预防手段。

人工髋、膝关节置换术是出血风险相对较高的骨科手术,物理预防措施相对药物预防而言,不会引起出血风险,更加安全,适用范围更广泛,为各个指南所推荐,也是笔者单位重点采用的措施。在术前教育中,笔者就会指导患者学习如踝泵运动等肌肉收缩的动作,术后麻醉恢复后即刻就开始活动,最大限度尽早发挥患者自身肌肉泵的作用。同时,随着近年来快速康复理念的推广流行,在良好的围手术期镇痛方案的配合下,允许患者在术后几小时内,最迟术后第1天即可开始下地活动,促进静脉回流,预防血栓发生。梯度压力袜又称抗血栓袜,可以包裹下肢,并形成梯度压力,促进血液循环,从而达到抗血栓的作用。梯度压力袜简单、便宜,是最受欢迎的物理预防手段之一。但要注意梯度压力袜也有使用禁忌证,包括:下肢皮肤病、严重的外周动脉病和糖尿病性外周神经病等。此外,还会用到间歇充气加压装置(intermittent pneumatic compression,IPC),该装置可以从踝关节部位开始充气,依次充气至下肢近端,这样形成的效果就是深静脉受到压力将血液挤向近端,当气囊放松时血液从远端流入再次充盈,这样就形成了脉动的血流,促进血液循环,达到预防血栓的目的。对于充血性心力衰竭、肺水肿和下肢水肿,以及已发生下肢深静脉血栓的患者,不适合采用IPC装置。

阿司匹林是笔者最常选用的深静脉血栓预防药物。小剂量的阿司匹林仅抑制凝血酶的合成,而大剂量的阿司匹林不仅抑制凝血酶的合成还抑制前列腺素的合成。前列腺素是一类旁分泌激素,可以导致疼痛、炎症、体温升高。凝血酶可以诱导血小板聚集形成血栓。因此,小剂量阿司匹林(<100mg/d)可以通过降低血栓风险而降低心血管疾病的发生概率。小剂量阿司匹林也因此被应用于外科手术尤其是人工关节置换术后预防血栓的形成。由于人工关节置换术的特点,血肿形成、引流量增加、感染风险增加,是手术医师普遍担心的问题,因此更加倾向于

选择较为温和的抗凝血药,如阿司匹林。2000 年发表于《柳叶刀》上的一项多国参与的前瞻性研究提供了非常重要的相关证据,该研究涉及超过 24 000 例患者,证明了阿司匹林在关节置换术和髋部骨折术后预防 VTE 中的效果,至少减少了 1/3 的术后肺栓塞和深静脉血栓的发生,研究在结论中提出,有良好的证据显示阿司匹林可以广泛应用于高血栓风险外科手术的血栓预防中。随着越来越多的相关研究发表,ACCP、AAOS 及中华医学会骨科分会(Chinese Orthopaedic Association)均把阿司匹林列为人工关节置换术后预防血栓事件的重要药物选择之一。笔者单位在之前发表的一项随机对照研究中将2012 年 1 月至 2013 年 5 月符合入选标准的接受全膝置换术的 120 名患者随机分为两组,A 组术后使用阿司匹林结合机械性措施预防静脉血栓栓塞症,B组术后使用低分子量肝素钠、利伐沙班结合机械性措施预防静脉血栓栓塞症。结果显示,两组患者在年龄、男女比例、体重指数、手术时间、伤口并发症发生率、术后 B 超深静脉血栓发生率之间的差异无统计学意义。术后 A 组血红蛋白下降量、皮下瘀斑面积均小于 B 组,差异有统计学意义。术后 6 周内,两组均未出现有症状的肺栓塞和死亡病例。由此得出结论:阿司匹林结合机械性措施在预防全膝置换术后静脉血栓栓塞症方面有良好效果,且术后血红蛋白下降较少、皮下瘀斑较小。除了降低出血性并发症的风险之外,阿司匹林的价格也远低于其他抗凝血药,具有良好的经济效益。对于术前就在服用其他抗凝血药的患者,通常会让其术前停药 1 周,并注意检测凝血功能,必要时可以桥接使用低分子量肝素替换。但如果患者术前只是口服阿司匹林,不会让他停药。既往有血栓病史或阿司匹林过敏史的患者，在评估其风险后，通常会选用低分子量肝素或口服 X a 因子抑制剂进行抗凝治疗。

最早在 AAOS 的指南中建议阿司匹林预防血栓的用量是单次 325mg，每天 2 次，但是大剂量的阿司匹林有增加胃肠道副作用的风险。近年来的很多研究都证实，小剂量阿司匹林（每天 75~150mg）与大剂量阿司匹林相比在减少 VTE 方面具有同等的效果，同时消化道出血副作用较少。北京积水潭医院矫形骨科在临床工作中用于人工关节置换术后血栓预防的阿司匹林用量是每天 100mg。关于使用时间，不同指南的建议基本均在 2~6 周。有研究显示人工关节置换术后症状性 VTE 大多（94%）发生于术后 2 周内，89% 在术后 1 周内发生。但也有研究显示高血栓风险的患者比普通患者的风险期更长。笔者单位对于阿司匹林的使用时间是术后 30 天。

使用阿司匹林作为人工关节置换术后 VTE 的预防药物，还有一些其他的益处。文献显示，使用阿司匹林与使用华法林、低分子量肝素、利伐沙班等其他药物相比，人工关节置换术后的患者死亡率更低。人工关节置换术后 90 天内患者的死亡原因更多的是心肌梗死而不是致死性肺栓塞。因为缺乏尸检等原因，一些最终把死因归结于致死性肺栓塞的病例实际上并不是 VTE，而心源性因素导致死亡的病例数则被低估了。阿司匹林由于良好的抗血小板效应被广泛用于心血管疾病的二级预防，可以降低围手术期心源性死亡的发生率。Parry 等报道 75mg 阿司匹林将全髋置换术后心源性死因由 0.75% 降到 0。脑卒中是人工髋、膝关节置换术后较为少见但后果严重的并发症。Mortazavi 报道的发生率为 0.2%,36 例脑卒中患者 2 例为出血性,34 例为缺血性。Lussana 等发表的系统性回顾研究显示,阿司匹林在预防人工髋、膝关节置换术后动脉血栓方面的作用要优于其他抗凝血药。还有文献报道阿司匹林可以降低全髋置换术后异位骨化的发生率。阿司匹林的抗炎作用还有助于对术后疼痛的控制。

非甾体抗炎药(NSAID)是人工关节置换术后最常用到的镇痛药物。需要注意的是,当同时使用阿司匹林进行血栓预防时,如果使用非选择性NSAID 药物,要在应用阿司匹林之后 1~2 小时给药,因为二者同时作用于 COX-Ⅰ受体会减弱阿司匹林的抗凝效果。当使用选择性 NSAID 药物如COX-Ⅱ抑制剂时则没有这种顾虑。

综上所述,阿司匹林是人工髋、膝关节置换术后VTE 预防的有效药物,也是在临床工作中最常使用的选择,并同时配合物理预防措施的使用。但在未来的临床研究中,仍然有待于进一步探索不同剂量阿司匹林在不同人群中的药物敏感性差异,以及在高血栓风险患者中使用低分子量肝素或其他药物时如何更好地平衡出血风险和抗凝效果等问题。

(蒋 毅)

参考文献

[1] FALCK-YTTER Y, FRANCIS C W, JOHANSON N A, et al. Prevention of VTE in orthopedic surgery patients: antithrombotic therapy and prevention of thrombosis: American College of Chest Physicians evidence-based clinical practice guidelines [J]. Chest, 2012, 141 (2 Suppl): 278S-325S.

［ 2 ］ MARKEL D C, YORK S, LISTON M J, et al. Venous thromboembolism: management by American Association of Hip and Knee Surgeons [J]. J Arthroplasty, 2010, 25 (1): 3-9.

［ 3 ］ 中华医学会骨科学分会 . 中国骨科大手术静脉血栓栓塞症预防指南 [J]. 中华骨科杂志 , 2016, 2: 65-71.

［ 4 ］ RAMOS R, SALEM B I, DE PAWLIKOWSKI M P, et al. The efficacy of pneumatic compression stockings in the prevention of pulmonary embolism after cardiac surgery [J]. Chest, 1996, 109: 82-85.

［ 5 ］ No authors listed. Prevention of pulmonary embolism and deep vein thrombosis with low dose aspirin: Pulmonary Embolism Prevention (PEP) trial [J]. Lancet, 2000, 355 (9212): 1295-1302.

［ 6 ］ HUANG R C, PARVIZI J, HOZACK W J, et al. Aspirin is as effective as and safer than warfarin for patients at higher risk of venous thromboembolism undergoing total joint arthroplasty [J]. J Arthroplasty, 2016, 31 (9 Suppl): 83-86.

［ 7 ］ LACHIEWICZ P F, SOILEAU E S. Multimodal prophy-laxis for THA with mechanical compression [J]. Clin Orthop Relat Res, 2006, 453: 225-230.

［ 8 ］ SHARROCK N E, GONZALEZ DELLA VALLE A, GO G, et al. Potent anticoagulants are associated with a higher all-cause mortality rate after hip and knee arthroplasty [J]. Clin Orthop Relat Res, 2008, 466 (3): 714-721.

［ 9 ］ DEIRMENGIAN G K, HELLER S, SMITH E B, et al. Aspirin can be used as prophylaxis for prevention of venous thromboembolism after revision hip and knee arthroplasty [J]. J Arthroplasty, 2016, 31 (10): 2237-2240.

［ 10 ］ VULCANO E, GESELL M, ESPOSITO A, et al. Aspirin for elective hip and knee arthroplasty: a multimodal thromboprophylaxis protocol [J]. Int Orthop, 2012, 36 (10): 1995-2002.

［ 11 ］ JIANG Y, DU H, LIU J, et al. Aspirin combined with mechanical measures to prevent venous thromboem-bolism after total knee arthroplasty: a randomized controlled trial [J]. Chin Med J (Engl), 2014, 127 (12): 2201-2205.

[12] PARVIZI J, AZZAM K, ROTHMAN R H. Deep venous thrombosis prophylaxis for total joint arthroplasty: American Academy of Orthopaedic Surgeons guidelines [J]. J Arthroplasty, 2008, 23 (7 Suppl): 2-5.

[13] LANAS Á, CARRERA-LASFUENTES P, ARGUEDAS Y, et al. Risk of upper and lower gastrointestinal bleeding in patients taking nonsteroidal anti-inflammatory drugs, antiplatelet agents, or anticoagulants [J]. Clin Gastroenterol Hepatol, 2015, 13 (5): 906-912.

[14] KIM Y H, CHOI I Y, PARK M R, et al. Prophylaxis for deep vein thrombosis with aspirin or low molecular weight dextran in Korean patients undergoing total hip replacement [J]. A randomized controlled trial. Int Orthop, 1998, 22 (1): 6-10.

[15] PARVIZI J, HUANG R, RAPHAEL I J, et al. Timing of Symptomatic Pulmonary Embolism with Warfarin Following Arthroplasty [J]. J Arthroplasty, 2015, 30 (6): 1050-1053.

[16] BRIGHTON T A, EIKELBOOM J W, MANN K, et al. Low-dose aspirin for preventing recurrent venous thromboembolism [J]. N Engl J Med, 2012, 367 (21): 1979-1987.

[17] BAYLEY E, BROWN S, BHAMBER N S, et al. Fatal pulmonary embolism following elective total hip arthroplasty: a 12-year study [J]. Bone Joint J, 2016, 98B (5): 585-588.

[18] HOWIE C, HUGHES H, WATTS A C. Venous thromboembolism associated with hip and knee replacement over a ten-year period: a population-based study [J]. J Bone Joint Surg Br, 2005, 87 (12): 1675-1680.

[19] PARRY M, WYLDE V, BLOM A W. Ninety-day mortality after elective total hip replacement: 1549 patients using aspirin as a thromboprophylactic agent [J].

J Bone Joint Surg Br, 2008, 90 (3): 306-307.

[20] MORTAZAVI S M, KAKLI H, BICAN O, et al. Perioperative stroke after total joint arthroplasty: prevalence, predictors, and outcome [J]. J Bone Joint Surg Am, 2010, 92 (11): 2095-2101.

[21] LUSSANA F, SQUIZZATO A, PERMUNIAN E T, et al. A systematic review on the effect of aspirin in the prevention of post-operative arterial thrombosis in patients undergoing total hip and total knee arthroplasty [J]. Thromb Res, 2014, 134 (3): 599-603.

[22] BEK D, BEKSAÇ B, DELLA VALLE A G, et al. Aspirin decreases the prevalence and severity of heterotopic ossification after 1-stage bilateral total hip arthroplasty for osteoarthrosis [J]. J Arthroplasty, 2009, 24 (2): 226-232.

第二节
全膝置换术后多模式疼痛管理

【积水潭方案】

目前，全膝置换术（total knee arthroplasty，TKA）逐渐成为终末期骨关节炎的首选治疗方法。北京积水潭医院对于 TKA 术后采用不同镇痛方式相结合的多模式镇痛。这些镇痛模式作用于疼痛通路的不同阶段以实现协同镇痛，同时减少阿片类药物的总用量和单一镇痛药物引起的不良反应。北京积水潭医院对于接受 TKA 手术的患者采用的多模式疼痛管理包括术前、术中和术后镇痛几个部分。

1. **术前** 超前镇痛包括术前 2 小时内使用对乙酰氨基酚、洛索洛芬钠等常用非甾体抗炎药（NSAID）或塞来昔布等环氧合酶 -2（COX-2）抑制剂。有严重肝肾功能不全、消化性溃疡或 NSAID 类药物过敏的患者慎用洛索洛芬钠。患有活动性消化性溃疡、严重肝肾功能不全、严重冠心病的患者及冠状动脉旁路移植术后的患者禁用 COX-2 抑制剂。

2. **术中** 全身麻醉和椎管内麻醉均可完成手术。北京积水潭医院的麻醉医师一般首选椎管内麻醉,麻醉后给予患者股神经或收肌管阻滞。有的麻醉医师会复合坐骨神经阻滞或由骨科医师在术中进行关节腔内注射,以减轻膝关节后侧疼痛。骨科医师将包括局部麻醉药、阿片类药、NSAID 药物或类固醇激素在内的一种或两种药物组合在手术中注射到关节周围的组织。罗哌卡因是首选的局部麻醉药,能达到最佳镇痛效果的药物组合尚未确定。

3. **术后** 术后 48 小时使用患者自控镇痛泵,持续泵入阿片类药,如无禁忌可以复合 NSAID 类药物,然后继续口服塞来昔布、美洛昔康等 COX-2 抑制剂直至出院。在 TKA 手术结束时,在股神经或内收肌管放置导管。术后持续输注罗哌卡因,输液泵一直使用到术后第 2 天。对于突发性疼痛,口服曲马多(每 6 小时 30mg)或羟考酮(每 4 小时 10mg)。曲马多是另一个用于控制轻度至中度疼痛的口服制剂。通常很少使用麻醉药,只有上述治疗对患者没有明显效果时才考虑使用。冷冻疗法虽然简单,但也应该被列为多模式镇痛的一部分。

【证据】

多模式镇痛的有效性和安全性已经得到证实。另外一项研究比较了初次人工关节置换术患者术后发热的发生率,结果表明多模式镇痛也与全人工关节置换术后发热率降低有关。

使用超前镇痛是多模式镇痛管理的特点之一,

是手术前使用的一种抗伤害性的治疗方法,目的是防止中枢神经敏化的形成和炎性化学物质的产生。通过削弱中枢感觉过程的变化,超前镇痛被认为可以降低术后异位疼痛和痛觉过敏加重的发生率。研究表明,超前镇痛可以减轻术后疼痛,减少术后镇痛的使用时间,并且可以缩短住院时间。Dellman 对127 例进行人工髋、膝关节置换术的患者进行了比较研究,其中 58 例患者采用 COX-2 抑制剂和羟考酮协同的超前镇痛,69 例患者采用术后自控镇痛。超前镇痛组的住院时间较短(2.74 天 *vs.* 3.28 天),术后吗啡用量减少(7.2mg *vs.* 17.7mg)。

尽管可能存在以上优势,超前镇痛在 TKA 多模式镇痛管理中的有效性仍存在争议性,部分原因是缺乏前瞻性的临床试验和不同的研究结果。然而,它在多模式疼痛管理中的应用依然普遍,因为与术后应用阿片类药相比,超前镇痛药物的相关不良反应发生率更低。

股神经阻滞作为一种有效的 TKA 术后镇痛方法已在北京积水潭医院广泛开展,但是它对股四头肌肌力的影响会导致跌倒的潜在风险。收肌管阻滞由于其对肌力影响相对较小,同时可以阻滞闭孔神经后支,已逐渐取代传统的股神经阻滞。坐骨神经阻滞一般复合股神经阻滞或者收肌管阻滞,作为膝关节后侧镇痛的补充。Faraj 等的研究显示,坐骨神经阻滞仅在手术后早期有助于疼痛的改善和减少阿片类药的使用,术后 24 小时以后的镇痛优势不明显。

术后疼痛由外周神经阻滞、关节腔内注射、口服和静脉输注镇痛药物联合控制。关节腔内注射与单纯使用口服或静脉输注镇痛药物相比,可获得较低的疼痛评分及更快的出院速度,并且可以降低阿片类药的使用。关节腔内注射的另一个好处是可以在骨科医师的直接控制下进行,在各组织层次关闭时逐层注射。Xing 等的研究表明,关节腔内注射联合收肌管阻滞与单纯关节腔内注射相比,可以进一步降低疼痛评分和麻醉药物的使用量。

布比卡因脂质体的应用为 TKA 手术关节腔内注射提供了一个长效镇痛的选择,但是其临床效果还存在争议。传统关节腔内注射通常含有两种或两种以上的药物,包括局部麻醉药(罗哌卡因、布比卡因)、阿片类药、非甾体抗炎药或类固醇激素药物。Webb 和 Sakamoto 等的研究证实,关节腔内注射布比卡因脂质体与传统关节腔内注射相比,能减少麻醉用药、改善术后疼痛、缩短住院时间。Kuang 等进行的 meta 研究表明,在术后 72 小时内,患者在视觉模拟评分、阿片类药使用量、运动功能、住院时间和术后恶心呕吐等方面,布比卡因脂质体的关节腔内注射和传统关节腔内注射相比无明显优势。

在轻度和中度术后疼痛的情况下,笔者更倾向于使用 COX-2 抑制剂,对 TKA 手术围手术期镇痛有很好的效果,同时还可降低胃肠道和血小板不良反应的风险,但是对于患有冠状动脉疾病、胃黏膜损伤和肾功能障碍的患者要禁用。存在禁忌证的患者可以考虑给予曲马多。曲马多是一种合成的阿片类药,与其他阿片类药相比,它较少引起呼吸抑制、心脏抑制、头晕和嗜睡。术后出现严重疼痛可以肌内注射或静脉注射其他阿片类药。

冷冻疗法包括在手术部位周围皮肤上敷一袋冰

或冷水。冷冻疗法通过多种方式减少疼痛：降低周围受损组织的温度,降低组织细胞的代谢和酶的活性减少神经信号的传导,减少亚急性痛觉过敏的发展,引起血管收缩,减少渗出和继发性炎症。

（伊 军）

参考文献

［1］ LAMPLOT J D, WAGNER E R, MANNING D W. Multimodal pain management in total knee arthroplasty: a prospective randomized controlled trial [J]. J Arthroplasty, 2014, 29 (2): 329-334.

［2］ KARAM J A, ZMISTOWSKI B, RESTREPO C, et al. Fewer Postoperative Fevers: An Unexpected Benefit of Multimodal Pain Management？[J]. Clin Orthop Relat Res, 2014, 472 (5): 1489-1495.

［3］ DUELLMAN T J, GAFFIGAN C, MILBRANDT J C, et al. Multi-Modal, Pre-Emptive Analgesia Decreases the Length of Hospital Stay Following Total Joint Arthroplasty [J]. Orthopedics, 2009, 32 (3): 167.

［4］ CLARKE H D, TIMM V L, GOLDBERG B R, et al. Preoperative patient education reduces in-hospital falls after total knee arthroplasty [J]. Clin Orthop Relat Res, 2012, 470 (1): 244-249.

［5］ SHARMA S, IORIO R, SPECHT L M, et al. Complications of femoral nerve block for total knee arthroplasty [J]. Clin Orthop Relat Res, 2010, 468 (1): 135-140.

［6］ KIM D H, LIN Y, GOYTIZOLO E A, et al. Adductor Canal Block Versus Femoral Nerve Block for Total Knee Arthroplasty [J]. Survey of Anesthesiology, 2014, 58 (4): 199-200.

［7］ KOH H J, KOH I J, KIM M S, et al. Does patient perception differ following adductor canal block and femoral nerve block in total knee arthroplasty？ A simultaneous bilateral randomized study [J]. J Arthroplasty, 2017, 32 (6): 1856-1861.

[8] ABDALLAH F W, BRULL R. Is sciatic nerve block advantageous when combined with femoral nerve block for postoperative analgesia following total knee arthroplasty？ A systematic review [J]. Reg Anesth Pain Med, 2011, 63 (5): 493-498.

[9] LAMPLOT J D, WAGNER E R, MANNING D W. Multimodal pain management in total knee arthroplasty: a prospective randomized controlled trial [J]. J Arthroplasty, 2014, 29 (2): 329-334.

[10] VENDITTOLI P A, MAKINEN P, DROLET P, et al. A Multimodal Analgesia Protocol for Total Knee Arthroplasty. A randomized, controlled study [J]. J Bone Joint Surg Am, 2006, 88 (2): 282-289.

[11] XING Q, DAI W, ZHAO D, et al. Adductor canal block with local infiltrative analgesia compared with local infiltrate analgesia for pain control after total knee arthroplasty: a meta-analysis of randomized controlled trials [J]. Medicine (Baltimore), 2017, 96 (38): e8103.

[12] WEBB B T, SPEARS J R, SMITH L S, et al. Periarticular injection of liposomal bupivacaine in total knee arthroplasty [J]. Arthroplasty Today, 2015, 1 (4): 117.

[13] SAKAMOTO B, KEISER S, MELDRUM R, et al. Efficacy of Liposomal Bupivacaine Infiltration on the Management of Total Knee Arthroplasty [J]. Jama Surg, 2016, 152 (1): 90-95.

[14] KUANG M J, DU Y, MA J X, et al. The Efficacy of Liposomal Bupivacaine Using Periarticular Injection in Total Knee Arthroplasty: A Systematic Review and Meta-Analysis [J]. The Journal of Arthroplasty, 2017, 32 (4): 1395-1402.

[15] BUVANENDRAN A, KROIN J S, TUMAN K J, et al. Effects of perioperative administration of a selec-

tive cyclooxygenase 2 inhibitor on pain management and recovery of function after knee replacement: a randomized controlled trial [J]. JAMA, 2003, 290 (18): 2411-2418.

[16] MIN B W, KIM Y, CHO H M, et al. Perioperative pain management in total hip arthroplasty: Korean Hip Society guidelines [J]. Hip Pelvis, 2016, 28 (1): 15-23.

第三节
全髋置换术后多模式疼痛管理

【积水潭方案】

全髋置换术（total hip arthroplasty，THA）患者术后无法控制的疼痛往往与过度依赖单一的疼痛控制模式有关，通常是阿片类药，其结果是不良反应增加、住院时间延长、再入院率增加、医疗费用总额增加。北京积水潭医院的 THA 依然使用多模式镇痛管理方案。通过多年的探索，当前 THA 的多模式镇痛已经发展为神经阻滞麻醉复合口服和静脉药物的方案。THA 关节周围一般不注射局部麻醉药物，但也有部分医师选择注射"鸡尾酒"镇痛。

1. **术前** THA 术前 2 小时依然使用以对乙酰氨基酚等常用的非甾体抗炎药或 COX-2 抑制剂为主的超前镇痛（表 2-3-1）。

表 2-3-1 非阿片类镇痛药物用法

药物	剂量 /mg	给药途径	术前给药时间 /h	术后
对乙酰氨基酚	650~1000	口服 /静脉	0~2	650mg/6h

续表

药物	剂量 /mg	给药途径	术前给药时间 /h	术后
洛索洛芬钠	60	口服	1~2	60mg/8h
塞来昔布	400	口服	1~2	200mg/d
美洛昔康	7.5	口服	1~2	7.5mg/d

2. **术中** 全身麻醉和椎管内麻醉均可完成手术。北京积水潭医院的麻醉医师一般首选椎管内麻醉,椎管内麻醉可以阻止疼痛刺激大脑,从而最大限度地减少由疼痛引起的生理反应,如高血压和心动过速,尤其适用于心肺功能较差的老年患者。需要除外一些禁忌证,如强直性脊柱炎、脊柱严重畸形的患者。此外,血液疾病为相对禁忌证。麻醉后给予患者髂筋膜间隙阻滞或者腰神经丛阻滞有利于术后镇痛,对于全身麻醉患者,笔者也常会辅以阻滞麻醉。由于 THA 手术的术后疼痛评分常低于 TKA 手术,北京积水潭医院进行 THA 手术很少留置外周神经阻滞的导管进行术后镇痛。麻醉医师给予患者髂筋膜间隙阻滞或腰神经丛阻滞,髂筋膜间隙阻滞操作简便、位置表浅,一般注射 0.5% 罗哌卡因 30ml。腰神经丛阻滞镇痛更加完善,一般注射 0.5% 罗哌卡因 20ml。

THA 的手术骨科医师一般不在术中进行关节腔内注射。部分医师在阔筋膜深层、皮下组织分别注射“鸡尾酒”麻醉,其成分以罗哌卡因等局部麻醉药为主,有的辅以可注射剂型非甾体抗炎药或甲泼尼龙。

3. **术后** 术后 48 小时使用患者自控镇痛泵，持续泵入阿片类药(表 2-3-2)，如无禁忌可以复合 NSAID 类药物，然后继续口服塞来昔布、美洛昔康等 COX-2 抑制剂直至出院。对于突发性疼痛，口服曲马多(每 6 小时 30mg) 和羟考酮(每 4 小时 10mg)。

表 2-3-2 常用阿片类药术后镇痛泵配方

药物	背景输注量	单次追加剂量	锁定时间/分钟
吗啡	<0.5mg/h	1~2mg	5~10
氢吗啡酮	<0.5mg/h	0.25~0.50mg	5~10
芬太尼	<50μg/h	20~50μg	5~10
舒芬太尼	<5μg/h	3~6μg	5~10

【证据】

THA 手术依然采用多模式镇痛，同时需要根据患者情况采取个体化用药。Golladay 的综述表明对于 THA 手术的患者，多模式镇痛对于近期和远期疗效均有积极作用。有些患者术前长期使用麻醉药治疗慢性肌肉骨骼疼痛，因此术前筛查和评估是笔者方案的一个重要方面。Tomas 等的研究显示，术前对疼痛敏感的年轻女性患者术后产生的急性疼痛更严重，术后满意度更低。

近年来的一些研究显示，腹股沟韧带上的髂筋膜间隙阻滞可以为 THA 手术提供更完善的镇痛，髂筋膜间隙阻滞操作方便，同时阻滞完善。Kris 的研究显示，髂筋膜间隙阻滞需要一个较大的局部麻醉药容量来同时阻滞股神经、股外侧皮神经和闭孔神经,因此需要给予 30ml 以上的局部麻醉药(表 2-3-3)。

表 2-3-3 常用局部麻醉药

	利多卡因	布比卡因	罗哌卡因
最大剂量 /mg·kg^{-1}	4.5	3.0	3.0
浓度 /%	1~2	0.125~0.750	0.25~0.75
容量 /ml	10~30	10~40	15~30
麻醉时间 /h	2~4	5~10	4~6
镇痛时间 /h	<8	<30	<24

对乙酰氨基酚是一种弱镇痛药,常被作为多模式镇痛里最基础的成分。两项 meta 分析表明,对乙酰氨基酚可在 24 小时内减少阿片类药的用量 8.3~9.0mg。但是,对乙酰氨基酚在肝功能受损的患者中要慎用。NSAID 类药物可非选择性地抑制 COX-1 和 COX-2,从而减少炎性物质的产生。Elia 等的研究显示,与安慰剂相比,单剂量的非甾体抗炎药可以使 24 小时吗啡的使用量减少 10.3mg。药物副作用包括血小板功能障碍、胃肠道黏膜损伤和肾功能障碍。COX-2 抑制剂选择性地抑制 COX-2 酶,减轻疼痛的同时保留 COX-1,保护胃黏膜,不影响血小板功能。Kazerooni 等的研究回顾性评估了塞来昔布对 THA 患者术后镇痛和阿片类药使用的影响,接受塞来昔布治疗的患者疼痛评分更低且阿片类使用量更少。塞来昔布的标准起始剂量是每次

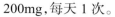

200mg, 每天 1 次。

有轻度痴呆和认知功能下降的老年患者, 术后发生谵妄的风险更大。因此禁用普瑞巴林。长期服用高剂量麻醉镇痛药物的患者可能会出现持续性的术后疼痛。

(伊 军)

参考文献

[1] GOLLADAY G J, BALCH K R, DALURY D F, et al. Oral Multimodal Analgesia for Total Joint Arthroplasty [J]. The Journal of Arthroplasty, 2017, 32 (9S): S69-S73.

[2] THOMAS T, ROBINSON C, CHAMPION D, et al. Prediction and assessment of the severity of post-operative pain and of satisfaction with management [J]. Pain, 1998, 75 (2/3): 177-185.

[3] DESMET M, VERMEYLEN K, VAN H, et al. A Longitudinal Supra-Inguinal Fascia Iliaca Compartment Block Reduces Morphine Consumption After Total Hip Arthroplasty [J]. Reg Anesth Pain Med, 2017, 42 (3): 327-333.

[4] BULLOCK W M, YALAMURI S M, GREGORY S H, et al. Ultrasound-Guided Suprainguinal Fascia Iliaca Technique Provides Benefit as an Analgesic Adjunct for Patients Undergoing Total Hip Arthroplasty [J]. J Ultrasound Med, 2017, 36 (2): 433-438.

[5] VERMEYLEN K, SOETENS F, LEUNEN I, et al. The effect of the volume of supra-inguinal injected solution on the spread of the injectate under the fascia iliaca: a preliminary study [J]. Journal of Anesthesia, 2018, 32 (6): 908-913.

[6] REMY C, MARRET E, BONNET F. Effects of acetaminophen on morphine side-effects and consumption after major surgery: meta-analysis of randomized controlled

trials [J]. Br J Anaesth, 2005, 94 (4): 505-513.

[7] ELIA N, LYSAKOWSKI C, et al. Does Multimodal Anal-
gesia with Acetaminophen, Nonsteroidal Antiinflamma-
tory Drugs, or Selective Cyclooxygenase-2 Inhibitors and
Patient-controlled Analgesia Morphine Offer Advantages
over Morphine Alone？ Meta-analyses of randomized
trials [J]. Anesthesiology, 2005, 103 (6): 1296-1304.

[8] SCHROER W C, DIESFELD P J, LEMARR A R, et al.
Benefits of Prolonged Postoperative Cyclooxygenase-2
Inhibitor Administration on Total Knee Arthroplasty
Recovery: A Double-Blind, Placebo-Controlled Study [J]. J
Arthroplasty, 2011, 26 (6 suppl): 2-7.

[9] KAZEROONI R, BOUNTHAVONG M, TRAN J N, et
al. Retrospective evaluation of inpatient celecoxib use
after total hip and knee arthroplasty at a Veterans Affairs
Medical Center [J]. J Arthroplasty, 2012, 27 (6): 1033-
1040.

第四节
外周及椎管内阻滞镇痛概要及技术

【积水潭方案】

人工关节置换术后,疼痛会限制患肢的活动及
行走,不利于关节功能的恢复。该类手术后,良好的
镇痛是重要的管理目标之一。

影响疼痛的因素有很多,患者对疼痛的耐受程
度不同,不同外科医师有不同的偏好。在北京积水
潭医院矫形骨科,没有统一的术后镇痛方案,但有些
原则是共同的。

1. **术前口服镇痛药** 不同的外科医师偏好的
口服镇痛药可能有所不同,但均需提前规律服用。

口服药物包括：普瑞巴林、塞来昔布等。无相关药物禁忌的关节置换术患者都可以口服这些药物。老年患者在剂量上做相应调整。

2. 术前不常规给予静脉阿片类药　多数患者的术后镇痛为以外周神经阻滞为主的多模式镇痛，局部麻醉药局部浸润能进一步改善镇痛效果，减少术后阿片类药用量。阿片类药为辅助和必要时的补充用药。

对于髋关节翻修的患者或对阿片类药耐受的患者，硬膜外镇痛可能效果更好，但需结合术后抗凝血药的使用情况谨慎实施。

3. 膝关节置换术通常比髋关节置换术的疼痛更重　股神经阻滞能提供很好的术后镇痛，但会导致股四头肌无力。近年来，作为股神经阻滞的替代方法，内收肌管阻滞比较流行。内收肌管阻滞的主要目标是隐神经，对股四头肌的力量影响较小，并且镇痛效果与股神经阻滞效果相当。

对于人工膝关节置换术，股神经复合坐骨神经阻滞较单纯股神经阻滞镇痛效果更好，但和股神经复合局部浸润比较没有显著性差别。

【证据】

（一）全髋置换术后镇痛

1. 硬膜外镇痛　硬膜外镇痛是下肢关节手术后的有效镇痛措施。然而，这种效果的优势只在术后早期比较明显。在北京积水潭医院，硬膜外镇痛的应用越来越少。硬膜外镇痛使用率下降与抗凝血药使用的冲突及影响健侧肢体的活动等有关，更为主要的原因是外周神经阻滞镇痛效果的改善。局部麻醉药、阿片类药、可乐定等都可以用于人工关节置换术后的腰部硬膜外镇痛。

硬膜外镇痛有一些虽然少见但很严重的不良反应,包括硬膜外血肿、感染及神经损伤。所以,使用硬膜外镇痛要权衡利弊。因为所有关节置换术的患者在术后都会为预防深静脉血栓而使用抗凝药物,所以硬膜外镇痛存在很小但确切的风险,即硬膜外血肿。在这种情况下,一定要遵循相关的抗凝血药使用指南。

2. **股神经阻滞及三合一阻滞** 对于髋关节置换术患者,使用经后入路腰丛阻滞(腰大肌间隙阻滞)或经前入路股神经阻滞均可以。经前入路股神经阻滞和髂筋膜间隙阻滞都能提供较好的镇痛效果。股神经阻滞可以用神经刺激器引导,也可以用超声引导,可以单次给药,也可以连续给药。股神经阻滞时容量很重要,大容量(>30ml)的局部麻醉药才能达到同时阻滞股神经、闭孔神经和股外侧皮神经(三合一阻滞)的效果,也可以分别阻滞这三根神经。

股神经阻滞的体表标志包括腹股沟皱褶和股动脉。股神经通常位于股动脉外侧 1~2cm 处。使用神经刺激器引导技术时,摸到股动脉后,在股动脉外侧 2~3cm 处,穿刺针在矢状面,略向头端穿刺。刺激电流在 0.3~0.5mA 时出现股四头肌收缩则说明针尖到了正确的位置。如果用超声引导,需正确识别股神经所在位置,看见局部麻醉药在股神经周围包绕扩散提示阻滞效果良好。

经后入路腰丛阻滞同样能提供良好的术后镇痛,通常使用神经刺激器引导或神经刺激器联合超声引导,定位在髂嵴连续上中线(棘突连线)旁开 3.5~4.0cm。刺激针碰到横突后向头端或尾端滑过横突,刺激电流在 0.3~0.5mA 时出现股四头肌收缩说明针尖到了正确的位置。经后入路腰丛阻滞时,给药后 20 分钟内须密切监测患者的血压,有一部分患者会出现双侧阻滞(硬膜外扩散)导致血压下降。

外周神经阻滞后可能出现神经损伤,短暂性的神经损伤比较常见,但永久性的神经损伤概率很低。文献报道外周神经阻滞后神经损伤的发生率为 0.02%~1.70%。

3. 局部浸润 局部麻醉药局部浸润能进一步改善外周神经阻滞的镇痛效果。髋关节术后疼痛较膝关节术后轻,所以该技术更多用于膝关节术后镇痛(具体见人工膝关节置换术后镇痛部分),也有部分外科医师使用该项技术改善人工髋关节置换术后的镇痛效果。

4. 患者自控静脉镇痛 由于外周神经阻滞并不能阻滞支配髋关节的所有神经,所以有必要辅助静脉镇痛。静脉镇痛可以按需给药,也可以在低剂量的背景量基础上按需给药。静脉镇痛药的配方是阿片类药(芬太尼或舒芬太尼)+ 镇吐药(昂丹司琼或格拉司琼等) ± 非甾体抗炎药。

(二)全膝置换术后镇痛

1. 股神经阻滞 股神经阻滞技术在人工髋关节置换术镇痛部分已有描述。许多研究证明了股神经阻滞用于全膝置换术后镇痛的有效性和安全性。单次阻滞和连续阻滞比较的数据没有统一的结论。有些临床医师认为连续股神经阻滞的镇痛效果优于单次阻滞,但也有医师认为单次和连续的股神经阻滞的早期镇痛效果没有差别。

连续股神经阻滞的优点包括:可以提供更长时

间的镇痛,可以根据患者的疼痛情况进行滴定调整,以及在从医院转回家庭的过程中维持良好的镇痛等。但是,连续股神经阻滞存在需要精心护理、及时处理局部渗液及导管打折堵塞等问题,还有潜在的感染可能。在北京积水潭医院,以单次股神经阻滞为主的多模式镇痛能提供较为满意的镇痛效果,连续股神经阻滞不占主流。

2. 内收肌管阻滞 在全膝置换术后,阻滞内收肌管中的隐神经用于术后镇痛在近年来应用越来越广泛。内收肌管中包括隐神经、股神经的终末感觉支,以及支配股内侧肌的神经。与股神经阻滞相比,内收肌管阻滞对股四头肌肌力的影响较小。理论上,这能够降低患者摔倒的风险。但在临床上,这种优点很难明显地体现出来,因为总体来说,患者在医院中摔倒的发生率很低。也有作者指出,股神经阻滞并不会增加全膝置换术后患者摔倒的风险,而且股神经阻滞可能镇痛效果更好,这个问题依然没有明确的结论。

内收肌管阻滞需要在超声引导下完成。超声探头放在大腿的中段内侧,识别出缝匠肌和股动脉。穿刺针穿到股动脉的侧方、缝匠肌的深面。超声下会看到局部麻醉药在缝匠肌的深面扩散。有作者建议注射较少量的局部麻醉药以避免运动阻滞。然而,尸体解剖的研究表明,即使只注射 15ml 的局部麻醉药,药液也会向上扩散到股三角。

对于经验丰富的局部麻醉医师来说,内收肌管阻滞的操作不难。内收肌管阻滞与股神经阻滞相比,术后镇痛效果相似,但内收肌管阻滞对股四头肌肌力的影响更小,这是它的最大优势。但目前的临床研究表明,该优势在临床中的意义并不大。一项包含 25 篇临床随机对照研究（randomized controlled trial，RCT）的系统回顾和 meta 分析结果表明（这项研究包括了 1 688 例患者），内收肌管阻滞与股神经阻滞比较，患者的活动能力、疼痛控制满意度、跌倒的风险都没有明显差异。

3. 局部浸润 对于人工膝关节置换术，局部浸润是多模式镇痛中重要的一环。这项工作由外科医师在缝合关节囊之前，将复合配方局部麻醉药注射到关节周围，尤其是关节囊后方。复合配方局部麻醉药包括局部麻醉药（通常是罗哌卡因，或者布比卡因脂质体）、糖皮质激素、非甾体抗炎药等。其中局部麻醉药是必需的，其他成分可根据情况增减。临床 RCT 研究表明，局部浸润联合股神经阻滞与单纯的股神经阻滞相比，能明显减少术后阿片类药的用量，改善术后早期关节活动度，很好地弥补股神经阻滞所阻滞不到的膝关节后方的镇痛问题，改善镇痛效果，更有助于关节功能的恢复。

4. 坐骨神经阻滞 在人工膝关节置换术后，坐骨神经阻滞对股神经阻滞是一个良好的补充。坐骨神经的穿刺入路有多种，常见入路有骶旁入路、经臀入路、臀下入路、腘窝入路等。与单纯股神经阻滞相比，复合坐骨神经阻滞能更完全地阻滞膝关节的神经支配，改善镇痛效果，但复合坐骨神经阻滞时需要更长的临床操作时间。一项 meta 分析（7 篇临床研究，615 例患者）显示，与单纯股神经阻滞相比，股神经阻滞复合坐骨神经阻滞和股神经阻滞复合局部浸润均能提供更好的术后镇痛，但股神经阻滞复合坐骨神经阻滞和股神经阻滞复合局部浸润比较没有显著性差异。在北京积水潭医院，更多患者使用的是股神经阻滞复合局部浸润。

5. **患者自控静脉镇痛** 在北京积水潭医院,人工膝关节置换术后多数患者会在以外周神经为主的多模式镇痛的基础上辅助使用患者自控静脉镇痛,配方和使用方法同人工髋关节置换术。

(张 伟)

参考文献

［1］ PANDAZI A, KANELLOPOULOS I, KALIMERIS K, et al. Periarticular Infiltration for Pain Relief After Total Hip Arthroplasty: A Comparison With Epidural and PCA Analgesia [J]. Arch Orthop Trauma Surg, 2013, 133 (11): 1607-1612.

［2］ SINGELYN J F, FERRANT T, MALISSE F M, et al. Effects of Intravenous Patient-Controlled Analgesia With Morphine, Continuous Epidural Analgesia, and Continuous Femoral Nerve Sheath Block on Rehabilitation After Unilateral Total-Hip Arthroplasty [J]. Reg Anesth Pain Med, 2005, 30 (5): 452-457.

［3］ WANG X, SUN Y, WANG L, et al. Femoral Nerve Block Versus Fascia Iliaca Block for Pain Control in Total Knee and Hip Arthroplasty: A Meta-Analysis From Randomized Controlled Trials [J]. Medicine (Baltimore), 2017, 96 (27): e7382.

［4］ GAO Y P, TAN H L, SUN R, et al. Fascia Iliaca Compartment Block Reduces Pain and Opioid Consumption After Total Hip Arthroplasty: A Systematic Review and Meta-Analysis [J]. Int J Surg, 2019, 65: 70-79.

［5］ PERRY JR R C, FAHS M A, KURDZIEL D M, et al. Intraoperative Psoas Compartment Block vs Preoperative Fascia Iliaca Block for Pain Control After Direct Anterior Total Hip Arthroplasty: A Randomized Controlled Trial [J]. J Arthroplasty, 2018, 33 (6): 1770-1774.

［6］ VERLINDE M, HOLLMANN M W, MARKUS F S, et al. Local Anesthetic-Induced Neurotoxicity [J]. Int J Mol Sci, 2016, 17 (3): 339.

［7］ YU Y L, CAO D H, CHEN B, et al. Continuous femoral nerve block and patient-controlled intravenous postoperative analgesia on Th1/Th2 in patients undergoing total knee arthroplasty [J]. J Biol Regul Homeost Agents, 2018, 32 (3): 641-647.

［8］ DIXIT V, FATHIMA S, WALSH S M, et al. Effectiveness of continuous versus single injection femoral nerve block for total knee arthroplasty: A double blinded, randomized trial [J]. Knee, 2018, 25 (4): 623-630.

［9］ BORYS M, DOMAGAŁA M, WENCŁAW K, et al. Continuous femoral nerve block is more effective than continuous adductor canal block for treating pain after total knee arthroplasty: A randomized, double-blind, controlled trial [J]. Medicine (Baltimore), 2019, 98 (39): e17358.

［10］ SCHNABEL A, REICHL S U, WEIBEL S, et al. Adductor canal blocks for postoperative pain treatment in adults undergoing knee surgery [J]. Cochrane Database Syst Rev, 2019, 2019 (10): 26.

［11］ ASO K, IZUMI M, SUGIMURA N, et al. Additional benefit of local infiltration of analgesia to femoral nerve block in total knee arthroplasty: double-blind randomized control study [J]. Knee Surg Sports Traumatol Arthrosc, 2019, 27 (7): 2368-2374.

［12］ ABDALLAH F W, MADJDPOUR C, BRULL R, et al. Is sciatic nerve block advantageous when combined with femoral nerve block for postoperative analgesia following total knee arthroplasty ? a meta-analysis [J]. Can J Anaesth, 2016, 63 (5): 552-568.

［13］ LI J, DENG X, JIANG T. Combined femoral and sciatic nerve block versus femoral and local infiltration anesthesia for pain control after total knee arthroplasty: a meta-analysis of randomized controlled trials [J]. J

第五节
抗生素的围手术期应用

【积水潭方案】

对行择期人工关节置换术的患者,术前 0.5~2.0 小时预防性使用抗生素,并在切皮前 30 分钟完成输注。首选第二代头孢菌素头孢呋辛(明可欣),因为该抗生素对革兰氏阴性菌和革兰氏阳性菌都有较好的抗菌覆盖。如果患者对头孢菌素过敏,则使用克林霉素替代,在进行手术前预防性使用。如果患者有耐甲氧西林金黄色葡萄球菌(methicillin resistant staphylococcus aureus,MRSA)感染风险,可以应用万古霉素进行手术前预防性使用。抗生素的用量应基于体重进行计算,并在特殊情况(手术时间长、术中出血量大)下增加抗生素的使用剂量。

【证据】

在手术前应用抗生素作为预防手段已被广泛接受,认为其能有效减少术后感染并发症的发生。预防性应用抗生素的目的是,减少手术过程中手术部位的微生物繁殖,并降低术后感染风险。在整个手术过程中,抗生素的药物浓度应维持在高于最小抑菌浓度,如若不能维持该浓度,则会增加手术感染的风险。

因为革兰氏阳性菌是骨科手术过程中最为常见的病原体,因而头孢菌素作为预防性抗生素被广泛使用。第一代头孢菌素易失活并且对于革兰氏阴性菌的抗菌能力差,第三代头孢菌素虽然增强了对革兰氏阴性杆菌的抗菌作用但对于革兰氏阳性菌的作用不足,第二代头孢菌素则因其对革兰氏阳性菌、革兰氏阴性菌及部分厌氧菌均有广泛的覆盖能力而被广泛应用于临床。在根据体重使用药物后,其在骨骼、肌肉、关节液、血液中能有良好的渗透性。头孢呋辛的药物半衰期为 1.75~2.10 小时,从切开到缝合期间,能提供有效的药物浓度。术中预防性应用抗生素在手术持续时间长于 4 小时(表 2-5-1),或出血量>2L,或输液量>2L 时,需要再次给予一组药物以维持有效浓度。

表 2-5-1 抗生素用法

抗生素	用量(与体重相关)	推荐剂量 /mg	抗生素半衰期 /h
头孢唑林	<60kg	1 000	4
	60~120kg	2 000	4
	>120kg	3 000	4
头孢呋辛	没有参考	1 500	4
万古霉素	根据千克体重	15mg/kg,最高不超过 2 000	6~12
克林霉素	没有参考	900	3

如果患者有头孢菌素过敏史,或皮试对头孢菌素过敏,可以应用克林霉素作为替代抗生素使用。应注意,如果患者自述对头孢菌素不过敏,仍建议进行头孢菌素皮试,因为大多数患者对自身过敏情况缺乏了解。应用头孢原液皮试方法来测定患者是否

对头孢菌素过敏。

对于高风险罹患多重耐药性金黄色葡萄球菌的患者进行人工关节置换术,推荐应用万古霉素作为预防性抗生素。已检查出有多重耐药性金黄色葡萄球菌的患者(之前有长期住院史),应用万古霉素作为预防性抗生素更为有效。即便最近骨科领域的文献推荐常规使用万古霉素作为预防性抗生素,以应对多重耐药性金黄色葡萄球菌感染,但笔者并不推荐这种用法。笔者认为,没有必要为了避免一小部分多重耐药性金黄色葡萄球菌感染而大量使用万古霉素进行预防,这样反倒会导致万古霉素耐药性的增加。对于将万古霉素作为预防性抗生素使用的患者,也会同时给予第二代头孢菌素或克林霉素(头孢菌素过敏患者),以应对万古霉素所不能覆盖的细菌。

就使用抗生素的时机而言,美国骨科医师协会认为,在人工关节置换术过程中,抗生素应在切皮前 1 小时输入完毕,并且术后使用时间不超过 24 小时。既往的研究表明,手术前 1 小时外或术前 30 分钟内进行预防性使用抗生素,相较术前 30 分钟~1 小时内使用抗生素,其术后感染并发症的发生率增高。但由于万古霉素和喹诺酮类药物输注时间长的原因,这类抗生素需要提前 2 小时使用。由于人工膝关节置换术中使用止血带,所以要在使用止血带前输注完毕。

（宋 洋）

参考文献

[1] DEACON J M, PAGLIARO A J, ZELICOF S B, et al.

Prophylactic use of antibiotics for procedures after total joint replacement [J]. J Bone Joint Surg Am, 1996, 78 (11): 1755-1770.

[2] DRANGSHOLT M T. Current concepts review. Prophylactic use of antibiotics for procedures after total joint replacement [J]. J Bone Joint Surg Am, 1998, 80 (9): 1394-1395.

[3] DOYON F, EVRARD J, MAZAS F, et al. Long-term results of prophylactic cefazolin versus placebo in total hip replacement [J]. Lancet, 1987, 1 (8537): 860.

[4] 邓宝军, 林诗贵, 李蜀巍, 等. 头孢呋辛的临床抗感染研究进展 [J]. 中国临床药理学杂志, 2000 (5): 390-393.

[5] CAMPBELL K A, STEIN S, LOOZE C, et al. Antibiotic Stewardship in Orthopaedic Surgery: Principles and Practice [J]. Journal of the American Academy of Orthopaedic Surgeons, 2014, 22 (12): 772-781.

[6] 赵龙山, 李清, 何博赛, 等. 头孢呋辛临床药动学的研究进展 [J]. 中国抗生素杂志, 2012, 37 (10): 7.

[7] WEBER W P, MARTI W R, ZWAHLEN M, et al. The Timing of Surgical Antimicrobial Prophylaxis [J]. Annals of Surgery, 2008, 247 (6): 918-926.

[8] 王园, 陈小燕, 吴清平, 等. 头孢菌素皮试和变态反应发生率的调查 [J]. 药物流行病学杂志, 2005, 14 (2): 76-78.

[9] SCHWEIZER M L, CHIANG H Y, SEPTIMUS E, et al. Association of a Bundled Intervention With Surgical Site Infections Among Patients Undergoing Cardiac, Hip, or Knee Surgery [J]. Jama, 2015, 313 (21): 2162.

[10] WEISER M C, MOUCHA C S. The Current State of Screening and Decolonization for the Prevention of Staphylococcus aureus Surgical Site Infection After Total Hip and Knee Arthroplasty [J]. J Bone Joint Surg Am, 2015, 97 (17): 1449-1458.

[11] BRATZLER D W, HOUCK P M, Surgical Infection Prevention Guideline Writers Workgroup, et al. Antimi-

crobial Prophylaxis for Surgery: An Advisory Statement from the National Surgical Infection Prevention Project [J]. Clin Infect Dis, 2004, 38 (12): 1706-1715.

[12] BERNE T V, YELLIN A E, APPLEMAN M D, et al. Controlled comparison of cefmetazole with cefoxitin for prophylaxis in elective cholecystectomy [J]. Surg Gynecol Obstet, 1990, 170 (2): 137-140.

[13] BROOK I. Prophylaxis of and Therapy for Polymicrobial Infection in Mice with Cefoxitin, Cefotetan, and Cefmetazole [J]. Clin Infect Dis, 1993, 16,(Suppl 4): S425-S426.

[14] KANEMOTO Y, TANIMOTO T, MAEDA Y, et al. Timing of surgical antimicrobial prophylaxis [J]. Lancet Infect Dis, 2017, 17 (10): 1019-1020.

[15] FRIEDRICH L V, WHITE R L, BRUNDAGE D M, et al. The Effect of Tourniquet Inflation on Cefazolin Tissue Penetration During Total Knee Arthroplasty [J]. Pharmacotherapy, 1990, 10 (6): 373-377.

[16] BICANIC G, CRNOGACA K, BARBARIC K, et al. Cefazolin should be administered maximum 30min before incision in total knee arthroplasty when tourniquet is used [J]. Medical Hypotheses, 2014, 82 (6): 766-768.

[17] TOMITA M, MOTOKAWA S. Effects of air tourniquet on the antibiotics concentration, in bone marrow, injected just before the start of operation [J]. Modern Rheumatology, 2007, 17 (5): 409-412.

第六节
氨甲环酸的围手术期应用

【积水潭方案】

氨甲环酸使用的总体原则是局部注射和静脉

输入联合使用,常规剂量为 1g 氨甲环酸溶入 100ml 的生理盐水中术前经静脉输入,人工髋关节置换术为切皮前 15 分钟输注,人工膝关节置换术为使用止血带前 15 分钟输注;2g 氨甲环酸在缝合切口时局部注射使用,现在北京积水潭医院矫形骨科大部分人工关节置换术后不留置引流管,可在缝合完筋膜层等深层组织形成密闭的间室后由注射器注入,如留置了引流管,也可在完成缝合后由引流管逆向注入,如术后出血较多,可术后 8 小时再经静脉给药 1 次,剂量仍为 1g 氨甲环酸溶入 100ml 的生理盐水中。

【证据】

氨甲环酸是一种具有抗纤溶特性的合成赖氨酸衍生物,可与纤溶酶原结合并阻止纤溶酶原与纤维蛋白的相互作用,最终导致纤维蛋白凝块的溶解。虽然该药可从胃肠道吸收,但通常在围手术期通过静脉给药。氨甲环酸的半衰期约为 2 小时,在 24 小时后经肾脏排出,因此肝功能不全的患者可全剂量给药,因为药物不经过肝脏代谢,但对于肾功能不全的患者剂量应有所调整。

虽然关于围手术期输注氨甲环酸的剂量的报道有很大的差别,但使用氨甲环酸的有效性在创伤和多种手术上都得到了证实。在关节置换领域,大量文献也证实了无论是局部还是全身给药,氨甲环酸都能有效减少患者的失血量,从而降低输血率。对于创伤更大的翻修手术和同时进行的双侧人工关节置换术,氨甲环酸也同样有很好的效果。当然,联合使用其他的措施,如自体血回输、术前使用促红细胞生成素和铁剂、术后局部冰敷,效果会更好,相对这些措施而言,使用氨甲环酸似乎更经济有效。

因为氨甲环酸抑制纤维蛋白溶解,使用此药物最大的顾虑是其会增加血栓形成的风险。关节置换术本身就会导致患者处于高凝状态,使用氨甲环酸会导致接受关节置换术的患者额外增加血栓形成的风险吗?大量的综述和 meta 分析研究证实,关节置换术围手术期使用氨甲环酸并不会增加患者形成血栓的风险,但对于术前有心脏支架、心房颤动或血栓的患者应尽量避免使用。

综上所述,关节置换术患者围手术期使用氨甲环酸可以有效减少总失血量和输血率,并且不增加血栓形成风险,但如何使用(包括剂量、时间、给药次数)才能达到最优效果需要进一步的研究。

(褚亚明)

参考文献

[1] MCCORMACK P L. Tranexamic acid: a rview of its use in the treatment of hyperfibrinolysis [J]. Drugs, 2012, 72 (5): 585-617.

[2] ORTMANN E, BESSER M W, KLEIN A A. Antifibrinolytic agents in current anaesthetic practice [J]. Br J Anaesth, 2013, 111 (4): 549-564.

[3] KIM T K, CHANG C B, KOH I J. Practical issues for the use of tranexamic acid in total knee arthroplasty: a systematic review [J]. Knee Surg Sports Traumatol Arthrosc, 2014, 22 (8): 1849-1858.

[4] IRWIN A, KHAN S K, JAMESON S S, et al. Oral versus intravenous tranexamic acid in enhanced-revovery primary total hip and knee replacement: results of 3000 procedures [J]. Bone Joint J, 2013, 95B (11): 1556-1561.

[5] CHANG C H, CHANG Y, CHEN D W, et al. Topical tranexamic acid reduces blood loss and transfusion rates

associated with primary total hip arthroplasty [J]. Clin Orthop Relat Res, 2014, 472 (5): 1552-1557.

[6] OREMUS K, SOSTARIC S, TRKULJA V, et al. Influence of tranexamic acid on postoperative autologous blood retransfusion in primary total hip and knee atrhroplasty: a randomized controlled trial [J]. Transfusion, 2014, 54 (1): 31-41.

[7] REVEENDRAN R, WONG J. Tranexamic acid: more evidence for its use in joint replacement surgery [J]. Transfusion, 2014, 54 (1): 2-3.

第七节
术中类固醇类药物的应用

【积水潭方案】

关节置换术所涉及的糖皮质激素（glucocorticoid, GC）围手术期应用的适应证包括以下方面。

1. 围手术期替代治疗（perioperative replacement therapy）　对具有发生肾上腺皮质功能不全（adrenal insufficiency, AI）危险因素的患者，可给予经验性的激素替代治疗。目前尚无固定的 GC 替代治疗方案。GC 补充量根据外科手术类型和时间、围手术期 GC 用药剂量和对下丘脑 - 垂体 - 肾上腺轴（hypothalamic-pituitary-adrenal axis, HPA）的抑制情况而定。急性肾上腺功能不全：氢化可的松琥珀酸钠 100mg 静脉注射为首选治疗，也可使用甲泼尼龙 20mg，不建议使用含乙醇制剂的氢化可的松，因为可能导致危险的血管扩张和降血压效应。地塞米松和倍他米松的盐皮质激素作用微弱，不宜作为肾上腺皮质功能不全的替代疗法。

2. **术后恶心呕吐**(postoperative nausea and vomiting,PONV)**的防治** 地塞米松发挥作用需要一段时间,应在麻醉前或麻醉诱导时静脉注射 5~10mg。甲泼尼龙 20~40mg 起效较快,可在麻醉诱导时或术毕时给予。

3. **抑制气道高反应**(anti-inflammation and inhibition of hyper-reactive airway) 原因不明的气道高反应患者可给予甲泼尼龙 20~40mg 或氢化可的松琥珀酸盐 100~200mg。对有危险因素的患者,在拔管前给予每 4 小时 20mg 的氢化可的松或当量剂量的其他剂型药物,有助于减轻拔管后的喉头水肿。

4. **辅助镇痛**(analgesia adjunct)**治疗** 不同制剂的 GC 可应用于肌肉、软组织、腱鞘周围、关节腔内、关节周围(表 2-7-1)或硬膜外腔注射,发挥辅助镇痛作用。但注意,蛛网膜下隙给予任何剂型的 GC,都有毒性或潜在毒性。

表 2-7-1 关节周围注射用药推荐方案之一

药物	剂量 /mg
吗啡盐酸盐	5.0
甲基泼尼松龙乙酸酯	40.0
罗哌卡因	6.8
以上三种药物混合稀释至 90ml	

某些研究证实,在罗哌卡因中加入地塞米松后可使药液的脂溶性和 pH 增高,便于药物与神经鞘膜结合,起效时间缩短,阻滞时间延长,术后疼痛出现时间延缓,减少阿片类药的使用,减少全身应用镇

痛药物相关的并发症发生。但是须强调的是,在某些周围神经阻滞(如腘窝部坐骨神经阻滞)时加用地塞米松,某些患者可以出现 24 小时以上的感觉及运动阻滞效果,对于手术后神经损伤的判断会存在一定影响。同时,由于地塞米松的作用是"全或无"的,通常来说只要添加就会有效,因而国外文献报道周围神经阻滞时加用 2mg 地塞米松即可获得延长镇痛作用时间的目的,但是实际临床应用及研究中报道的地塞米松使用剂量存在巨大差异,因而至今没有找到最佳的使用剂量,每 20ml 局部麻醉药中加入 3~5mg 地塞米松是北京积水潭医院的使用方案,但是是否应用,根据麻醉医师的个人习惯会存在差异。

关节腔周围注射浸润镇痛是将局部麻醉药联合阿片类药、肾上腺素、甾体抗炎药、糖皮质激素或非甾体抗炎药等几种药物的混合剂局部注射于关节腔周围,俗称"鸡尾酒"镇痛。目前关节腔周围注射混合液的配方没有统一的标准,依不同外科医师的习惯而定。

5. **过敏反应(anaphylaxis)的治疗** GC 作为麻醉期间预防过敏反应,包括对于输血过敏反应的预防,其临床获益尚未证实。GC 起效较慢,在严重过敏反应和过敏性休克时不可作为首选的抢救措施,但可作为肾上腺素治疗的补充。宜采用冲击剂量的 GC,如甲泼尼龙 10~20mg/(kg·d),分为 4 次用药(每 6 小时 1 次),或等效剂量氢化可的松琥珀酸钠或游离醇型氢化可的松。

6. **其他** 在脑复苏中的应用,主要用于血管源性脑水肿,减轻脑水肿程度和缓解高颅压症状,减缓脑水肿发展。缺血性和创伤性脑水肿不建议使用

GC,未证实细胞源性脑水肿使用 GC 的临床效应。

【证据】

以往研究显示,糖皮质激素在围手术期的应用涉及以下几种途径。

1. 口服　适用于慢性结缔组织疾病患者的长期用药。对于激素依赖患者,激素的口服治疗须一直持续到手术当日。围手术期类固醇类激素用药的延续及调整可能需要内科医师给予专业的指导与意见,并注意长期口服激素患者存在水钠潴留、脂肪再分布、骨折、股骨头缺血性坏死等风险。

2. 肌内注射及静脉注射　为 AI 患者全身应用 GC 的替代给药途径。正常成人每天分泌15~25mg 皮质醇,大手术时可增加到 75~200mg 或更多,GC 合成不足即可导致 AI。AI 可分为原发性、继发性和医源性三类。原发性或继发性 AI 相对少见,医源性最常见。围手术期一般不需给予替代治疗,但当患者无法对麻醉和手术产生适当的应激反应时,在围手术期出现肾上腺皮质危象,于症状严重时需给予大剂量激素冲击疗法。在症状控制之后及时减量或停药,以防出现难以耐受的不良反应。

为了预防术后恶心呕吐(PONV)的发生,麻醉诱导时给予 10mg 地塞米松静脉滴注是常用的治疗方法,研究证实可以显著降低 PONV 的发生率及严重程度。但是,对于合并糖尿病及肝肾功能障碍的患者,这一给药方法可能并不合适。地塞米松会引起血糖急剧升高及肝肾功能损害是其应用过程中不可回避的问题,同时感染风险的增加也是需要考虑的一个问题,虽然有文献证实这一点并不存在。

其他应用场景还包括抑制高气道反应、辅助镇痛治疗、治疗过敏反应、治疗脓毒血症和脓毒症休克、防治脑水肿和进行脑复苏时应用。

3. 局部注射及局部用药 局部使用的糖皮质激素用于软组织、关节腔和硬膜外腔的注射,对神经根病变引起的疼痛、风湿病引起的疼痛、软组织或骨关节无菌性炎症(如膝关节骨性关节炎)引起的疼痛和复杂性区域疼痛综合征等局部注射都有一定的镇痛效果。

糖皮质激素的局部注射也可应用于神经阻滞疗法,最早用于治疗带状疱疹引起的疼痛,即在神经周围注射局部麻醉药及糖皮质激素,可较单纯使用局部麻醉药延长镇痛时间。随着区域阻滞技术在临床应用的深入,许多麻醉医师在实施周围神经阻滞过程中会添加 GC 类药物,常用药物包括地塞米松、复方倍他米松。

4. 关节腔及关节腔周围注射 GC 药物在两种情况下可以用于关节病变患者的关节周围注射。一是对于有关节滑膜炎及积液(如肩关节、膝关节)的患者,可行关节腔注射。早在 1951 年,Hollnader 首次采用关节内注射氢化可的松,发现能迅速缓解关节疼痛并改善其功能。目前常用于关节腔内注射的糖皮质激素有地塞米松、曲安奈德、倍他米松、二丙酸倍他米松等。现在国内常采用倍他米松、复方倍他米松关节内给药。曾有文献报道,在幼年型 RA 的髋关节炎患者中,髋关节内皮质激素注射治疗明显有效地缓解了临床症状,并没有增加股骨头坏死的概率,反而是长期口服激素治疗的患者中股骨头坏死的风险可能会升高。但是长期、大剂量应用糖皮质激素会阻碍软骨的修复,造成软骨表面的磨损和软骨硬度的降低,且可诱导软骨细胞发生变性改变并抑制其功能,它的镇痛作用会加重软骨损伤,故临床运用要谨慎。亦有研究表明,糖皮质激素对软骨的损害与注射次数、注射剂量有直接关系。因此,糖皮质激素在关节腔内注射的应用目前仍存在争议。

GC 药物关节周围给药的另一常见途径为关节腔周围注射浸润镇痛,尤其是在全膝置换术患者中的应用,该类患者术后疼痛显著,围手术期镇痛方法众多,其中术中关节腔周围注射浸润镇痛作为一种新颖的镇痛方法,已成为大家研究的一个热点。研究表明,在“鸡尾酒”配方中加入糖皮质激素,可以加强关节周围局部麻醉的镇痛效果,帮助患者术后早期活动,对加速患者术后康复有相当大的益处。但是,目前相关成果在全膝置换术中报道较多,效果较为显著,在人工髋关节置换术中的作用尚需更多的实验证明。此外,多项实验中分别采用曲安奈德、甲泼尼龙、地塞米松加入“鸡尾酒”配方中,均取得了一定效果,但最佳的药物选择、最佳剂量尚不明确。最常用的关节腔周围注射药物包括局部麻醉药(布比卡因和罗哌卡因)、酮咯酸、吗啡、可乐定和类固醇。这些药物的有效成分可以直接激活手术区附近的 μ 阿片受体,抑制局部炎性反应,并通过阻止疼痛传导物的产生来缓解疼痛。类固醇可以有效延长关节周围注射药物作用的持续时间,但是对于糖尿病或免疫功能低下等感染高危患者应特别谨慎,可以使用其他药物(肾上腺素和抗生素)延长镇痛效果并降低感染风险。

(周　雁)

参考文献

［1］徐建国，江伟．肾上腺糖皮质激素在围手术期应用的专家共识 [J]．临床麻醉学杂志，2013, 29 (2): 200-204.

［2］AMICHE M A, ALBAUM J M, TADROUS M, et al. Fracture risk in oral glucocorticoid users: a Bayesian meta-regression leveraging control arms of osteoporosis clinical trials [J]. Osteoporos Int, 2016, 27 (5): 1709-1718.

［3］KUBO T, UESHIMA K, SAITO M, et al. Clinical and basic research on steroid-induced osteonecrosis of the femoral head in Japan [J]. J Orthop Sci, 2016, 21 (4): 407-413.

［4］LEE J W, KIM S H, LEE S I, et al. Therapeutic effect and outcome predictors of sciatica treated using transforaminal epidural steroid injection [J]. AJR Am J Roentgenol, 2006, 187 (6): 1427-1431.

［5］TOMA O, PERSOONS B, POGATZKI-ZAHN E, et al. PROSPECT guideline for rotator cuff repair surgery: systematic review and procedure-specific postoperative pain management recommendations [J]. Anaesthesia, 2019, 74 (10): 1320-1331.

［6］UQUILLAS C A, CAPOGNA B M, ROSSY W H, et al. Postoperative pain control after arthroscopic rotator cuff repair [J]. J Shoulder Elbow Surg, 2016, 25 (7): 1204-1213.

［7］HENCH P S, SLOCUMB C H, POLLEY H F, et al. Effect of cortisone and pituitary adrenocorticotrophic hormone (ACTH) on rheumatic diseases [J]. JAMA, 1950, 144 (16): 1327-1335.

［8］JOSHI G P, SCHUG S A, KEHLET H. Procedure-specific pain management and outcome strategies [J]. Best Pract Res Clin Anaesthesiol, 2014, 28 (2): 191-201.

［9］TERKAWI A S, MAVRIDIS D, SESSLER D I, et al. Pain

management modalities after total knee arthroplasty: A network Meta-analysis of 170 Randomized Controlled Trials [J]. Anesthesiology, 2017, 126 (5): 923-937.

[10] VAISHYA R, WANI A M, VIJAY V. Local infiltration analgesia reduces pain and hospital stay after primary TKA: randomized controlled double blind trial [J]. Acta Orthop Belg, 2015, 1 (4): 720-729.

第八节
椎管内麻醉

【积水潭方案】

1. 大多数无禁忌证患者,接受全髋置换术(THA)和全膝置换术(TKA)时都采用椎管内麻醉。

2. 椎管内麻醉的绝对禁忌证包括:患者拒绝、注射部位感染、中度至重度低血容量、不确定神经系统疾病、凝血障碍、颅内压升高。相对禁忌证包括:败血症、全身感染、心排血量降低、严重的主动脉狭窄。有证据表明,对全身感染和发热的患者,若在穿刺前给予抗生素,椎管内麻醉是安全的。

3. 椎管内麻醉包括蛛网膜下腔麻醉、硬膜外麻醉及蛛网膜下腔-硬膜外联合麻醉,以蛛网膜下腔麻醉为主。患者进入手术室后,建立静脉通路,监护生命体征。静脉注射镇静药后,患者位于侧卧位。大多数病例选择正中入路,当患者存在脊柱屈曲困难、肥胖、韧带钙化等情况时,可提前行超声引导定位,或选择旁正中入路。蛛网膜下腔麻醉,注射0.5% 罗哌卡因(10~15mg)在 $L_{2/3}$、$L_{3/4}$ 或 $L_{4/5}$ 的间隙中。利多卡因应避免用于蛛网膜下腔麻醉。

【证据】

一般来说,全人工关节置换术(TJA)的麻醉方式取决于多种因素,包括麻醉医师和患者的因素、禁忌证,以及医疗机构的操作规章。虽然椎管内麻醉几十年来一直用于 TJA,但最新的研究表明,只有 11% 的 TJA 是在蛛网膜下腔麻醉下进行的,14.2% 的 TJA 是在蛛网膜下腔-硬膜外联合麻醉下进行的,这可能取决于医师的个人偏好,麻醉医师所具有的区域麻醉技术方面的专业知识及能力,以及患者围手术期抗凝治疗方案等因素。尽管有这些发现,区域麻醉的使用在 TJA 中还是越来越受到麻醉医师的欢迎。

区域麻醉在减少术后疼痛和阿片类药的应用方面具有明显收益。静脉使用阿片类药会产生恶心、呕吐、便秘和尿潴留等明显的副作用。区域麻醉也有利于术后恢复、缩短手术时间及住院时间。此外,由于外周血管扩张和轻度低血压,区域麻醉可以减少失血和外源性输血,这是非常重要的,因为异体输血是假体周围感染的诱发因素。

此外,椎管内麻醉可能会减少 TJA 术后静脉血栓栓塞率。Mauermann 等发表的一项 meta 分析表明,椎管内麻醉可以降低全髋置换术后深静脉血栓形成及肺栓塞的概率。同样,在 Memtsoudis 等根据一个大型数据库的一项研究中,使用椎管内麻醉与全身麻醉相比,可以降低肺栓塞的发病率和死亡率,这一点在其他外科手术中已经被证实。

硬膜外 / 脊髓血肿是一个潜在的并发症,然而,如果患者没有服用抗凝血药,这种并发症是罕见的。Pumberger 等研究报道,在超过 10 万例的 THA 和 TKA 中,仅有 8 例发生硬膜外血肿,且均为至少接受了一种可能干扰凝血药物治疗的患者。在仅接受蛛网膜下腔麻醉的患者中,无一例硬膜外/脊髓血肿出现。中枢神经系统感染包括脑膜炎、蛛网膜炎、硬膜外脓肿,而中枢系统感染甚至在全身或关节感染病例中很少有报道。推荐在椎管内麻醉操作前给予抗生素。椎管内麻醉及区域麻醉可能会损伤周围神经、脊髓和马尾,但这种风险很低,尤其是当操作医师有经验时。造成神经损伤的原因包括:放置针头或导管时的损伤、感染,局部麻醉药的类型,患者体位的长期压力,石膏或敷料,手术相关的损伤,身体习惯和先前存在的神经功能障碍或椎管病变。随着时间的推移,大部分外周神经损伤会逐渐消失,但脊髓损伤的恢复通常是不完全的。早期诊断和治疗对结果至关重要。

蛛网膜下腔麻醉局部麻醉药的选择取决于手术时间和药物的潜在副作用。常用的局部麻醉药包括罗哌卡因、布比卡因、丁卡因。多达 14% 接受利多卡因蛛网膜下腔麻醉的患者出现短暂性神经症状(transient neurological symptoms, TNS),表现为轻度背部疼痛和下肢感觉,因此,利多卡因不推荐用于蛛网膜下腔麻醉,但其应用于硬膜外麻醉是安全的。

总之,椎管内麻醉是 TJA 首选的麻醉技术,它能改进相关临床结局,同时降低输血率、并发症发生率和死亡率。

(曾庆东)

参考文献

［1］ GAISER R R. Should intrathecal lidocaine be used in the 21st century？［J］. J Clin Anesth, 2000, 12 (6): 476-481.

［2］ MEMTSOUDIS S G, SUN X, CHIU Y L, et al. Perioperative comparative effectiveness of anesthetic technique in orthopedic patients [J]. Anesthesiology, 2013, 118 (5): 1046-1058.

［3］ MEMTSOUDIS S G, RASUL R, SUZUKI S, et al. Does the impact of the type of anesthesia on outcomes differ by patient age and comorbidity burden？［J］. Reg Anesth Pain Med, 2014, 39 (2): 112-119.

［4］ STUNDNER O, CHIU Y L, SUN X, et al. Comparative perioperative outcomes associated with neuraxial versus general anesthesia for simultaneous bilateral total knee arthroplasty [J]. Reg Anesth Pain Med, 2012, 37 (6): 638-644.

［5］ MAUERMANN W J, SHILLING A M, ZUO Z. A comparison of neuraxial block versus general anesthesia for elective total hip replacement: a meta-analysis [J]. Anesth Analg, 2006, 103 (4): 1018-1025.

［6］ MACFARLANE A J, PRASAD G A, CHAN V W, et al. Does regional anaesthesia improve outcome after total hip arthroplasty？A systematic review [J]. Br J Anaesth, 2009, 103 (3): 335-345.

［7］ MACFARLANE A J, PRASAD G A, CHAN V W, et al. Does regional anesthesia improve outcome after total knee arthroplasty？［J］. Clin Orthop Relat Res, 2009, 467 (9): 2379-2402.

［8］ PARVIZI J, MILLER A G, GANDHI K. Multimodal pain management after total joint arthroplasty [J]. J Bone Joint Surg Am, 2011, 93 (11): 1075-1084.

［9］ ROMSING J, MOINICHE S, MATHIESEN O, et al.

Reduction of opioid-related adverse events using opioid-sparing analgesia with COX-2 inhibitors lacks documentation: a systematic review [J]. Acta Anaesthesiol Scand, 2010, 49 (2): 133-142.

[10] CAPDEVILA X, BARTHELET Y, BIBOULET P, et al. Effects of perioperative analgesic technique on the surgical outcome and duration of rehabilitation after major knee surgery [J]. Anesthesiology, 1999, 91 (1): 8-15.

[11] RANAWAT A S, RANAWAT C S. Pain management and accelerated rehabilitation for total hip and total knee arthroplasty [J]. J Arthroplasty, 2007, 22 (7 Suppl 3): 12-15.

[12] RASHIQ S, FINEGAN B A. The effect of spinal anesthesia on blood transfusion rate in total joint arthroplasty [J]. Can J Surg, 2006, 49 (6): 391-396.

[13] GUAY J. The effect of neuraxial blocks on surgical blood loss and blood transfusion requirements: a meta-analysis [J]. J Clin Anesth, 2006, 18 (2): 124-128.

[14] HU S, ZHANG Z Y, HUA Y Q, et al. A comparison of regional and general anaesthesia for total replacement of the hip or knee: a meta-analysis [J]. J Bone Joint Surg Br, 2009, 91 (7): 935-942.

[15] RASOULI M R, GOMES L S, PARSLEY B, et al. Blood conservation [J]. J Orthop Res, 2014, 32 (Suppl 1): S81-S89.

[16] RODGERS A, WALKER N, SCHUG S, et al. Reduction of postoperative mortality and morbidity with epidural or spinal anaesthesia: results from overview of randomised trials [J]. BMJ, 2000, 321 (7275): 1493.

[17] WIJEYSUNDERA D N, BEATTIE W S, AUSTIN P C, et al. Epidural anaesthesia and survival after intermediate-to-high risk non-cardiac surgery: a population-based cohort study [J]. Lancet, 2008, 372 (9638): 562-569.

[18] PUMBERGER M, MEMTSOUDIS S G, STUNDNER

O, et al. An analysis of the safety of epidural and spinal neuraxial anesthesia in more than 100, 000 consecutive major lower extremity joint replacements [J]. Reg Anesth Pain Med, 2013, 38 (6): 515-519.

[19] GRITSENKO K, MARCELLO D, LIGUORI G A, et al. Meningitis or epidural abscesses after neuraxial block for removal of infected hip or knee prostheses [J]. Br J Anaesth, 2012, 108 (3): 485-490.

[20] JACOB A K, MANTILLA C B, SVIGGUM H P, et al. Perioperative nerve injury after total knee arthroplasty: regional anesthesia risk during a 20-year cohort study [J]. Anesthesiology, 2011, 114 (2): 311-317.

[21] JACOB A K, MANTILLA C B, SVIGGUM H P, et al. Perioperative nerve injury after total hip arthroplasty: regional anesthesia risk during a 20-year cohort study [J]. Anesthesiology, 2011, 115 (6): 1172-1178.

[22] HORLOCKER T T. Complications of regional anesthesia and acute pain management [J]. Anesthesiol Clin, 2011, 29 (2): 257-278.

[23] HEBL J R, HORLOCKER T T, KOPP S L, et al. Neuraxial blockade in patients with preexisting spinal stenosis, lumbar disk disease, or prior spine surgery: efficacy and neurologic complications [J]. Anesth Analg, 2010, 111 (6): 1511-1519.

[24] SORENSON E J. Neurological injuries associated with regional anesthesia [J]. Reg Anesth Pain Med, 2008, 33 (5): 442-448.

第九节

全身麻醉

【积水潭方案】

全身麻醉是通过使用麻醉镇痛催眠药使患者在

手术过程中处于无意识状态。不论患者是保留自主呼吸,还是使用肌肉松弛药使肌肉松弛并需要进行人工通气,都需要给予呼吸道的支持措施。对于全身麻醉时药物的使用,非老年患者可能对标准化麻醉的要求并不是那么严格,但是对于老年患者,麻醉的实施需要格外谨慎。

实施全身麻醉时,麻醉诱导原则上推荐以静脉麻醉诱导为主,单次静脉注射、靶控输注(target controlled infusion,TCI)等方式均可采用,但应从小剂量逐渐滴定给予,直至达到合适的麻醉镇静深度。麻醉镇静深度监测有助于更好地判定麻醉药物的准确用量。在诱导过程中,需要密切观察患者的循环、呼吸、氧合及通气等状况,对于早期异常状况应尽早做出诊断并及时处置,避免严重并发症的发生。

麻醉药物选择以不损害脏器功能为原则,针对脑功能脆弱的老年患者,影响神经递质的药物(如抗胆碱药物东莨菪碱、盐酸戊乙奎醚等,以及苯二氮䓬类药物)应该加以避免。

老年患者由于循环系统的脆弱性,麻醉诱导应选择对循环系统抑制较轻的镇静药物,如依托咪酯 0.1~0.3mg/kg。尽管存在依托咪酯对肾上腺皮质功能抑制的顾虑,但最近的证据表明单次诱导剂量并未对患者的术后转归造成影响,大规模多中心研究仍然需要证实。如果给予丙泊酚,应该小量、缓慢、多次静脉注射,通常剂量为 1~2mg/kg,或分级靶控输注,以睫毛反射消失或麻醉深度监测指标达到插管镇静深度作为麻醉诱导的最佳剂量;在此过程中,任何时刻如患者的循环系统发生急剧变化,均应先暂停给予丙泊酚,经过输液、给予缩血管药物,待循环静脉注射稳定后再继续给予,直至达到插管镇静深度。应慎用即刻进行气管插管以刺激循环系统的做法。

　　针对存在肝肾功能障碍的患者,最好选择不经过肝肾代谢的肌肉松弛药,如顺式阿曲库铵 0.1~0.2mg/kg。中长效镇静镇痛药均需要在麻醉深度监护仪指导下给予,以避免停药后药物蓄积效应导致苏醒期延迟,推荐给予短效镇静镇痛药(如瑞芬太尼靶控输注使效应室浓度维持于 2~6ng/ml,注意 65 岁以上的老年人用量减半)维持麻醉,以避免中长效麻醉药残余效应对患者苏醒期呼吸功能的影响。

　　老年患者或存在心血管合并症的患者对全身麻醉的心血管影响更加敏感(负性心率和外周血管扩张作用)。与脊椎麻醉相比,在全身麻醉中发生低血压比较常见,但是,降低术中使用的吸入和静脉麻醉药总量能够降低低血压发生率。此外,与年轻患者相比,尤其在术前复合使用外周神经阻滞时,老年患者需要更低的麻醉药维持剂量。

　　为了使低血压的发生率最小化,可以通过使用麻醉深度监测(如脑电双频指数和熵指数)维持无术中知晓的麻醉状态,这已经被广泛推荐用于老年患者的全身麻醉中,或者使用 Lerou 列线图,根据年龄调整吸入麻醉药的剂量,以及使用微量泵输注程序,根据年龄调整全身静脉麻醉时药物使用剂量。

　　在麻醉医师中另一个持续的热议话题是:接受全身麻醉的关节置换术患者,是应该应用喉罩以维持气道通畅(保留自主呼吸),从而避免机械通气的病理生理效应,还是应当采用气管插管,以避免误吸性肺炎的风险和危害。与脊椎麻醉相比,全身麻醉术后发生呼吸衰竭更加普遍,肌肉松弛药会剂量依赖性地增加术后发生呼吸并发症的风险,但是目前仍不清楚接受关节置换术的患者避免误吸和避免机械通气孰优孰劣。在北京积水潭医院对于仰卧位手术通常使用喉罩进行呼吸道支持治疗,但是,对于侧卧位、手术时间长于 3 小时、预计术中可能发生循环不稳定、术前合并肺部疾病及术后需 ICU 机械通气治疗者,通常会选择气管插管进行呼吸道维持。

【证据】

尽管既往研究认为全身麻醉与椎管内麻醉对于关节置换术患者转归的影响没有差别,但最近的国际共识认为,对于老年患者,尤其是合并心脑血管疾病的患者,出于对脆弱脑功能保护的考虑,推荐在能够满足外科麻醉水平的条件下,优选使用区域阻滞技术,包括椎管内麻醉、外周神经阻滞麻醉等方式,对于术前服用抗凝血药的患者,如果没有时间进行抗凝治疗替代转化,可以优选外周神经阻滞技术实施麻醉。不断累积的证据表明,全身静脉麻醉在老年患者的术后认知保护方面具有优势,某些特殊手术使用适当浓度的吸入麻醉药物如七氟烷具有脏器(如缺血性心脏病患者)保护效应。

目前有关麻醉干预措施对患者预后影响的证据非常有限。起初,争论主要集中在全身麻醉与椎管内麻醉(复合或不复合镇静)之间,哪种麻醉方式更有助于患者的转归。随机对照研究已经证明这是没有定论的,因为全身麻醉和椎管内麻醉包括了众多不同的技术,2 小时的麻醉也不可能影响到 30 天后的死亡率,可能需要大型临床研究观察术后 5 天的早期死亡率来发现差异,同时,纳入和排除标准明显导致了选择偏倚,由于大多数麻醉医师会从思想上认为一种或另一种技术是最好的,从而导致了均衡性的欠缺,入组病例随访困难。与之相反,随着大数据时代的到来,多项区域性和国家层面的观察研究已经开始,但是迄今未能在某种技术相较另一种技术优越这方面达成共识,至少对死亡率没有观察到明显的影响。

针对全身麻醉或脊椎麻醉,哪种麻醉方法的术后死亡率更低,更适合在医院或政府层面推广?近期的 meta 分析、随机对照研究和大型观察性研究报道了互相矛盾的结果。然而,在脊椎麻醉术后短期并发症发生率低和住院费用较全身麻醉要低这两点上,观点是非常一致的。私下里讨论时发现,如果麻醉医师自身需要接受髋部骨折或下肢人工关节置换术,他们会优先选择脊椎麻醉,老年骨科医师也报道接受脊椎麻醉的患者术后恢复较好,而理疗医师则报道脊椎麻醉患者术后功能活动较早。对于下肢人工关节置换术(无论是人工髋关节置换术还是人工膝关节置换术),在麻醉效果方面,脊椎麻醉具有极大的优势。

然而,与其讨论脊椎麻醉或全身麻醉哪种更好,不如关注麻醉的恰当实施与患者的预后相关性。虽然基于理论和实验的结果,老年患者应避免全身麻醉(和镇静),但是与其他大量的麻醉和外科副作用(如低血压、疼痛和大剂量系统性镇痛用药、低氧血症和贫血)相比,麻醉方式选择的影响显得比较小。相反,在手术期间,麻醉医师应当注意仔细监护患者,通过适当的干预,如补液和缩血管药物治疗、麻醉深度和脑组织氧合水平的监护和调整,来维持正常的生理功能。

未来的研究需要关注与麻醉更加特异性相关的

术后早期预后指标,例如疼痛、低血压和谵妄的发生情况,并进一步细化需要进行比较的麻醉技术(例如将保留自主呼吸的全身麻醉复合神经阻滞与不使用阿片类药的脊椎麻醉复合切口局部浸润同时不使用镇静药相比较,哪种麻醉方法患者预后会更好)。

无论是全身麻醉还是脊椎麻醉,周围神经阻滞(髂筋膜、股神经、腰丛神经、坐骨神经、骶丛神经或局部浸润)都应当作为阿片类药最少化使用的多模式镇痛方案的一部分复合使用方案。

(周 雁)

参考文献

［1］ MCISAAC D I, WIJEYSUNDERA D N, HUANG A, et al. Association of Hospital-level Neuraxial Anesthesia Use for Hip Fracture Surgery with Outcomes: A Population-based Cohort Study [J]. Anesthesiology, 2018, 128 (3): 480-491.

［2］ 中华医学会麻醉学分会老年人麻醉学组 . 中国老年患者围手术期麻醉管理指导意见 [J]. 国际麻醉与复苏杂志 , 2014, 35 (10): 870-881.

［3］ WHITE S M, MOPPETT I K, GRIFFI THS R, et al. Secondary analysis of outcomes after 11, 085 hip fracture operations from the prospective UK Anaesthesia Sprint Audit of Practice (ASAP-2)[J]. Anaesthesia, 2016, 71 (5): 506-514.

［4］ 中华医学会麻醉学分会老年人麻醉学组 , 中华医学会麻醉学分会骨科麻醉学组 . 中国老年髋部骨折患者麻醉及围手术期管理指导意见 [J]. 中华医学杂志 , 2017, 97 (12): 897-905.

［5］ MEMTSOUDIS S G, POERAN J, ZUBIZARRETA N, et al. Do Hospitals Performing Frequent Neuraxial Anesthesia for Hip and Knee Replacements Have Better Outcomes？ [J]. Anesthesiology, 2018, 129 (3): 428-439.

［6］ WHITING P S, MOLINA C S, GREENBERG S E, et al. Regional anaesthesia for hip fracture surgery is associated with significantly more peri-operative complications compared with general anaesthesia [J]. Int Orthop, 2015, 39 (7): 1321-1327.

［7］ CHU C C, WENG S F, CHEN K T, et al. Propensity Score-matched Comparison of Postoperative Adverse Outcomes between Geriatric Patients Given a General or a Neuraxial Anesthetic for Hip Surgery: A Population-based Study [J]. Anesthesiology, 2015, 123 (1): 136-147.

［8］ HELWANI M A, AVIDAN M S, ABDALLAH A B, et al. Effects of regional versus general anesthesia on outcomes after total hip arthroplasty: a retrospective propensity-matched cohort study [J]. J Bone Joint Surg Am, 2015, 97 (3): 186-193.

［9］ PERLAS A, CHAN V W, BEATTIE S. Anesthesia Technique and Mortality after Total Hip or Knee Arthroplasty: A Retrospective, Propensity Score-matched Cohort Study [J]. Anesthesiology, 2016, 125 (4): 724-731.

［10］ JOHNSON R L, KOPP S L, BURKLE C M, et al. Neuraxial vs general anaesthesia for total hip and total knee arthroplasty: a systematic review of comparative-effectiveness research [J]. Br J Anaesth, 2016, 116 (2): 163-176.

第十节
术前皮肤准备

【积水潭方案】

1. 术前 1 天，拟行人工关节置换术的患者应用肥皂液或沐浴液进行 1 次淋浴，着重清洗手术区域附近。

2. 不常规进行多重耐药性金黄色葡萄球菌定植筛查。

3. 手术当天备皮,用刮毛器刮除毛发。

4. 术前术区消毒:首先应用 10% 的碘附涂抹,其后使用清洁敷料或毛巾擦拭。其后使用 0.7% 的碘酊涂抹手术区域 2 次,并使用 75% 的乙醇进行 2 次脱碘。碘酊涂抹后需要足够时间使其干燥,达到杀菌的作用。

5. 应用无菌敷料铺单,铺单完成后再次使用 75% 的乙醇擦拭手术切口区域,其后使用无菌纱布擦干术区皮肤,并使用护皮膜覆盖手术切口范围。

【证据】

现今,世界卫生组织(World Health Organization,WHO)推荐术前使用抗菌洗液淋浴,但其并未提出使用何种抗菌洗液。不考虑清洗时机,多次反复使用能够有效增加清洗效果。金黄色葡萄球菌在医院获得性感染病原体中扮演着重要的角色,携带者相较未携带者而言术后感染概率大大增加。前鼻腔是金黄色葡萄球菌最容易定植的地方。许多医院常规使用莫匹罗星软膏来清除鼻腔中的金黄色葡萄球菌,笔者并不支持这么做。Perl 等进行了一项随机双盲临床试验,纳入 3 864 例患者来探究术前鼻腔内使用莫匹罗星软膏是否能减低术后切口金黄色葡萄球菌感染。其研究结果表明,术前鼻腔使用莫匹罗星软膏并不能有效减低术后切口金黄色葡萄球菌感染。

在北京积水潭医院矫形骨科,患者术前需进行切口周围备皮,笔者认为切口周围毛发有可能引发术后感染,这个做法与 WHO 的推荐相同。但是,在临床中对于此项操作是存在争议的,因为术前刮除毛发有可能形成小的伤口,这些小伤口能引发术后感染。Tanner 等进行了一项 meta 研究,纳入了 17篇随机或准随机对照试验,来研究剪刀、剃刀、脱毛膏不同方法的效果。经比较,没有发现哪种方式能够显著减少术后切口感染。既往也有文献研究备皮,他们发现在手术当天早晨使用剪刀去毛发能显著减低术后切口感染的发生率。

在北京积水潭医院矫形骨科,患者术前 1 天使用肥皂液进行淋浴。既往研究主要集中于应用 4% 的氯己定作为术前淋浴用清洗剂是否能够有效减低术后切口感染的发生率。由 Zywiel 等进行的一项临床观察研究发现,在全膝置换术前一晚与手术当天早晨使用氯己定洗浴能有效减低术后切口感染的发生率。其他一些关于髋关节置换术的文章也报道了相似的结果。而在 J Webste 等的综述中也表明并未发现氯己定与皂液之间在预防术后感染方面存在差异,因而北京积水潭医院矫形骨科采用更为容易被患者接受的皂液作为术前淋浴用剂。

既往已有大量文献对不同清洁剂之间进行比较,但并未达成共识。在不同地区、不同医院采用不同的术前消毒方式达到手术区无菌的目的。美国疾病预防控制中心推荐的术前皮肤清洗剂包括:乙醇、氯己定、碘及碘附、对氯间二甲苯酚、三氯生。北京积水潭医院矫形骨科采用以碘为基础的清洁剂进行术前手术区清洁。

在铺完无菌单后再次进行消毒。这种做法是考虑到在铺单过程中,由于操作不当很可能造成手术区域再次污染,因而铺单完成后,再次应用 75% 的乙醇消毒有助于减低切口附近微生物数量。乙醇搽拭后使用无菌纱布再次进行擦拭,可以使护皮膜更好地贴附于皮肤上,减少切口周围皮肤刺激与水疱的发生。

(宋 洋)

参考文献

［1］WILLY C, RIEGER H, STICHLING M. Prevention of postoperative infections: Risk factors and the current WHO guidelines in musculoskeletal surgery [J]. Der Unfallchirurg, 2017, 120 (6): 472.

［2］WEBSTER J, OSBORNE S. Preoperative bathing or showering with skin antiseptics to prevent surgical site infection [J]. Cochrane Database Syst Rev, 2015, 20 (2): CD004985.

［3］LEVY P Y, OLLIVIER M, DRANCOURT M, et al. Relation between nasal carriage of Staphylococcus aureus and surgical site infection in orthopedic surgery: The role of nasal contamination. A systematic literature review and meta-analysis [J]. Orthop Traumatol Surg Res, 2013, 99 (6): 645-651.

［4］KALMEIJER M D, VAN NIEUWLAND-BOLLEN E, BOGAERS-HOFMAN D, et al. Nasal Carriage of Staphylococcus aureus Is a Major Risk Factor for Surgical-Site Infections in Orthopedic Surgery？ [J]. Infect Control Hosp Epidemiol, 2000, 21 (5): 319-323.

［5］BERTHELOT P, GRATTARD F, CAZORLA C, et al. Is nasal carriage of Staphylococcus aureus the main acquisition pathway for surgical-site infection in orthopaedic surgery？ [J]. Eur J Clin Microbiol Infect Dis, 2010, 29 (4): 373-382.

［6］PERL T M, CULLEN J J, WENZAL R P, et al. Intranasal mupirocin to prevent postoperative Staphylococcus aureus infections [J]. N Engl J Med, 2002, 346 (24): 1871-1877.

［7］ TANNER J, WOODINGS D, MONCASTER K. Preoperative hair removal to reduce surgical site infection [J]. Cochrane Database Syst Rev, 2006, 3 (3): CD004122.

［8］ ALEXANDER J W, FISCHER J E, BOYAJIAN M, et al. The influence of hair-removal methods on wound infections [J]. Arch Surg, 1983, 118 (3): 347-352.

［9］ ZYWIEL M G, DALEY J A, DELANOIS R E, et al. Advance pre-operative chlorhexidine reduces the incidence of surgical site infections in knee arthroplasty [J]. International Orthopaedics, 2011, 35 (7): 1001-1006.

［10］ JOHNSON A J, DALEY J A, ZYWIEL M G, et al. Preoperative Chlorhexidine Preparation and the Incidence of Surgical Site Infections After Hip Arthroplasty [J]. The Journal of Arthroplasty, 2010, 25 (6-supp-S): 98-102.

［11］ SWENSON B, HEDRICK T, METZGER R, et al. Effects of Preoperative Skin Preparation on Postoperative Wound Infection Rates: A Prospective Study of 3 Skin Preparation Protocols？ [J]. Infect Control Hosp Epidemiol, 2009, 30 (10): 964-971.

［12］ DUMVILLE J C, MCFARLANE E, EDWARDS P, et al. Preoperative skin antiseptics for preventing surgical wound infections after clean surgery [J]. Cochrane Database Syst Rev, 2015, 2015 (4): CD003949.

［13］ MANGRAM A J, HORAN T C, PEARSON M L, et al. Guideline for Prevention of Surgical Site Infection, 1999. Centers for Disease Control and Prevention (CDC) Hospital Infection Control Practices Advisory Committee [J]. Am J Infect Control, 1999, 27 (2): 96-134.

［14］ OSUNA D J, DEYOUNG D J, WALKER R L. Comparison of an Antimicrobial Adhesive Drape and Povidone-iodine Preoperative Skin Preparation in Dogs [J]. Vet Surg, 1992, 21 (6): 458-462.

第十一节
全膝置换术中止血带的应用

【积水潭方案】

在肢体手术中使用止血带的历史由来已久。使用止血带可以减少术中失血量,提供无血、清晰的术野,有助于辨认重要结构,加快手术速度。此外,使用止血带可以获得更好的骨床准备,有助于骨水泥的渗入固定。

然而,止血带的使用也不可避免地会带来组织损伤。一方面,止血带直接压迫引起软组织损伤,包括皮肤、肌肉、神经和血管损伤;另一方面,止血带阻断血流,引起组织缺血、再灌注损伤及其他局部和全身反应。

因此,在临床实践中需要安全有效地使用止血带。通常使用气囊充气加压止血带。选用宽的止血带袖套,在袖套和大腿皮肤之间使用棉质垫布。止血带压力设定需要依据患者的收缩压来定,通常在收缩压的基础上增加 100~150mmHg 的压力。尽量缩短止血带的使用时间,最好不要超过 2 小时。如果手术时间较长,可以在关闭伤口前松止血带。对于有外周血管疾病或血管手术史的患者,尽量避免使用止血带。

【证据】

Cai 等的 meta 分析发现,相对于使用止血带组,不使用止血带组的术中失血量和手术时间增加,但术后失血量、总失血量和输血率并无差异,深静脉血栓发生率也无差异。Liu 等的系统综述发现,相对于使用止血带组,不使用止血带组的术中失血量增加,但总失血量和输血率并无差异。不使用止血带组术后早期活动度增大,疼痛评分减小,并发症发生率减少。

Liu 等的系统综述发现,相对于全程使用止血带组,应用骨水泥期间使用止血带组的术中失血量和总失血量增加,但输血率并无差异。应用骨水泥期间使用止血带组术后早期大腿肿胀和疼痛程度减轻,功能恢复更快,深静脉血栓发生率减少。Wang等的 meta 分析发现,相对于全程使用止血带组,应用骨水泥期间使用止血带组的术中失血量和总失血量增加,但输血率并无差异,手术时间也无差异。应用骨水泥期间使用止血带组术后第 1 天疼痛评分减小,获得直腿抬高的时间缩短,术后并发症的发生率减少。

Zhang 等的 meta 分析发现,相对于关闭伤口后松止血带组,关闭伤口前松止血带组的总失血量增大,但输血率并无差异。关闭伤口前松止血带组的手术时间增加,术后小并发症的发生率减少。因此,如果患者有明显的贫血,最好在关闭伤口后松止血带以减少失血;反之,在关闭伤口前松止血带以减少并发症可能是更好的选择。Liu 等的系统综述发现,相对于关闭伤口后松止血带组,关闭伤口前松止血带组的术中失血量、总失血量和输血率并无差异,但并发症的发生率减少。

如果止血带的压力过大,软组织损伤的程度就会增加。因此,止血带的压力不宜过高,只要能够阻断血流获得无血的术野即可。在临床实践中有几种方法来设定止血带的压力。一般来说,对大多数患者而言,250~300mmHg 的止血带压力足以阻断血流。另一种方法是根据患者的血压来设定止血带压力。研究发现,在收缩压的基础上增加100~150mmHg 的压力,即可获得良好的止血效果。Kim 等的研究纳入了 160 个膝关节,随机分为两组。一组止血带的压力设定是在收缩压的基础上增加120mmHg,另一组增加 150mmHg。结果发现,两组都获得了良好的术野;两组的血红蛋白下降、引流量、计算失血量没有差异;两组的止血带相关并发症也没有差异。还有一种方法是根据肢体闭合压来设定止血带压力,具体方法为将止血带充气逐渐增加压力直至远端动脉脉搏消失,此时的压力为肢体闭合压,在此基础上再增加 40~80mmHg 的压力,同样可以获得良好的止血效果。

（唐杞衡）

参考文献

［1］CAI D F, FAN Q H, ZHONG H H, et al. The effects of tourniquet use on blood loss in primary total knee arthroplasty for patients with osteoarthritis: a meta-analysis [J]. J Orthop Surg Res, 2019, 14 (1): 348.

［2］LIU Y, SI H, ZENG Y, et al. More pain and slower functional recovery when a tourniquet is used during total knee arthroplasty [J]. Knee Surg Sports Traumatol Arthrosc, 2019, 28 (6): 1842-1860.

［3］WANG C, ZHOU C, QU H, et al. Comparison of tourniquet application only during cementation and long-duration tourniquet application in total knee arthroplasty: a meta-analysis [J]. J Orthop Surg Res, 2018, 13 (1): 216.

［4］ZHANG P, LIANG Y, HE J, et al. Timing of tourniquet release in total knee arthroplasty: A meta-analysis [J]. Medicine (Baltimore), 2017, 96 (17): e6786.

［5］ FITZGIBBONS P G, DIGIOVANNI C, HARES S, et al. Safe tourniquet use: a review of the evidence [J]. J Am Acad Orthop Surg, 2012, 20 (5): 310-319.

［6］ KIM T K, BAMNE A B, SIM J A, et al. Is lower tourniquet pressure during total knee arthroplasty effective？ A prospective randomized controlled trial [J]. BMC Musculoskelet Disord, 2019, 20 (1): 275.

［7］ SPRUCE L. Back to Basics: Pneumatic Tourniquet Use [J]. AORN J, 2017, 106 (3): 219-226.

第十二节
手术室中医院感染的基础预防措施

【积水潭方案】

层流手术室已是现代化医院的标志之一,也是预防医院感染的重点部门,手术部位感染在医院感染中发生率较高,仅次于常见的泌尿系统与呼吸道感染。根据手术室无菌要求和颗粒洁净程度将洁净手术室分为四级:Ⅰ级洁净手术室,又称特别洁净手术室(手术区 100 级,周边区 1 000 级),适用于人工关节置换术、器官移植手术及脑外科、心脏外科和眼科手术中的无菌技术;Ⅱ级洁净手术室,又称标准洁净手术室(手术区 1 000 级,周边区 10 000 级),适用于胸外科、整形外科、泌尿外科、肝胆胰外科、骨外科和普通外科中的Ⅰ类切口无菌手术;Ⅲ级洁净手术室,又称一般洁净手术室(手术区 10 000 级,周边区 100 000 级),适用于普外科(除Ⅰ类切口手术)、妇产科等手术;Ⅳ级洁净手术室,又称准洁净手术室(300 000 级),适用于肛肠外科及污染类手术。

关节外科手术一般建议在Ⅰ级洁净手术室中进

行,以减少交叉感染的发生。传统手术室生物洁净环境的方式包括紫外线照射消毒、熏蒸、喷洒药物,为了减少微生物的传播,强调医务人员在进行手术时必须穿无菌的闭合式手术衣(一次性或非一次性)和戴口罩以减少细菌等微小颗粒的空气传播。在手术前需要进行外科手消毒,戴无菌手套后方可操作,为了保证手术的顺利进行,任何影响手术时间的因素都应考虑在内。

【证据】

手术室中的微小颗粒被认为是空气传播的主要污染来源。在进行手术时,细菌通过开放的伤口向深层组织的传播是引起手术部位感染的一个重要因素。手术部位感染(surgical site infection,SSI)是指发生在手术切口、深部器官和腔隙的感染。研究显示,伤口周围的细菌与 SSI 的发生有关。层流净化手术室在控制 SSI 方面的作用已被越来越多的学者所肯定,其基本结构能将空气中飘浮的微生物控制在一定范围内,使手术处于无菌状态中。层流净化手术室采用多级过滤除菌,并持续将污染空气排出手术室,最大限度地清除了手术区域的病原微生物。经研究证实,多级空气滤过的清洁效果显著优于术前紫外线照射。当层流净化手术室的空调净化系统运行足够长的时间时,手术室内空气细菌数量可显著下降。然而,紫外线消毒可产生过氧化氢和环氧乙烷,二者具有较强的腐蚀性和刺激性,会给医务人员带来一定的伤害。但是关于层气流系统在降低 SSI 发生率方面的理论功效与相关文献所得数据显示不一致,可能与设备运行和维护有关。

同样,手术衣的使用也备受争议。手术衣是在手术过程中必不可少的防护服,起到对医患双方双向保护的作用,既能够降低医务人员接触病原微生物的风险,同时也能减少医务人员身上的微生物进入手术切口,是手术操作中无菌区域的安全屏障。2005年,我国首次发布了手术衣相关的系列标准(YY/T0506)。该标准同欧洲标准EN13795相似,将手术衣分为标准型及加强型,并做出了主要防护区域及次要防护区域的划分。我国国内除部分有特殊需求的手术外,大部分以棉质手术衣为主。全棉材质为短纤维,在使用及洗涤过程中易断裂脱落,虽然穿着舒服易透气,但容易被血液、体液等浸湿,增加感染风险。手术衣的材料应该根据使用者可能面临的血液和体液暴露程度来选择,人工髋关节置换术使用的手术衣要求必须通过血液与病毒渗漏两项测试。一次性复合织物手术衣因其有较好的防污染物浸湿、减少洗涤与消毒成本等优势,值得推广使用。

手术室医务人员佩戴外科口罩可以减少病原微生物通过呼吸道进入患者体内,从而减少感染的发生。研究显示,关节骨科医师佩戴外科口罩的正确率相比其他手术医师和麻醉医师高。虽然没有确凿的证据显示手术时佩戴外科口罩有明显的优势,但是出于患者安全考虑,在手术过程中佩戴外科口罩也是有益的,并且就目前情势而言,应保持术中佩戴口罩直到有证据显示不使用口罩的优势。口罩分为普通一次性口罩、纱布口罩、医用外科口罩、医用防护口罩。一次性口罩分为医用外科口罩和医用防护口罩,根据我国的标准,医用防护口罩对细菌的过滤效率应达到95%,同时具有外科口罩的主要功能,包括细菌过滤效率和阻隔具有压力的液体喷溅物的功能,因此可以用于外科手术中。佩戴过程中不要用手压口罩,选择适合自己脸型的口罩,不要漏气,以免降低防护功能。同样,对于手术帽子来说,建议使用一次性材质的手术帽,棉质手术帽如不能做到每天清洗消毒会增加感染机会。手术时间的延长增加了手术切口感染的风险,因此缩短手术时间对患者是有益的。

(郭榕晨　赵 丹　胡 芮　刘艳华)

参考文献

[1] 支慧, 单单单, 秦德华. 手术部位感染的危险因素及护理对策 [J]. 中国实用医药, 2014, 9 (5): 210-211.

[2] LIDWELL O M, LOWBURY E J, WHYTE W, et al. Airborne contamination of wounds in joint replacement operations: the relationship to sepsis rates [J]. J Hosp Infect, 1983, 4 (2): 111-131.

[3] STOCKS G W, SELF S D, THOMPSON B, et al. Predicting bacterial populations based on airborne particulates: a study performed in nonlaminar flow operating rooms during joint arthroplasty surgery [J]. Am J infect Control, 2010, 38 (3): 199-204.

[4] 成昌霞, 陈兆杰, 周学颖, 等. 两种手术室空气质量对腹部手术切口感染的影响 [J]. 中华医院感染学杂志, 2009, 19 (24): 3360-3361.

[5] 张莉. 层流手术室术后环境监测效果评价及分析 [J]. 山西医药杂志, 2014 (5): 505-506.

[6] DIAB-ELSCHAHAWI M, BERGER J, BLACKY A, et al. Impact of different sized laminar air flow versus no laminar air flow on bacterial counts in the operating room during orthopedic surgery [J]. Am J Infect Control, 2011, 39 (7): e25-e29.

[7] SMITH E B, RAPHAEL I J, MALTENFORT M G, et al. The Effect of laminar air flow and door openings on operating room contamination [J]. J Arthroplasty, 2013, 28 (9):

1482-1485.

［8］孟令平，刘志华，贺志萍，等.谈层流手术室的感染控制［J］.中国医药导报，2010, 7 (24): 146.

［9］HOOPER G J, ROTHWELL A G, FRAMPTON C, et al. Does the use of laminar flow and space suits reduce early deep infection after total hip and knee replacement？ the ten-year results of the New Zealand Joint Registry ［J］. J Bone Joint Surg Br, 2011, 93 (1): 85-90.

［10］石春静，常宗娥，王淑华，等.洁净手术室的感染现状与控制措施分析［J］.中华医院感染学杂志，2015, 33: 664-665.

［11］SMITH E B, RAPHAEL I J, MALTENFORT M G, et al. The effect of laminar air flow and door openings on operating room contamination ［J］. J Arthroplasty, 2013, 28 (9): 1482-1485.

［12］徐冬云.手术室医务人员外科口罩佩戴现状及影响因素分析［J］.今日健康，2016, 15 (6): 383.

［13］PARVIZI J, GEHRKE T, CHEN A F. Proceedings of the international Consensus on Periprosthetic Joint Infection ［J］. Bone Joint J, 2013, 95B (11): 1450-1452.

［14］姚红.医用口罩的应用［J］.中国消毒学杂志，2005, 15 (11): 1286-1287.

第十三节
外科手消毒

【积水潭方案】

外科手消毒是指医务人员在外科手术前用肥皂（液）或抗菌皂（液）和流动水洗手，再用手消毒剂清除或杀灭手部暂居菌和减少常居菌的过程，可以有效降低手术部位感染的发生。国家卫生部 2019 年 11 月 26 日最新版《医务人员手卫生规范》中提到，外科手消毒方法分为冲洗手消毒方法和免冲洗手消毒方法两种。冲洗手消毒方法与揉搓双手消毒方法在预防手术部位感染方面有相同的效果,均可减少手部皮肤上大量的细菌。目前,美国、德国等西方国家医院的手术室普遍应用免刷洗外科洗手法,我国目前也已有大部分医院不再应用传统的手刷刷洗外科手消毒方法。

常用的无菌消毒剂有以下三种类型,均用于外科手消毒,可单独或联合使用。

1. 水溶性消毒液　水溶性消毒液通常包含葡萄糖酸氯己定和聚维酮碘。

使用时需要浸湿双手及前臂,用手或海绵将消毒液涂抹于双手及前臂,然后用流动水冲洗,重复上述步骤。

2. 乙醇揉搓液　三种不同浓度成分可相互使用:乙醇、异丙醇、戊丙醇或它们的混合。

使用乙醇揉搓液前需要清洗双手,或者在双手被污染时可用乙醇揉搓液揉搓并等待干燥。

3. 含乙醇的速干消毒剂　含乙醇的速干消毒剂结合乙醇的快速杀菌效果与水溶性消毒液持久的化学消毒作用。

最有效的成分(降低细菌活性)是葡萄糖酸氯己定、碘附、三氯生和普通的肥皂。

【证据】

医务人员在手术前进行外科手消毒可以减少手术切口周围的细菌从而能够有效预防手术部位感染的发生。手部菌群包括暂居菌群与常居菌群。暂居菌群通过医务人员在护理患者时获得并且寄居在皮肤的表层,暂居菌群通过洗手可以很容易被去除。常居菌群是指细菌寄居在皮肤深层并且去除相对困难,两者通常处于一种相对稳定的状态。手术前洗手的作用是去除皮肤表面的暂居菌群,消毒是为了杀灭深部的常居菌群,它们在皮肤的深层长期生存和繁殖,占手部细菌总数的 10%~20%,而一般的肥皂清洗不易将常居菌群清除干净,两者可以相互转化。如果手部皮肤长时间没有进行彻底消毒,暂居菌群会进入毛囊、皮脂腺内成为常居菌群,同样,随着手术时间的延长,常居菌群也会转移到皮肤的表面成为暂居菌群。所以,严格执行外科手消毒对降低医院感染是至关重要的。

理想的外科手消毒剂应具有如下的特点:可显著减少皮肤上的菌落数量,广谱抗菌,作用快速,具有持久抗菌活性且含有不刺激的抗菌成分。世界卫生组织、美国手术室护士协会推荐在戴手套进行手术前需要使用消毒液洗手或含乙醇的快速消毒剂揉搓双手。乙醇的杀菌机制在于它能使菌体细胞的蛋白质凝固、变性,从而干扰细菌的新陈代谢并促成其死亡,尽管乙醇发挥消毒功效的持续时间较短,但由于其较全面的快速杀菌功能,一般常居菌群需要 6小时以上才能恢复基线水平,所以世界卫生组织优先推荐使用乙醇消毒产品。相反,美国手术室护士协会强调,使用的外科手消毒剂要保证其持久性,所以推荐使用含乙醇的速干消毒剂。我国《医疗机构消毒技术规范(2012 年版)》中指出:适用于手术部位皮肤消毒的液态消毒剂有聚维酮碘、醋酸氯己定、葡萄糖酸氯己定。葡萄糖酸氯己定具有起效快、持续作用时间长、对皮肤刺激小等优势,故推荐在临床上广泛使用。与醋酸氯己定相比,二者对外科手消毒的效果相当,但葡萄糖酸氯己定干燥速度较快,所以可根据实际需求灵活选择。随着对消毒剂的研究进展,消毒剂对手部皮肤的刺激性越来越受到重视,在保证消毒效果的前提下,手消毒剂已由单一剂型逐步转为复合剂型。

揉搓外科手消毒法与传统的刷手法消毒效果差异不明显。传统的刷手法由于反复消毒使刷子变脆,增加刺激性容易造成皮肤表面细微的损伤,加速常居菌群的转移从而增加皮肤上的菌落数量。一项纳入了 4 个研究的循证医学研究阐明,使用含乙醇的揉搓液与水溶性消毒液相比,在预防手术部位感染方面有相同的效果。相比于用肥皂和流动水刷手后再用含乙醇的消毒液揉搓双手,含葡萄糖酸氯己定混合物的消毒液、含葡萄糖酸氯己定与乙醇混合的消毒液能有效持续地减少暂居菌群与常居菌群的数量。证据显示,在减少细菌数量方面,葡萄糖酸氯己定比聚维酮碘有优势。对于揉搓洗手与消毒同时进行的免刷式外科手消毒,常规手术外科手消毒前最好揉搓洗手一遍,但无须反复多次洗手;急诊手术可以直接进行揉搓法外科手消毒;感染手术行揉搓洗手一遍后再行揉搓法对手消毒一遍为佳。

使用同样的外科手消毒方法时,洗手 2~6 分钟和洗手 10 分钟的消毒效果无显著差异,所以建议外科手消毒 2~6 分钟为宜。奥法雷尔等通过比较在全髋置换术中,用 4% 葡萄糖酸氯己定分别消毒双手 5 分钟和 10 分钟,发现当手术时间较长时(>90 分钟),消毒双手 10 分钟明显高于消毒双手 5 分钟的细菌菌落数量,然而在更短的时间上没有显著差异。这项研究表明,在进行关节矫形手术时延长揉搓式外科手消毒时间并没有依据,并且可能会加深对皮肤的伤害。

由于使用乙醇揉搓液消毒双手与水溶性消毒液

消毒效果相当,建议优先选择前者并且有时可以联合使用。对于第一台手术,建议使用水溶性消毒液刷洗双手和指甲,接下来可以使用乙醇揉搓液进行手消毒。

(郭榕晨 赵丹 胡芮 李嫚 贾宏业)

参考文献

[1] 中华人民共和国卫生部. 医疗机构医务人员手卫生规范 [S]. 北京 : 中华人民共和国卫生部 , 2019, 11. 26.

[2] BEAUSOLEIL C M, PAULSON D S, BOGERT A, et al. In vivo evaluation of the persistant and residual antimicrobial properties of three hand-scrub and hand-rub regimes in a simulated surgical environment [J]. J Hosp Infect, 2012, 81 (4): 283-287.

[3] WIDMER A F. Surgical hand hygiene: scrub or rub？ [J]. J Hosp Infect, 2013, 83 (Suppl 1): S35-S39.

[4] 张世梅. 外科手消毒方法的研究进展 [J]. 全科护理 , 2011, 9 (7): 1957-1958.

[5] 汪巧萍 , 单春燕 , 支彩英 . 免刷洗与刷洗两种不同外科手消毒效果监测及评价 [J]. 中华医院感染学杂志 , 2014, 24 (2): 504-506.

[6] World Health Organization. WHO guidelines on hand hygiene in health care [R/OL].(2009)[2022-05-06]. https:// www. ncbi. nlm. nih. gov/books/NBK144013/pdf/Bookshelf_NBK144013. pdf.

[7] PATRICK M, VAN WICKLIN S A. Implementing AORN recommended practices for hand hygiene [J]. AORN J, 2012, 95 (4): 492-507.

[8] 中华人民共和国卫生部 . 医疗机构消毒技术规范 : WS/T 367—2012 [R/OL]. http://www. nhc. gov. cn/cms-search/downFiles/2c7560199b9d42d7b4fce28eed1b7be0. PDF.

［9］ 万玲，吴晓琴，李琳，等．氯己定醇皮肤消毒对外科手术部位感染预防效果的荟萃分析 [J]. 中国社区医师，2019, 35 (28): 25-26.

［10］ 贺梅典．葡萄糖酸氯己定醇消毒液对外科手术消毒效果观察 [J]. 海峡药学，2017, 29 (12): 187-188.

［11］ 王丽平，林小燕，苟菊香．手卫生消毒剂研究进展 [J]. 中华医院感染学杂志，2013, 23 (18): 4598-4600.

［12］ 张申，荣菊芬，沈波．爱护佳洗手液与传统皂液消毒效果的对照研究 [J]. 中华医院感染学杂志，2009, 19 (18): 2440-2441.

［13］ TANNER J, SWARBROOK S, STUART J. Surgical hand antisepsis to reduce surgical site infection [J]. Cochrane Database Syst Rev, 2008 (1): CD004288.

［14］ 江美兰，罗志方，江文发．外科免刷式洗手次数对手消毒效果的影响度研究 [J]. 赣南医学院学报，2019, 39 (5): 521-524.

［15］ LABADIE J C, KAMPF G, LJEUNE B. Recommendations for surgical hand Disinfection requirements, implemeniation and need for research. Aproposal by representatives of the SFHH, DGHM and DFKH for a European diseussion [J]. Journal of Hospital Infection, 2002, 51 (4): 312-315.

［16］ O'FARRELL D A, KENNY G, O'SULLIVAN M, et al. Evaluation of the optimal hand-scrub duration prior to total hip arthroplasty [J]. J Hosp Infect, 1994, 26 (2): 93-98.

第十四节
手术室人员流动管理

【积水潭方案】

手术室是医院控制感染的重点部门,层流手术室相比传统手术室能够更好地保证手术环境的洁净与稳定。虽然层流手术室能在一定的净化机制下减少空气中的细菌数量,但控制手术室的人员流动也是一项重要的措施,包括以下几个方面。

1. 限制人数,只允许与手术相关人员进入。

2. 加强人员培训。

3. 做好术前计划,器械及假体型号准备齐全。

4. 手术门上贴醒目标识。

【证据】

手术部位感染是最常见、高发的卫生保健相关感染之一。引起手术部位感染的发生是多因素的。近年来的研究发现,手术室的空气质量对手术部位感染的发生有很大的影响,层流手术系统能够极大地降低手术切口感染率。卫生部组织制订的《层流洁净手术室及感染性疾病科病房、诊室空气卫生质量标准》中规定,层流洁净手术室空气中细菌菌落应 ≤ 200CFU/m³。一项研究显示,在手术进行60~120 分钟时,细菌菌落总数均>200CFU/m³。究其原因,可能与手术接近尾声、术后工作人员整理床单位、移动仪器等有关。由于工作人员流动次数的增加,相应地从人体上掉落到空气中的细菌数也会增加,从而增加了空气污染的风险。同一研究中指出,在手术进行到 30~120 分钟时,层流洁净手术室中空气中含菌量与医护人员活动次数成正相关。手术开始后的前 180 分钟,层流手术室空气中含菌量随手术进程的进展而成递增形势,并且在手术开始后的 30 分钟和 150~180 分钟两个时间段呈现明显的上升趋势,在 180 分钟时空气菌落数达到高峰后又显著下降。术中人员流动量对层流手术室空气中细菌数存在明显影响,当术中人员流动量>10 人(次)时,手术室内空气中细菌数与切口感染率均升高,存在正相关性;当术中人员流动量 ≤ 10 人(次)时,手术室内空气中细菌数升高,但切口感染率未增加,人员流动量与空气中细菌数成正相关,但与切口感染率无相关性。对于关节矫形手术,手术室人数控制在 12 人左右。空气中的细菌主要以尘埃作为载体,人员的流动增加了尘埃落在手术切口周围的机会,提高了手术部位感染的发生率,所以应重视手术室空气质量的提高。另外,手术室医务人员也是细菌的携带者,人体一般比其他设备更容易传播细菌。一项研究报道,有 5 名医务人员的手术室比一间空置手术室携带的微生物数量高 15~34 倍。手术室中人员数量也是影响空气中细菌数量的因素之一,人数过多会增加手术室与外界的压力差,引起外界细菌的入侵,因此在手术过程中限制手术室里的人员数量也是必不可少的控制手术感染的措施。

在配备垂直层压气流的手术室内,离患者上方最近的气流会因为手术门的开关而被破坏,手术室内的正压系统会被打破,降低手术室的空气质量,虽然为层流洁净手术室,但是需要一段时间的净化才会达到净化效果。减少术中人员流动需要共同合作的策略,手术团队根据术前制订的详细计划,与手术室医务人员、置入物代理工作人员做好沟通工作,尽量备齐预期要使用的器械与假体型号从而减少进出手术室的次数,在整个手术过程中通向污染通道的后门要求全程禁止打开。巡回护士(26.0%)和置入物代理工作人员(20.3%)在矫形关节手术中是主要的流动人员,手术室门打开的原因包括取置入物与耗材(23.3%)、交班(11.5%)和其他原因(47.3%)。在翻修手术中,手术室人员流动的高风险性仅次于翻修手术的复杂性,所以加强人员流动的管理在翻修手术中更为重要,应在手术开始前将器械与置入物放在手术室里备用,减少巡回护士与置入物代理人员出入手术室的次数。

手术室人员流动最高时间段发生在手术开始时,手术室里常备内置物与其他经常使用的器械能够减少巡回护士与置入物代理人员进出手术室的次数,从而减少打开手术室门的次数。手术室门如为感应控制门,建议在手术开始消毒皮肤时期变换为手动控制,以减少开门次数,维持手术室内的净化效果。在患者完成麻醉、摆好体位后,刷手护士迅速在手术台上将基础器械摆好备用,铺完手术无菌单,在切开皮肤前由巡回护士打开器械,这样可减少器械在手术门打开时的暴露时间。应加强医务人员的培训和安装限制手术室人员流动的控制门,同时也可以在手术门外贴醒目标识作为警示以限制参观者与其他一些无关人员。通过远程转播可以将手术进程实时传送给教学中心,这样可以减少进入手术室的人数但又不影响教学任务的完成。对于在手术室内的参观者,通过多媒体设备将手术画面清晰地播放在大屏幕上,增加了参观手术的灵活性,既保证了教学质量又可减少污染无菌区域的机会。另外,对于一些有更高学习要求的参观者,可以穿无菌手术衣上台亲自参观,前提是做好相关无菌技术的培训工作,减少交叉感染的发生。当然,原则上任何参观者都应在切开皮肤前进入手术室内,直到伤口缝合和包扎后方可离室。

对于关节矫形手术,手术室人员流动的管理是一项任重而道远的任务,需要多方合作共同努力以保证患者的安全。

（郭榕晨　赵　丹　胡　芮　刘艳华　李　娜）

参考文献

[1] 毛海燕，田媛媛 . 手术患者发生切口感染的相关因素及护理干预分析 [J]. 贵州医药，2016, 40 (12): 1339-1341.

[2] 张海伟，谢景欣，杨美玲 . 手术物品管理流程再造对洁净手术室空气质量的影响 [J]. 江苏医药，2016, 42 (1): 108-110.

[3] 夏群册，郭莉芳 . 人员流动对层流洁净手术室空气洁净度与切口感染的影响 [J]. 护理实践与研究，2019, 16 (10): 130-131.

[4] 秦超，魏先，李先锋，等 . 层流手术室术中人员流动次数与空气含菌量的相关性研究 [J]. 现代护理，2005, 11 (16): 1279-1280.

[5] 张颖 . 层流洁净手术室术中人员流动量对空气中细菌数及切口感染的影响 [J]. 护理实践与研究，2019, 16 (4): 115-118.

[6] NELSON C. Prevention of sepsis [J]. Clin Orthop Relat Res, 1987 (222): 66.

[7] RITTER M A, EITZEN H, FRENCH M L, et al. The operating room environment as affected by people and the surgical face mask [J]. Clin Orthop Relat Res, 1975 (111): 147-150.

[8] PANAHI P, STROH M, CASPER D S, et al. Operating room traffic is a major concer during total joint arthroplasty [J]. Clin Orthop Relat Res, 2012, 470 (10): 2690-2694.

第十五节
消毒铺单

【积水潭方案】
铺单技术基于两个原则。首先，手术区域应该独立于身体的其他部位,尤其是一些皮肤菌群高度聚集的部位,如会阴部和足部,从而降低术中污染伤口的概率;其次,液体渗透手术单就意味着污染。基于以上原因,在行人工髋、膝关节置换术时,建议至少使用两层不渗水的手术单,而在实际操作中,由于经济原因,更多时候采用多层(4~6层)高织数无菌布单来替代。

(一) 全髋置换术

在笔者单位行全髋置换术时,多采用侧卧位后外侧入路,有时也采用平卧位直接外侧入路或前外侧入路。无论采用哪种方法,铺单方法是相似的。

1. 侧卧位铺单 在肢体铺单之前,使用护皮膜封闭会阴部,足踝部可戴大号无菌手套,然后使用碘附溶液刷洗手术区域,再用乙醇纱巾擦净、擦干。使用 3% 的碘酒和 75% 的乙醇消毒,范围自踝上未被无菌手套覆盖的区域至髂嵴上方至少 20cm,消毒范围包括封闭会阴部的护皮膜和对侧肢体大腿上端内侧 1/3 区域。抬高术肢,无菌中单双折后分别从身体前和后方斜形覆盖对侧肢体,两单下方斜向相交于封闭会阴部的护皮膜上,上方分别固定于剑突水平躯干前后对应位置。加用一无菌中单自前向后完全覆盖对侧肢体,中单上缘达会阴部,下缘完整覆盖足踝部,并能下垂至手术台远端 50cm 以上。使用一无菌中单覆盖髂嵴近端躯干,中单近端置于头架上,允许麻醉医师能清楚地观察到患者头颈部和胸部,中单下缘平髂嵴水平,从而将术区充分显露出来。使用三块治疗巾围绕髋关节环形铺开,加强髋关节切口周围的保护,使用巾钳固定。对侧肢体上方和躯干近端各加盖无菌骨科单,近端无菌单应完全覆盖躯干部,远端无菌单应完全遮盖对侧肢体,无菌单应超过手术床沿,至少下垂超过 80cm。使用双层无菌单将足踝部和小腿包裹,上缘平腓骨小头水平,使用无菌绷带缠紧。使用腹口单穿过术肢,向近端拉紧,腹口单近端覆盖躯干部,远端覆盖对侧肢体。铺单完成后要求能触及髂前上棘和髂嵴上缘等骨性标记。再次用乙醇消毒切口位置,擦干,使用无菌护皮膜覆盖手术区域所有显露的皮肤,并在会阴部加强粘贴保护。

2. 平卧位铺单 采用 Rothman 医院方法。用未消毒的塑料单将肢体远端和近端覆盖区分,然后再进行皮肤消毒。足部的隔离使用一小块塑料自黏单,从小腿的中部一直覆盖延伸到足部,完全将此部分包裹。会阴部使用 U 形塑料单进行隔离,使用一小块自黏塑料单隔离腹部,露出足够的皮肤以确保能在需要时延长手术切口。同时,铺单后要求能够轻易地触摸到骨性标记。可以通过挂钩或挂圈将腿悬吊起来,以避免显露的皮肤和手术床或对侧肢体接触,然后进行皮肤消毒。

举高肢体进行皮肤消毒后,用一个无菌棉卷先包裹远端足部区域,继而向近端连续包绕。使用一个自黏性的 U 形单,将术野近端和远端分开。随后铺塑料单和纸质 U 形单,再将一个大单铺在术野近端。用一个透明的塑料自黏单将头部、胸部、双臂和术野分隔开来,自黏单固定于层流窗口的护板上或输液杆上。用自黏型的弹力围单将股骨远端包裹,标记完切口之后,使用足够大的含碘切口膜将股骨近端和髋部术区皮肤完全覆盖。

(二)全膝置换术

1. 积水潭方案 患者取平卧位,首先将止血带固定于大腿根部,尽可能拉向近端。使用护皮膜环形封闭止血带下缘,避免消毒液渗入。使用碘附刷洗下肢,含足踝部,并使用乙醇擦净、擦干。使用小腿架将下肢托起,使用碘酒消毒,自足踝部至止血带下缘。加强消毒足踝部后,助手戴无菌手套握紧前足,抬高术肢,再次使用碘酒消毒下肢,待干后使用 75% 的乙醇脱碘后铺单。无菌中单自术肢下方穿过、展开,其上缘环形包绕覆盖止血带,并使用巾钳夹紧。于止血带近端铺无菌中单,将躯干部完全遮盖。使用无菌治疗巾环绕覆盖止血带并夹紧,确保术肢与上方躯干和对侧肢体分开。在术肢下方铺无菌骨科单(相当于 2 层中单的厚度)和中单,中间也可以加铺防水单,然后放下术肢。止血带近端加盖无菌骨科单,使用两把 Allis 钳将止血带上下无菌单夹合在一起,从而将术肢进一步与其他部位隔离。足踝部戴双层无菌手套,无菌腹口单穿过术肢,在止血带位置夹紧腹口单开口。使用乙醇消毒切口位置,擦干,用无菌标记笔画切口,然后使用护皮膜覆盖术肢显露出来的所有皮肤。

2. Rothman 方法 与全髋置换术的开始铺单步骤相似,用一个小的自黏单包裹术侧踝关节和足部,围上止血带后,使用一个 U 形单,将止血带和手术部位隔开。足部可以通过一个挂钩或挂圈将其悬吊起来。消毒皮肤后,用两个带孔的无菌单穿过术肢并尽可能地拉向近端(正好在止血带水平以远),从而最大限度地显露术肢以便能够轻松完成手术,并能够准确评估下肢的解剖力线。使用弹力袜包裹下肢,用自黏单在胫骨结节以远四横指的水平将其封紧。剪开弹力袜,显露手术区域,使用消毒的标记笔标记手术切口,用含碘的切口膜(loban)覆盖切口。

【证据】

外科铺单的很多习惯都基于经验性的证据或临床研究,但其结果大多数并不能作为关节置换假体周围感染预防的最终依据。在抗细菌穿透性能方面,不透水的非编织单优于棉或亚麻性状的无菌单。尽管不透水的无菌单可显著降低细菌穿透能力,但不能确保绝对不被穿透。很多因素,比如压力、摩擦力及与污染材料的接触时间,都会影响无菌单的渗透性。湿度会增加无菌单的渗透性,但是渗透性依赖于湿化的介质,血性溶液及抗菌溶液会分别增加或降低无菌单的渗透性。塑料无菌单可为手术切口部位提供一个无菌的物理环境,含碘膜会减低皮肤细菌菌落的再聚集。挑选适当的皮肤消毒液是很重要的,因为它会影响无菌单的黏附能力。传统隔离会阴部和远端肢体的方法(病原菌的来源地),在预防假体周围感染方面的作用还不能被完全确认,但是基于大量医学实践的结论足够合理,或许不需要更多的证明。由于一次性防水单的使用在国内尚不普及,所以使用棉质或亚麻无菌单时更应注意防水、防渗透,增加无菌单的层数和厚度,亦或加用防水布,对降低感染发生概率会有所帮助。

(黄德勇)

参考文献

[1] BLOM A W, ESTELA C M, BOWKER K E, et al. The passage of bacteria through surgical drapes [J]. Ann R Coll Surg Engl, 2000, 82 (6): 405-407.

[2] BLOM A W, BARNETT A, AJITSARIA P, et al. Resis-

tance of disposable drapes to bacterial penetration [J]. J Orthop Surg Hong Kong, 2007, 15 (3): 267-269.

[3] BLOM A W, GOZZARD C, HEAL J, et al. Bacterial strike-through of reusable drapes: the effect of different wetting agents [J]. J Hosp infect, 2002, 52 (1): 52-55.

[4] JACOBSON C, OSMON D R, HANSSEN A, et al. Prevention of wound contamination using Duraprep solution plus Ioban 2 drapes [J]. Clin orthop, 2005, 439: 32-37.

[5] GROVE G L, EYBERG C I. Comparison of two preoperative skin antiseptic preparations and resultant surgical incise drape adhesion to skin in healthy volunteers [J]. J Bone Joint surg, 2012, 94 (13): 1187-1192.

第十六节
人工髋关节置换术直接前侧入路和直接外侧入路

【积水潭方案】

（一）直接前侧入路

术前对所有患者的 X 线片进行模板测量以初步确定髋臼和股骨假体的型号，并设计股骨颈的截骨线水平。麻醉方式为单次脊椎麻醉或全身麻醉，具体方式取决于麻醉医师对患者全身情况的评估。手术采用仰卧位，手术床使用可以背伸髋关节的普通手术床。髋关节中心位于手术床折叠位置。对侧下肢处于髋关节外展位，仅消毒铺单手术侧肢体（双侧手术时同时消毒双下肢）。手术开始前对没有心脑血管疾病的患者给予 1g 氨甲环酸静脉输注。

手术切口起自髂前上棘远侧和后侧 1~3cm，略斜向后下,切口长度常规为 8~10cm。切开皮肤及皮下组织后,可以看到淡粉色的阔筋膜,沿切口方向在中部轻轻切开筋膜,然后用手指从阔筋膜张肌前缘钝性分离其肌纤维部分。在股骨颈上方可以用手指触及鞍区的凹陷部位,在此处可以放一把尖撬。然后,向外侧拉开阔筋膜张肌,向内侧拉开缝匠肌和股直肌,可以看到阔筋膜张肌深层和股直肌筋膜融合部分,用电刀纵向切开后,随即显露关节囊前的脂肪垫。需要注意旋股外侧动脉升支,它一般位于切口的中部,可以结扎或用电凝烧灼。用手指沿股骨颈向内侧可触及股骨颈下方的空虚部分,将一把圆撬放于股骨颈下方。用骨膜剥离器在股直肌腱深层和关节囊之间分离,然后将一把尖撬插入髋关节内。切除关节囊前的脂肪垫后,可以清晰显露前关节囊。沿股骨颈走行方向纵向切开关节囊至转子间线,然后沿转子间线横向切开关节囊,向外侧切开至股骨颈鞍区,向内侧切开至小转子,此时可以外旋髋关节,有利于切开内后方的关节囊。然后,将股骨颈上方、下方及股骨头上方撬移至关节囊内。此时髋关节的显露已完成。需要注意的是,大部分病例股骨颈前方有撞击增生的骨赘,需要予以清除。然后进一步确定股骨头、颈交界处和股骨颈鞍区,以避免过多截骨。

笔者采用二次截骨法进行股骨颈截骨和股骨头的取出,首先在股骨头颈处进行第一刀预截骨,然后下肢做"4"字征,松解内侧关节囊显露小转子,在直视下看到小转子上缘,以确定骨距的长度,然后进行二次截骨。在股骨颈截骨时要确保下肢处于内旋位置,以避免伤及后外侧的大转子。取出中间的截骨块后,使用电动取头器沿股骨头的截断面钻入,可以顺利取出股骨头。在取股骨头极端困难的病例中,可以用骨刀将股骨头切成几部分取出。股骨头取出时要注意避免阔筋膜张肌被锐利的截骨断端损伤。取出股骨头后,用手指触摸髋臼后方和股骨颈截骨面之间的缝隙,一般可以容下一个手指的距离,如果不能触及髋臼后缘或间隙过小,要重新检查股骨颈是否保留过多,否则会影响髋臼的磨锉。

髋臼的显露及准备在直接前侧入路中比较直观。在髋臼前上方、内下方和外侧各放置一把有弧度的撬,注意放置前上方的撬时要在关节囊和髋臼骨性结构之间,操作应轻柔,避免损伤髂血管和股神经。松解前上方和内下方的关节囊有助于更好地显露髋臼。切除髋臼盂唇和卵圆窝的软组织。髋臼前缘由于撞击一般有增生骨赘,需要事先去除,否则会影响髋臼锉的进出。磨锉髋臼与其他入路原则相同,先磨锉髋臼内壁,然后逐渐扩大至合适的型号。磨锉时需要注意髋臼的前倾角度不宜过大,一般控制在前倾 10°~20°,外展 35°~40°。如果股骨颈截骨保留过多,会导致过多磨锉髋臼前壁。因此,如果髋臼锉进出困难或持器下压困难,必须检查股骨颈的截骨水平。轻度牵引患肢有利于髋臼锉的进出。磨锉满意后置入髋臼假体和内衬。髋臼假体在置入时可以在透视下确认髋臼假体的角度。

股骨的显露是直接前侧入路髋关节置换术的技术难点。髋臼安放完成后,首先做“4”字征,确认小转子部位的内侧关节囊是否松解彻底,以能够清楚看到小转子并可以在小转子上方放入一个手指宽度为宜。然后将下肢放于旋转中立位,髋关节略外展,牵出外侧关节囊的断端,钝性分离关节囊与臀小肌之间的间隙,切断关节囊在股骨外上方的附着。然后将下肢放于外旋90°的位置,牵引患肢,将一把单尖的转子撬经关节囊和臀小肌/臀中肌之间放在大转子后方,一把双尖撬放在小转子上方。手术床过伸,使髋关节过伸20°左右,继续松解大转子后上方残留的部分关节囊至转子间窝,此时可以使用骨钩钩入股骨近端髓腔,向前、外、远端牵引股骨,边牵引边松解。如果仍然显露困难,可以重新松解大转子内侧面的联合腱和梨状肌腱的止点。外上方的关节囊松解止于转子间窝位置,此处为闭孔外肌肌腱的止点,应尽可能予以保留。松解完成后,患肢极度外旋并内收,可以进行股骨侧的操作。小转子上方的双尖撬力量不宜过大,前方的张力大时股骨的上抬会受限。另外在下肢外旋内收的过程中,膝关节保持伸直位有利于放松前方股直肌的张力,使股骨的上抬更方便。

　　股骨假体的前倾以股骨颈后外角和骨距的中点为准,当显露不充分时会导致股骨假体前倾过大。对于骨质疏松的病例,笔者建议徒手插入第一把股骨锉,以避免显露不充分时发生股骨穿孔,然后逐号扩大,至假体试模旋转稳定。牵引下肢并内旋复位髋关节,检查髋关节各向活动的稳定性,透视或术中拍片确认股骨假体的力线、大小及双下肢的肢体长度,尤其注意术中要行股骨的侧位透视以确认假体没有穿出股骨皮质。最后置入真正假体和股骨头。

　　关闭伤口前要进行彻底的止血,以避免术后血肿的发生,尤其注意对于旋股外侧动脉升支断端的止血。笔者对前方关节囊予以保留,因此可以完整缝合。一般不留置引流管。关节囊内局部使用氨甲环酸2g。缝合阔筋膜、皮下组织和皮肤。

（二）直接外侧入路

手术采用仰卧位，手术切口以大转子前 1/3 为中心，向近端和远端延伸，切开阔筋膜后，显露臀中肌，沿臀中肌前 1/3 切开，切开关节囊后，内收外旋患肢使髋关节脱位并进行股骨颈截骨，充分显露髋臼。在直接外侧入路中，股骨的显露相比直接前侧入路更容易，外旋内收下肢后，通过股骨大转子后方放一把转子撬可以充分显露股骨近端。

【证据】

（一）直接前侧入路

直接前侧入路是髋关节唯一真正的肌间隙和神经间隙入路，手术通过阔筋膜张肌 / 臀中肌（臀上神经支配）和缝匠肌 / 股直肌（股神经支配）之间的肌肉间隙显露完成。由于解剖学特点，此入路具有损伤小、疼痛轻、康复快等优势。

文献记载，1883 年 Carl Hueter 最早对髋关节前侧入路进行了描述，主要用于髋关节的切开清理和病灶切除。此后 Smith-Peterson 对此入路进行了改良，应用于各种髋关节手术。因此该手术间隙又被称为 Hueter 间隙或 Smith-Peterson 间隙。目前所应用的直接前侧入路采用了 Smith-Peterson 入路的一部分，因此当直接前侧入路术中显露困难或需要延长显露范围时，可以改为 Smith-Peterson 入路。1947 年，Judets 采用髋关节前侧入路进行了半髋置换术，但由于当时股骨假体柄的设计，前侧入路不能提供充分的显露，而且随着髋关节其他手术入路的成功应用，前侧入路在髋关节置换领域并没有得到普及。此后，随着髋关节前侧入路在股骨头表面置换术中的应用及 Wagner 的成功报道,Judets 借助牵引床的改进再次对前侧入路髋关节置换术进行了研究,并奠定了现代直接前侧入路髋关节置换术的基础。1996 年,Joel Matta 在此基础上将手术技术进一步完善,使直接前侧入路髋关节置换术得以普及。

自 2015 年,笔者于北京积水潭医院开始采用直接前侧入路进行初次人工髋关节置换术,目前共完成 600 余例。使用的假体为 Trilock/Corail 柄、Polarstem 柄、ML-taper/Bimetric 柄,或相似类型的股骨假体等。术式开展早期,手术适应证选择为髋关节活动好、股骨颈长、体重小的患者,随着手术技术的提高,适应证范围也有相应扩大,例如肌肉发达或肥胖病例等也可以通过直接前侧入路完成,尤其是肥胖病例,由于髋关节前方软组织少,相对于后外侧入路而言,直接前侧入路更适于肥胖病例。在笔者所治疗的初次人工髋关节置换术病例中,80% 以上是通过直接前侧入路完成的。禁忌证主要是髋关节骨性结构存在生长发育畸形,如 Crowe 分期为 3 期或 4 期的患者,或既往有手术史瘢痕粘连严重,髋关节有残留内固定等的患者。

直接前侧入路人工髋关节置换术在早期学习阶段不可避免地会遇到各种困难甚至出现相关并发症(如阔筋膜张肌损伤、术中骨折、脱位、血肿、感染等),但随着手术经验的积累,这些并发症的发生率也会相应降低。在完全掌握手术技术后,直接前侧入路人工髋关节置换术的并发症与其他入路相比并无特殊,因此可以作为初次人工髋关节置换术的常规手术入路。由于直接前侧入路独特的解剖优势,患者在术后疼痛和活动能力方面受益颇多。

（二）直接外侧入路

直接外侧入路人工髋关节置换术在北京积水潭医院矫形骨科应用主要在 2002 年以前，以 Harding 入路为主，此后，随着后外侧入路的盛行，直接外侧入路逐渐被后外侧入路所替代。目前已很少见到直接外侧入路进行初次髋关节置换术，在一些特殊翻修病例或复杂的初次置换病例中，偶尔会用到直接外侧入路。

与后外侧入路相比，直接外侧入路术后脱位率较低，而且手术采用仰卧位，便于臼杯角度和下肢长度的评估。与直接前侧入路相比，直接外侧入路中股骨的显露更简单。但在直接外侧入路中，由于损伤了部分展肌，术后发生展肌功能不全 / 跛行的风险较高，直接外侧入路术后跛行的发生率为 4%~20%，而后侧入路术后跛行的发生率为 0~16%。尽管也有文献报道术后 3 个月及 12 个月随访时，展肌肌力与对侧正常肢体没有区别，但随着后外侧入路的成熟及直接前侧入路的出现，北京积水潭医院矫形骨科初次人工髋关节置换术时已很少应用直接外侧入路。

（吕 明）

参考文献

［1］ LIGHT T R, KEGGI K. Anterior approach to hip arthroplasty [J]. Clin Orthop Relat Res, 1980 (152): 255-260.

［2］ BARRETT W P, TURNER S E, LEOPOLD J P. Prospective randomized study of direct anterior vs postero-lateral approach for total hip arthroplasty [J]. J Arthroplasty,

2013, 28 (9): 1634-1638.

[3] KWON M S, KUSKOWSKI M, MULHALL K J, et al. Does surgical approach affect total hip arthroplasty dislocation rates？[J]. Clin Orthop Relat Res, 2006, 447: 34-38.

[4] HARDINGE K. The direct lateral approach to the hip [J]. J Bone Joint Surg (Br), 1982, 64 (1): 17-19.

[5] MENEGHINI R M, PAGNANO M, TROUSDALE R, et al. Muscle damage during MIS total hip arthroplasty: Smith-Peterson versus posterior approach [J]. Clin Orthop Relat Res, 2006, 453: 293-298.

[6] PICADO C H, GARCIA F, MARQUES W. Damage to the superior gluteal nerve after direct lateral approach to the hip [J]. Clin Orthop Relat Res, 2007, 455: 209-211.

[7] LEE G C, MARCONI D. Complications Following Direct Anterior Hip Procedures: Costs to Both Patients and Surgeons [J]. The Journal of Arthroplasty, 2015, 30 (9): 98-101.

[8] RACHBAUER F, KAIN M S H, LEUNIG M. The history of the anterior approach to the hip [J]. Orthop Clin North Am, 2009, 40: 311-320.

[9] SMITH-PETERSEN M N. Approach to and exposure of the hip joint for mold arthroplasty [J]. J Bone Joint Surg Am, 1949, 31A: 40-46.

[10] CHRISTENSEN C P, JACOBS C A. Comparison of patient function during the first six weeks after direct anterior or posterior total hip arthroplasty (THA): a randomized study [J]. J Arthroplasty, 2015, 30 (9 Suppl): 94-97.

第十七节
人工髋关节置换术后方入路

后方入路对于多种髋关节手术而言是一种经典入路，操作灵活方便，可以获得理想的显露，临床效果肯定。后方入路便于假体的安放,同时确切的后方软组织修复可以获得术后充分的稳定性。

【积水潭方案】

(一)适应证

1. 初次人工髋关节置换术。
2. 髋关节翻修手术。

(二)患者体位

1. 采用侧卧位。

2. 使用自制的多孔板,以 2 枚短柱置于多孔板中前后固定骨盆,以 2 枚长柱前后固定躯干,固定柱与患者之间以软垫间隔。

(三)外科操作

1. 以大转子顶点中后 1/3 为标志,向头端约 1/3(髂后上棘方向)、向尾端约 2/3(股骨干方向)弧形切开皮肤。

2. 沿肌纤维走向分开臀大肌。

3. 沿大转子和臀中肌后缘切开短外旋肌,显露并切开后关节囊。

4. 拉钩向后牵开短外旋肌群和关节囊,坐骨神经位于短外旋肌群后方,不需要常规显露但应注意保护。

5. 为增加显露,可以部分松解臀大肌位于臀肌转子上的止点。

6. 内旋、内收、屈髋使髋关节脱位。

7. 沿股骨颈垂直方向锯下股骨头,按术前设计保留合适长度的股骨距。

8. 显露髋臼:于髋臼前上方和坐骨支各打入 1

枚斯式针辅助显露,髋臼前方和髋臼横韧带后下方各放置一把 Hoffman 拉钩。

9. 去除髋臼周围骨赘和盂唇,清理卵圆窝。

10. 磨锉髋臼:锉平卵圆窝,髋臼磨锉由小到大进行磨锉至软骨下骨,渗血和骨性覆盖良好。

11. 置入臼杯:臼杯置入角度可以参考髋臼本身的骨性标志或使用厂家配套的角度导向器械。

12. 内旋、屈曲、内收髋关节,股骨距部位放置一把双尖撬抬起股骨近端,大转子外侧放置一把 Hoffman 拉钩牵开展肌。

13. 股骨侧准备:盒子刀开口,钻通髓腔,股骨柄试模由小到大磨锉髓腔至合适压配,注意检查前倾角,并防止假体内翻。

14. 复位后评估关节松紧度,测试屈伸和内外旋稳定性。

15. 置入股骨假体和人工股骨头。

16. 确切修复后方关节囊和外旋肌群,逐层缝合关闭伤口。

(四) 关键点

1. **肢体长度的控制** 可以参考如下几种方法。

(1)检查前方关节囊的张力。

(2)术中拍双髋正位 X 线片进行评估。

(3)将双下肢摆齐,从大体上对比双侧膝关节的高度。

(4)术中于髋臼上方垂直打入定位克氏针,测量该定位针到股骨大粗隆部位固定一点的距离变化(髋关节脱位前和试模复位后)。

2. **关节囊的修复** 历史上,后方入路全髋置换术的脱位率比较高,与术中切开后方短外旋肌群和后关节囊没有确切修复有直接关系,目前强调后方入路要尽可能修复后方肌群和后关节囊,这样就可以极大地降低术后脱位的发生率。

(1)修复目的:封闭后方死腔;降低术后脱位率。

(2)修复方法:可以于大转子后方打孔,将短外旋肌群与后关节囊固定(软对硬修复);或者将短外旋肌群和后关节囊修复于臀中肌后缘(软对软修复)。

(五)术后管理

1. 术后 2 周内可以早期下地,部分负重。

2. 应用抗生素预防感染。

3. 应用阿司匹林抗凝治疗。

【证据】

后方入路是人工髋关节置换术最为普遍采用的经典入路之一,其最大的优势就是髋臼侧和股骨侧都可以获得很好的显露并且有极好的可延展性。此外,该入路并不损伤髋关节外展装置,相对于其他入路而言,后方入路相对更为简单、安全和快捷。

一般而言,对于复杂的髋关节置换术或髋关节翻修手术,大多数情况下可以采用后方入路,因其可以向近端或远端进行延长,如果需要,可以很好地显露骨盆后柱,亦可以很方便地进行大转子延长截骨。

(郭盛杰)

参考文献

[1] CALLAGHAN J. The adult hip: Hip arthroplasty surgery [M]. 3rd ed. Philadelphia: Lipincott Williams & Wilkins. 2015: 1213-1298.

第十八节
人工膝关节置换术入路

【积水潭方案】

北京积水潭医院矫形骨科广泛采用髌旁内侧入路施行全膝置换术,该入路能充分显露膝关节三个间室,提供充分的操作空间以实现假体位置安装的准确性,且比其他手术入路具有更好的延展性。其临床结果,如术后肌力的恢复和关节活动度,中期随访显示其效果与其他入路一致。

1. **皮肤切口** 最常用的皮肤切口是前正中直切口(图 2-18-1)。向近端和远端延伸,可以显露股骨远端、髌骨、胫骨近端,可以同时显露膝关节内侧和外侧结构并且在需要再次手术时仍然可以使用同一切口。如果把切口内移且平行于皮纹线(又称朗格线,Langer line),可以获得较正中切口更低

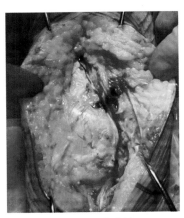

图 2-18-1 皮肤切口

的缝合张力、更快的愈合速度和更小的瘢痕。同时研究表明,对比正中切口,其外侧皮缘并无低氧表现。

2. **关节囊的切开方式** 髌旁内侧入路是使用最多的关节囊切开入路,被应用于开放的关节内韧带重建术、全膝置换术及关节内骨折手术。考虑到该入路可能影响髌骨血供,也有一些作者提出了股内侧肌下入路和经股内侧肌入路(图 2-18-2)。

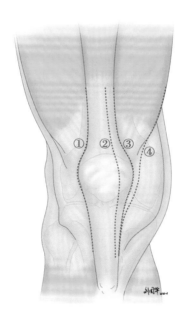

图 2-18-2 关节囊的切开方式
四条红色虚线分别表示:① - 髌旁外侧入路;② - 皮肤前正中切口;③ - 髌旁内侧入路;④ - 股内侧肌下入路。

(1)髌旁内侧入路:髌旁内侧入路最早由 Von Langenbeck 描述,在股四头肌联合腱内侧切开股内侧肌,顺髌骨内侧切开内侧支持带并且向远端延伸,沿髌腱内侧切开(图 2-18-3)。滑膜的切开线与关节囊切开线一致。完成关节囊切开以后,髌骨可以翻转或向外侧滑移,此时屈曲膝关节需防止髌腱撕脱,若向外侧使髌骨脱位仍然困难,可以向近端延长切开股四头肌联合腱。

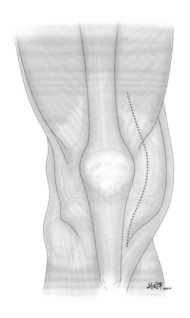

图 2-18-3　髌旁内侧入路(红色虚线)

(2)股内侧肌下入路:股内侧肌下入路也可以直接显露膝关节前方,并且被认为是相对于髌旁内侧入路更加符合解剖结构的关节囊切开方式(图 2-18-4),适用于除外侧单髁置换术以外的诸多膝关节重建手术。

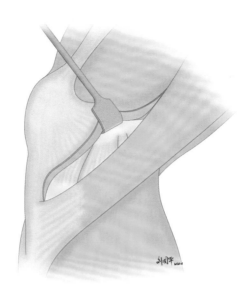

图 2-18-4 股内侧肌下入路

　　采用前正中皮肤切口,向内分离皮瓣显露整个股内侧肌,然后从股内侧肌下缘,在髌骨上极或内侧的附着处,沿内侧肌间隔分离,远端的延伸仍然是沿髌骨内侧和髌腱内侧切开关节囊和支持带直到胫骨结节内缘。近端采用钝性分离的手法将股内侧肌从肌间隔上面分离,注意不要损伤收肌管内的结构。期间可以切开股内侧肌内 1/3 的肌膜以增加延展性,同时需要在正中线切开髌上囊以游离髌骨。完成上述步骤以后可以在伸直位或中度屈曲位向外侧滑移髌骨以显露整个膝关节前方。

　　(3)经股内侧肌入路:经股内侧肌入路也是取前正中皮肤切口,在深筋膜层分离显露股四头肌及股内侧肌表面,顺股内侧肌肌纤维的方向全层分开,保留股四头肌联合腱的完整性。远端延伸是切开股内侧肌在髌骨内上缘的部分纤维,沿髌骨内缘及髌腱内缘延伸到胫骨结节水平。髌上囊在正中线切开以便于向外翻转或滑移髌骨。该入路被认为比股内侧肌下入路更方便翻转髌骨,而且分离肌肉并不影响股内侧肌的血供和神经支配。

【证据】

髌旁内侧入路是使用最广泛的人工膝关节置换术的入路,不仅是因为该入路操作方便,更重要的是对整个膝关节的骨性结构和软组织的显露充分。术中翻转髌骨被认为是方便 TKA 操作的重要措施,并且是髌骨表面置换术的必须步骤。在这方面,髌旁内侧入路较其他入路有优势,尤其是面对肥胖的或者固定屈曲畸形的患者。在人工膝关节置换术中另一个操作难点是对于膝关节后外侧角的显露,这一操作在肥胖患者尤为困难,而髌旁内侧入路可以充分显露后外侧角,从而提供准确的胫骨平台旋转定位和大小测量,同时股骨外侧髁的充分显露也为准确定位股骨假体旋转提供了条件。

近年来,有更多术者倾向使用微创手术(minimally invasive surgery,MIS)。MIS 的优势是切口更小,可以更快地使患者恢复直腿抬高的能力,术后即刻膝关节屈曲增加及住院期间疼痛评分减小。但是上述优势在术后 3 个月开始逐渐变小,到术后 9 个月便再无临床优势的证据。

另一个考量因素是手术入路要尽量减小对髌骨血供的破坏,以预防髌骨缺血坏死并发症的发生。Gelfer 等用骨扫描检测髌骨血供,发现不同入路之间,甚至是否做外侧支持带松解,对髌骨血供的干扰并无区别。

　　另有证据表明,MIS 入路的人工膝关节置换术需要更长的手术时间,假体位置不良的发生率更高,手术并发症也更多。一些 MIS 入路的配套工具采用从侧方截骨的方式,对股骨假体位置的安放和下肢力线产生了负面影响,而传统的截骨导向器在髌旁内侧入路和 MIS 入路中的准确性是一致的。

　　MIS 入路的并发症出现在约 25% 的病例里,包括股骨皮质切割发生率增加、髌腱撕脱、腘肌肌腱和股四头肌肌腱挫伤。也有很多报道认为 MIS 入路的显露不充分,尤其是髌骨翻转困难的发生率达到了 12%。切口问题如切口感染和伤口裂开,也常见于 MIS 入路的手术,这是因为 MIS 手术的皮肤和内部软组织通常面临更大的张力。最后,肌电图的检测显示劈开股内侧肌的入路会造成暂时的甚至永久的股内侧肌神经源性损伤,而这种后果目前还难以准确估计。对比髌旁内侧入路和股内侧肌下入路,肌力和 3D 步态检测数据并没有显著的差别。

　　相比而言,股内侧肌下入路的相对禁忌证要更多,如肥胖、短粗的股骨、肌肉发达、膝关节僵硬、膝关节屈曲挛缩、既往膝关节手术史、膝关节翻修手术、严重的骨质疏松、类风湿关节炎、髌骨低位、严重膝外翻、既往胫骨高位截骨术、创伤性关节炎及既往的髌旁内侧入路手术史等。所以相对髌旁内侧入路和股内侧肌入路,股内侧肌下入路的使用要少得多。

　　在临床结果方面,股内侧肌下入路有短期的优势,诸如在术后 1 周有更好的活动度、更少的外侧支持带松解率及更快恢复的直腿抬高能力,疼痛更少,股四头肌功能更好。但是在中期和长期的随访中发现,两种入路没有区别。另外,在失血量、住院时间、自主活动时间、髌骨缺血坏死发生率、伸膝能力方

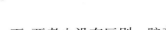

面,两者也没有区别。髌旁内侧入路和股内侧肌下入路有相同的深静脉血栓和切口感染的发生率。

股内侧肌入路原理上也可以减少髌骨轨迹不良和膝前痛的发生率。与股内侧肌下入路一样,其缺点也是相对操作困难和显露不充分。所以在下述情况下也不推荐使用股内侧肌入路:肥胖、肌肉强壮、既往手术史、膝关节翻修手术、严重的骨质疏松、髌骨低位、严重膝外翻、既往胫骨高位截骨手术史、创伤性关节炎及既往髌旁内侧入路手术史。

虽然股内侧肌入路没有分开股四头肌联合腱,但是临床研究结果显示,与髌旁内侧入路相比,在髌骨轨迹、膝前痛、膝关节肌力和活动度方面都没有显著的差别。另外,虽然理论上股内侧肌入路有利于肌力的恢复,但是研究表明该入路术后血清肌酸激酶浓度增高,显示更大的肌肉损伤。

（吴 坚）

参考文献

[1] KARACHALIOS T, GIOTIKAS D, ROIDIS N, et al. Total knee replacement performed with either a mini-midvastus or a standard approach: a prospective randomized clinical and radiological trial [J]. J Bone Joint Surg Br, 2008, 90 (5): 584-591.

[2] DALURY D F, JIRANEK W A. A comparison of midvastus and paradedian approach foe total knee arthroplasty [J]. J arthroplasty, 1999, 14 (1): 33-37.

[3] JUOSPONIS R, TARASEVICIUS S, SMAILYS A, et al. Functional and radiological outcome after total knee replacement performed with mini-midvastus or conventional arthrotomy: controlled randomized trial [J]. Int Orthop, 2009, 33 (5): 1233-1237.

[4] KARPMAN R R, SMITH H L. Comparison of the early results of minimally invasive vs standard approach to total knee arthroplasty: a prospective, randomized study [J]. J Arthroplasty, 2009, 24 (5): 681-688.

[5] TOMEK I M, KANTOR S R, CORI L A, et al. Early patient outcomes after primary total knee arthroplasty with quadriceps-sparing subvas and medial parapatellar techniques: a randomized, double-blind clinical trial [J]. J Bone Joint Surg Am, 2014, 96 (11): 907-915.

[6] ALCELIK I, SUKEIK M, POLLOCK R, et al. Comparison the midvastus and medial parapatellar approaches in total knee arthroplasty: a meta-analysis of short term outcomes [J]. Knee, 2012, 19 (4): 229-236.

[7] KOLISEK F R, BONUTTI P M, HOZARK W J, et al. Clinical experience using a minimally invasive surgical approach for total knee arthroplasty: early results of a prospective randomized study compared to a standard approach [J]. J Arthroplasty, 2007, 22 (1): 8-13.

[8] GELFER Y, PINKAS L, HORNE T, et al. Symptomatic transient patellar ischemia following total knee replacement as detected by scintigraphy. A prospective, randomized, double-blind study comparing the mid-vastus to the medial parapatellar approach [J]. Knee, 2003, 10 (4): 341-345.

[9] KIM T H, KIM D Y. Clinical outcome and rate of complications after primary total knee replacement performed with quadriceps-sparing or standard arthrotomy [J]. J Bone Joint Surg Br, 2007, 89 (4): 467-470.

[10] CHIN P L, FOO L S, YANG K Y, et al. Randomized controlled trial comparing the radiologic outcomes of conventional and minimally invasive techniques foe total knee arthroplasty [J]. J Arthroplasty, 2007, 22 (6): 800-806.

[11] KEATING E M, FARIS P M, MEDING J B, et al. Comparison of the midvastus muscle-splitting approach with the median parapatellar approach in total knee

arthroplasty [J]. J Arthroplasty, 1999, 14 (1): 29-32.

［12］ KELLY M J, RUMI M N, KOTHARI M, et al. Comparison of the vastus splitting and median parapatellar approaches for primary total knee arthroplasty: a prospective, randomized study [J]. J Bone Joint Surg Am, 2006, 88 (4): 715-720.

［13］ PARENTIS M A, RUMI M N, DEOL G S, et al. A comparison of the vastus splitting and median parapatellar approaches in total knee arthroplasty [J]. Clin Orthop Relat Res, 1999 (367): 107-116.

［14］ BOURKE M G, BUTTRUM P J, FITZPATRICK P L, et al. Systematic review of medial parapatellar and subvastus approaches in total knee arthroplasty [J]. J Arthroplasty, 2010, 25 (5): 728-734.

［15］ LIU Z, YANG H. Comparison of the minimally invasive and standard medial parapatellar approaches for total knee arthroplasty: systematic review and meta-analysis [J]. J Int Med Res, 2011, 39: 1607-1617.

［16］ LIU H W, GU W D, XU N W, et al. Surgical approaches in total knee a meta-analysis comparing the midvastus and subvastus to the medial peripatellar approach [J]. J Arthroplasty, 2014, 29 (12): 2298-2304.

［17］ CURTIN B, YAKKANTI M, MALKANI A. Postoperative pain and contracture following total knee arthroplasty comparing parapatellar and subvastus approaches [J]. J Arthroplasty, 2014, 29 (1): 33-36.

［18］ NESTOR B J, TOULSON C E, BACKUS S I, et al. Mini-midvastus vs standard medial parapatellar approach: a prospective, randomized, double-blinded study in patients undergoing bilateral total knee arthroplasty [J]. J Arthroplasty, 2010, 25 (6 Suppl): 5-11.

［19］ HUANG Z, SHEN B, MA J, et al. Mini-midvastus versus medial parapatellar approach in TKA: muscle damage and inflammation markers [J]. Orthopedics, 2012, 35 (7): 1038-1045.

第十九节
膝关节单髁置换术

膝关节单髁置换术适合于膝关节内侧间室或外侧间室有局灶性关节炎或骨坏死的患者。虽然都是置换术,但它和全膝置换术有较大的不同。全膝置换术从本质上是"推倒重来",牺牲患者本身的固有韧带平衡、本体感觉和生物力学,重建一个完全的人工关节。而膝关节单髁置换术,保留了前后交叉韧带、内外侧韧带的自然张力和平衡,保持了膝关节的本体感觉和自然运动学,尊重患者自然关节的特点,属于一种"修旧如旧",类似于一种给膝关节磨损区"打补丁"的手术。相对于全膝置换术,膝关节单髁置换术具有更加微创(小切口)、术后功能锻炼痛苦小、康复迅速、术后功能好及患者满意度高等特点。

【积水潭方案】

（一）膝关节单髁置换术的适应证及禁忌证

膝关节单髁置换术主要是当膝关节骨关节炎发展到一定特殊阶段时,所进行的部分置换手术,因此有自己独特的适应证。选择合适阶段的患者进行手术,是膝关节单髁置换术成功的关键。在膝关节单髁置换术诞生的初期,Kozinn 和 Scott 制订了相对保守的膝关节单髁置换术适应证,一度被广泛采用,其内容包括:①明确诊断有非炎症性的单间室关节炎或症状无法缓解的特发性骨坏死;②影像学证实对侧间室软骨完好;③对侧间室没有疼痛症状或软骨破坏;④运动要求较低;⑤年龄>60岁;⑥体重<82kg;⑦膝关节活动度≥90°;⑧屈曲挛缩<5°;⑨前交叉韧带完整;⑩膝关节内翻畸形<10°或外翻畸形<15°,并且可以被动矫正。

但是到了20世纪末,随着越来越多的临床证据的涌现、假体和工具的更新换代及材料学的发展,膝关节单髁置换术的适应证范围逐渐扩大。在1996年,Goodfellow提出了膝关节"前内侧骨关节炎"理论,详细阐述了膝关节骨关节炎发生发展的病理生理学规律,并提出了活动平台膝关节单髁置换术的适应证和非必要禁忌证。

Goodfellow等认为,膝关节的软骨磨损首先发生在膝关节的软骨负重区,即内侧胫骨平台前方及股骨远端伸直位的软骨区,而胫骨和股骨后方屈曲位接触的软骨,以及对侧非主要负重间室的软骨,磨损很轻,因此这种类型的磨损被称为"前内侧骨关节炎",也是人类膝关节骨关节炎磨损的最主要形式。当前内侧骨关节炎发展到晚期时,软骨出现全层磨损,X线片上表现为骨磨骨的状态。但除此之外,内侧副韧带没有发生挛缩,前交叉韧带功能良好,胫骨平台后方软骨全层存留,外侧间室软骨全层存留。这时是对膝关节磨损区进行修补的最佳时机,因此,前内侧骨关节炎终末期是膝关节单髁置换术的最佳适应证。同时,禁忌证的范围也在不断变小:①年轻、活动量大的患者不是禁忌证,单髁假体的耐磨性和长期生存率已经有了明显的提高。②肥胖患者不是禁忌证,近期的文献并不支持体重大影响单髁假体使用寿命的说法。体重大的患者接受膝关节单髁置换术,特别是活动平台的单髁置换术是安全的。③除了髌股关节外侧面非常严重的软骨缺失,髌股关节的一般性磨损,不是膝关节单髁置换术的禁忌证。④外侧间室疼痛、边缘骨赘和外侧半月板的钙盐沉积,也不属于膝关节单髁置换术的禁忌证。

其他适应证还包括膝关节特发性骨坏死,以及外侧间室骨关节炎等。需要注意的是,外侧单髁置换术不是内侧单髁置换术的镜像操作,它们在手术技术和原理方面有很大不同,需要分别学习和了解。

(二)术前影像

X 线检查是膝关节单髁置换术最重要的术前检查,包括膝关节负重正位 X 线片、侧位 X 线片、屈曲 45° 位的后前位负重位 X 线片(Rosenberg 位 X 线片)、髌骨切线位 X 线片和屈曲 20° 外翻应力位 X 线片。

1. **负重正位 X 线片**　观察是否存在骨磨骨。

2. **侧位 X 线片**　观察胫骨上软骨的磨损范围,股骨与胫骨的接触点位置是否发展到胫骨平台后方。可以根据磨损接触点的位置和胫骨前移半脱位的程度,判断前交叉韧带的功能。

3. **Rosenburg 位 X 线片**　当负重正位 X 线片显示关节间隙很窄,而没有发生骨磨骨的现象,又怀疑软骨全层磨损的情况下,可以拍摄该体位 X 线片,明确是否存在胫骨平台中央型全层软骨缺失。对于外侧间室的骨关节炎,此体位尤为重要。因为外侧骨关节炎首先磨损外侧平台的中央,当外侧平台的中央已经发生骨磨骨的情况下,伸直位 X 线片上的外侧间室经常还是有间隙存在的。

4. **髌骨切线位 X 线片**　只有髌股关节外侧面磨损达到软骨下骨的程度,才是膝关节单髁置换术的禁忌证。一般性磨损非禁忌证。

5. **屈曲 20° 外翻应力位 X 线片** 观察外侧软骨是不是全层厚度,以及内侧副韧带是否发生挛缩。

除非查体的体征和 X 线片的影像学表现不相符,否则磁共振成像及 CT 检查很少应用于膝关节单髁置换术的患者。

【证据】

选择合适的患者、合适的手术器械及设计良好的假体,对于膝关节单髁置换术取得好的长期疗效至关重要。随着膝关节单髁置换术中远期成功率的提高,膝关节单髁置换术作为治疗单间室骨关节炎的一种有效手段被全世界广泛接受。对于合适的患者,单髁置换术相较于全膝置换术有明显的优势,如缩短住院时间、并发症发生率低且术后康复速度快,以及更低的花费。除此之外,膝关节单髁置换术患者术后有更好的步态、更自然的行走能力、更高的股四头肌功能及更好的屈伸活动度。如果单髁置换术失败,翻修时采取全膝置换术时,患者的结果与初次行全膝置换术的患者并无明显差异。所以单髁置换术是一种有效的治疗方式,特别是对膝关节功能有更高要求的患者,以及高龄体弱的患者。

单髁置换术和全膝置换术有很大不同。全膝置换术更注重的是假体生物力学、统一化的下肢力线和运动学,重建一个新关节,而单髁置换术必须遵从自然膝关节的力线、韧带张力和运动方式。笔者推荐膝关节单髁置换术的下肢力线在术后应恢复到"得病以前的状态",即恢复韧带的自然张力,只纠正关节内因为软骨磨损而产生的畸形,而不去纠正关节外、骨性本身的畸形,把力线恢复成年轻时的状态。但如果患者本身的关节外骨性畸形过大(超过正常值 10° 以上），单髁置换术并不能加以纠正，因此可能会增加患者的不满意度和假体磨损，是膝关节单髁置换术的相对禁忌证。

（黄 野）

参考文献

[1] BOURNE R, CHESWORTH B. Patient Satisfaction after Total Knee Arthroplasty: Who is Satisfied and Who is Not？[J]. Clin Orthop Relat Res, 2010, 468 (1): 57-63.

[2] LIDDLE A D, JUDGE A, PANDIT H, et al. Adverse outcomes after total and unicompartmental knee replacement in 101 330 matched patients: a study of data from the National Joint Registry for England and Wales [J]. Lancet, 2014, 384 (9952): 1437-1445.

[3] KOZINN S C, SCOTT R. Unicondylar knee arthroplasty [J]. J Bone Joint Surg Am, 1989, 71 (1): 145-150.

[4] WHITE S H, LUDKOWSKI P F, GOODFELLOW J W. Anteromedial osteoarthritis of the knee [J]. J Bone Joint Surg Br, 1991, 73 (4): 582-586.

[5] GOODFELLOW J W, O'CONNOR J. Clinical results of the Oxford knee. Surface arthroplasty of the tibiofemoral joint with a meniscal bearing prosthesis [J]. Clin Orthop Relat Res, 1986 (205): 21-42.

[6] PANDIT H, JENKINS C, GILL H S, et al. Unnecessary contraindications for mobile-bearing unicompartmental knee replacement [J]. J Bone Joint Surg Br, 2011, 93 (5): 622-628.

[7] PRICE A J, DODD C A, SVARD U G, et al. Oxford Medial Unicompartmental Knee Arthroplasty in Patients Younger and Older than 60 Years of Age [J]. J Bone Joint Surg Br, 2005, 87 (11): 1488-1492.

[8] MURRAY D W, PANDIT H, WESTON-SIMONS J S, et al. Does body mass index affect the outcome of unicom-

partmental knee replacement？[J]. Knee, 2013, 20 (6): 461-465.

[9] BEREND K R, LOMBARDI A V JR, MORRIS M J, et al. Does preoperative patellofemoral joint state affect medial unicompartmental arthroplasty survival？[J]. Orthopedics, 2011, 34 (9): e494-496.

[10] BEARD D J, PANDIT H, GILL H S, et al. The influence of the presence and severity of pre-existing patellofemoral degenerative changes on the outcome of the Oxford medial unicompartmental knee replacement [J]. J Bone Joint Surg Br, 2007, 89 (12): 1597-1601.

[11] BEARD D J, PANDIT H, OSTLERE S, et al. Pre-operative clinical and radiological assessment of the patellofemoral joint in unicompartmental knee replacement and its influence on outcome [J]. J Bone Joint Surg Br, 2007, 89 (12): 1602-1607.

[12] WOODS D A, WALLACE D A, WOODS C G, et al. Chondrocalcinosis and medial unicompartmental knee arthroplasty [J]. Knee, 1995, 2 (2): 117-119.

[13] KENDRICK B J, ROUT R, BOTTOMLEY N J, et al. The implications of damage to the lateral femoral condyle on medial unicompartmental knee replacement [J]. J Bone Joint Surg Br, 2010, 92 (3): 374-379.

[14] KEYES G W, CARR A J, MILLER R K, et al. The radiographic classification of medial gonarthrosis: correlation with operation methods in 200 knees [J]. Acta Orthop Scand, 1992, 63 (5): 497-501.

[15] SHARPE I, TYRRELL P N, WHITE S H. Magnetic resonance imaging assessment for unicompartmental knee replacement: a limited role [J]. Knee, 2001, 8 (3): 213-218.

[16] WILLIS-OWEN C A, BRUST K, ALSOP H, et al. Unicondylar knee arthroplasty in the UK National Health Service: an analysis of candidacy, outcome and cost efficacy [J]. Knee, 2009, 16 (6): 473-478.

[17] LIDDLE A D, JUDGE A, PANDIT H, et al. Determinants of revision and functional outcome following unicompartmental knee replacement [J]. Osteoarthritis and Cartilage, 2014, 22 (9): 1241-1250.

[18] BEREND K R, LOMBARDI A V JR. Liberal indications for minimally invasive oxford unicondylar arthroplasty provide rapid functional recovery and pain relief [J]. Surg Technol Int, 2006, 16: 193-197.

第二十节
髌股关节置换术

尽管髌股关节置换术本身的疗效仍有待提高,但相对于其他治疗方案,髌股关节置换术(patellofemoral joint arthroplasty,PFJA)依旧是严重髌股关节骨性关节炎的有效治疗手段。全膝置换术治疗单纯的髌股关节高压症并非为所有患者与医师所接受。对于相对年轻的患者(55~60岁),为治疗局限的髌股关节疾病而牺牲前后交叉韧带与内外侧间室并非最优的选择,而对于年长的患者,PFJA也是一种损伤相对小得多的术式。近期的研究已发现,髌股关节置换术对于髌股关节的骨性关节炎具有良好的临床疗效。

【积水潭方案】

(一)适应证选择

PFJA适用于终末期(严重)局限于髌股关节的骨性关节炎或创伤性关节炎。既往认为髌股关节发育不良或明显的髌骨运行轨迹异常是髌股关节置换术的禁忌证,但从最近的文献及北京积水潭医院的经验来看,这取决于如何看待PFJA手术本身。如果期待 PFJA 本身解决很多膝关节周围骨性畸形的问题,髌旁软组织不平衡的问题,以及髌股关节发育不良的问题,当然很难取得满意的疗效。因为髌股关节置换术本身只是解决了髌骨与股骨滑车之间关节面替代的问题。上述问题理应由 PFJA 术前或同期术中的其他术式来加以解决。如果术者能够明确髌股关节对合不良或髌骨轨迹不良的原因,并予以次第解决,而仅把 PFJA 看作实现髌股关节关节面替代的手段,则 PFJA 的适应证会宽泛很多,其手术疗效和患者满意度也会提高很多。然而,有序矫正膝关节的骨性畸形,并平衡伸膝装置殊非易事。笔者采用一种解剖调查(anatomical survey)的方式,系统分析下肢(自骨盆到踝关节)的骨性畸形及包括伸膝装置在内的软组织袖套与骨性结构的关系(髌股关节的对合,只是这种相对关系的一部分)。选择其中的主要畸形予以矫正,这往往需要术者掌握各种截骨术和包括 Judet 手术及 Hauser 手术在内的伸膝装置重排的能力。

(二)术前评估

临床评估最重要的意义在于:①将症状的来源定位于髌股关节(同时也确认胫股关节相对健康);②明确与髌股关节症状相关的下肢骨性结构及软组织袖套(尤其是伸膝装置)异常。膝前疼痛尤其是上下楼、蹲起、久坐后站立时出现或加重的膝前痛,常常来源于髌股关节。如果这种膝前痛合并有股四头肌萎缩、膝关节慢性肿胀、髌骨后有摩擦感或弹响,则更提示症状来源于髌股关节。显然,在询问病史及物理检查的过程中,必须关注胫股关节的状况,毕竟胫股关节退变是 PFJA 手术失败的第一大原因。

从笔者的经验看,术后胫股关节的严重退变往往由术前即存在的退变加重而来。评估者须关注任何来自胫股关节间隙的疼痛,这种疼痛往往提示软骨病变的泛化或半月板的退变。关注髌骨的运行轨迹,轻度的髌骨半脱位或髌骨倾斜可以通过 PFJA 术中松解软组织来解决,严重的髌骨轨迹和伸膝装置对位异常则需要通过其他术式来解决。

（三）外科技术要点

1. 髌股关节假体的方位安置,以满足合理的髌股关节对合关系为首要原则。不必拘泥于 TKA 手术中股骨假体安置的若干骨性标记(可适度增加股骨假体外旋,适度内移及上下移髌骨假体)。

2. 股骨假体的大小选择应适中,假体过小将导致外露的骨质刺激在其上滑行的髂胫束(iliotibial band,ITB)等软组织,过大也会导致刺激症状。

3. 尽最大努力维持股骨假体与内外侧髁关节软骨的齐平,使移行平滑。

4. 尽最大可能清理股骨假体与内外侧髁关节软骨间的骨水泥。

5. 从笔者的经验看,置换髌骨可带来更确切的疗效。

（四）术后康复

术前应教育患者,PFJA 术后往往需要较全膝置换术后更长的康复和锻炼过程。告知患者,术前长期疼痛和伸膝装置对位异常,常导致股四头肌严重萎缩,PFJA 本身可能并不能完全重建髌股关节的力学状况,但通过康复锻炼可恢复股四头肌肌力,从而增强患者康复训练的信心。

【证据】

既往 PFJA 疗效不确切的原因主要与假体设计不尽合理、手术器械简陋、适应证选择不明确和患者选择不合理等有关。随着对髌股关节认识的加深及外科技术的进步,近年来 PFJA 的临床疗效取得了长足的进步。笔者回顾性分析了 2015 年 1 月至 2018 年 12 月在北京积水潭医院矫形骨科受第三代髌股关节置换术治疗的 37 例患者,平均随访时间为(27.0 ± 2.3)个月,3 例(8.1%)患者因骨关节炎进展在随访期间进行了后续的手术治疗,其中全膝置换术 2 例,膝关节双间室置换术 1 例,其余 34 例患者术后膝关节损伤与骨关节炎评分(knee injury and osteoarthritis outcome score,KOOS)的症状平均分值为(91.39 ± 12.09)分,KOOS 疼痛平均分值为(92.97 ± 13.00)分,KOOS 日常生活活动平均分值为(96.37 ± 7.41)分,KOOS 运动和娱乐功能平均分值为(60.44 ± 28.59)分,KOOS 膝关节相关生活质量平均分值为(71.14 ± 28.46)分。UCLA 活动评分(university of California at Los Angeles activity score)的平均分值为(3.24 ± 0.61)分,膝前痛评分(anterior knee pain score)的平均分值为(75.03 ± 19.12)分。总体而言,91.18% 的患者对手术效果表示满意。与以往的研究报道相比,这组患者的假体生存率及满意度与之相当。但笔者仍要在此强调,相对于 TKA 和膝关节单髁置换术(unicompartmental knee arthroplasty,UKA),PFJA 的临床疗效仍然具有相当的不确定性,严格控制适应证和选择患者是提高疗效和提升术后满意率的最重要手段。

(周一新)

参考文献

［1］ ODGAARD A, MADSEN F, KRISTENSEN P W, et al. The Mark Coventry Award: Patellofemoral Arthroplasty Results in Better Range of Movement and Early Patient-reported Outcomes Than TKA [J]. Clin Orthop Relat Res, 2018, 476 (1): 87-100.

［2］ IMHOFF A B, FEUCHT M J, BARTSCH E, et al. High patient satisfaction with significant improvement in knee function and pain relief after mid-term follow-up in patients with isolated patellofemoral inlay arthroplasty [J]. Knee Surg Sports Traumatol Arthrosc, 2019, 27 (7): 2251-2258.

［3］ ROMAGNOLI S, MARULLO M. Mid-Term Clinical, Functional, and Radiographic Outcomes of 105 Gender-Specific Patellofemoral Arthroplasties, With or Without the Association of Medial Unicompartmental Knee Arthroplasty [J]. J Arthroplasty, 2018, 33 (3): 688-695.

［4］ ONI J K, HOCHFELDER J, DAYAN A. Isolated patellofemoral arthroplasty [J]. Bull Hosp Jt Dis, 2014, 72 (1): 97-103.

［5］ LONNER J H, BLOOMFIELD M R. The clinical outcome of patellofemoral arthroplasty [J]. Orthop Clin North Am, 2013, 44 (3): 271-280.

［6］ PARRATTE S, LUNEBOURG A, OLLIVIER M, et al. Are revisions of patellofemoral arthroplasties more like primary or revision TKAs [J]. Clin Orthop Relat Res, 2015, 473 (1): 213-219.

［7］ MIDDLETON S W F, TOMS A D, SCHRANZ P J, et al. Mid-term survivorship and clinical outcomes of the Avon patellofemoral joint replacement [J]. Knee, 2018, 25 (2): 323-328.

第二十一节
膝关节双间室置换术

膝关节双间室置换术(bicompartmental knee arthroplasty,BKA)始终对北京积水潭医院矫形骨科的医师保有持久的吸引力。对膝关节内侧间室、外侧间室或髌股关节间室三个间室中任何两个间室的置换均可以称作膝关节双间室置换术,但在临床工作中,大部分患者是内侧间室合并髌股关节骨关节炎,因此,BKA 主要指的是内侧间室置换术联合髌股关节置换术。事实上,BKA 的患者也是笔者所开展的人工膝关节置换术患者中对术后疗效最满意的。其原因可能在于保留前交叉韧带与健康的外侧间室可以获得更好的关节功能与本体感觉,另一个重要原因是,膝关节单髁置换术(unicompartmental knee arthroplasty,UKA)最重要的失败原因是髌股关节退变,而髌股关节置换术(PFJA)最重要的失败原因是内侧间室的退变,BKA 可以很好地避免 UKA 与 PFJA 的主要失败机制,从而获得更好的疗效及假体生存期。一体式的 BKA 鲜有较成功的报道,因此不再赘述。依据北京积水潭医院的经验,集中讨论接受组配式 BKA 的适应证、外科技术及初步临床疗效。

【积水潭方案】

(一)适应证

膝关节双间室置换术的适应证总体类似于 UKA 和 PFJA,但由于 UKA 与 PFJA 的组合,消除了髌股关节退变与内侧间室退变分别作为 UKA 和

PFJA 禁忌证的因素,膝关节双间室置换术实际上具有相对宽泛的适应证。选择 BKA 的患者应为骨关节炎累及内侧胫股关节和髌股关节,而外侧胫股关节和交叉韧带功能完好的患者。在此值得强调的是,选择 BKA 的患者,膝关节术前应具有良好的活动度,并且无明显畸形。既往文献中曾将其活动度及畸形的范围限定为:屈曲畸形<5°,膝关节屈曲活动度至少为 90°,内翻畸形<10°,外翻畸形<15°。这一活动度及畸形的限制,主要参照既往 UKA 的标准,只有保证所采用的 UKA 和 PFJA 假体均能发挥良好作用,才能为 BKA 获得较好的术后疗效提供一定保证。而对于炎症性关节炎、前交叉韧带缺陷的患者,不建议行 BKA。除适应证外,临床上限制BKA 广泛开展的因素还有手术技术难度陡增、价格略高于全膝置换术等。

(二)外科技术

　　组配型的双间室置换术允许术者分别安置髌股关节假体及胫股关节假体,从而使得术者可以最大限度地优化假体的大小、轴向与旋转对线方位。须知,这种充分调整假体大小与安置方位的自由度,对于双间室置换术是十分重要的。因为双间室置换必须同时服从 UKA 与 PFJA 的所有约束,而这些约束中最重要的就是,在不做松解的前提下维持下肢的力线在可接受的范围,同时尽最大可能维持髌股关节的对合关系,这两者都要求必须将 UKA 与 PFJA的假体安置在理想的方位。

　　组配型 BKA 手术的另一挑战是如何处理 UKA与 PFJA 假体的连结部分,UKA 股骨假体与 PFJA股骨假体发生重叠与撞击显然是不能接受的,但两者之间出现很大的间隙也非理想的旋转。笔者追求上述两假体之间有 2~3mm 的间隙,最好这个间隙中仍然有骨软骨桥接。请注意,假体间的间隙当然是需要十分关注的要点,但凌驾于间隙大小之上的是假体间几何外形的移行是否平滑。

BKA 手术时,先做 UKA 或先做 PFJA 可依据术者的习惯,先做 UKA 可以优先优化下肢力线与假体尺寸,但可能需要术者在 PFJA 股骨假体的旋转方位和股骨前髁切骨量上有所妥协。该方法常需减少股骨前方的切骨量,使股骨假体于股骨前皮质间出现台阶。但由于股骨假体较薄,一般也不会造成髌股关节的过度填充(overstuff)。

笔者常采用先完成股骨前髁切骨,再完成 UKA 的做法,主要目的是优化假体间间隙的大小并改善假体间几何外形移行的平顺程度,行 UKA 股骨侧切骨时,如感觉上述间隙过小,可适当屈曲膝关节调节间隙的大小。

(三)二期膝关节双间室置换术

如前所述,UKA 与 PFJA 的主要失败原因是膝关节其他间室的退变。一般而言,TKA 是处理这种退行性病变进展疗效较确切的手段。但在笔者的临床实践中,对于年轻患者,或者是年龄在 80 岁以上的患者,二期膝关节双间室置换术仍是合理的选择。当然,健康的第三间室是进行二期膝关节双间室置换术的必要条件。

【证据】

目前认为,组配式 BKA 相较于 TKA 而言具有更好的疗效。早期开展的组配式 BKA 在中长期假体生存率上表现不佳,其可能的原因在于假体设计、患者选择和手术技术不成熟等因素,而在近期的文献中,组配式 BKA 的 5 年假体生存率可以达到 95% 以上。在 Amit 等发表的系统综述中,将组配式 BKA 和 TKA 对内侧间室 - 髌股关节骨关节炎的疗效进行对比,两者可以取得相似的功能评分(如 WOMAC 或 KSS 评分等),但组配式 BKA 具有更好的关节活动度和更舒适的关节感觉。同样,笔者对比了北京积水潭医院矫形骨科早期开展的 14 例组配式 BKA 患者和同期开展的 28 例 TKA 患者,在术前人口学参数、骨关节炎 Kellgren-Lawrence 影像学分级及术前功能状态匹配的情况下,在平均近 3 年的随访时间内,两组患者均无翻修发生,且组配式 BKA 组患者展示出了更好的疗效。尽管组配式 BKA 组和 TKA 组患者均能获得不错的术后疼痛缓解(WOMAC 疼痛评分:96.79 ± 8.23 *vs.* 97.50 ± 3.97,P=0.568),但组配式 BKA 组的术后 WOMAC 总评分略高于 TKA 组(95.31 ± 9.21 *vs.* 89.73 ± 7.45,P=0.002),其中 WOMAC 术后功能也更佳(94.64 ± 10.77 *vs.* 87.65 ± 9.38,P=0.001)。组配式 BKA 组的术后关节活动度也较 TKA 组高出 10° 以上(121.43 ± 10.99 *vs.* 108.39 ± 14.28,P=0.001)。同时,在术后关节遗忘度评分(forgotten joint score,FJS)方面,组配式 BKA 组也表现更佳(82.12 ± 22.06 *vs.* 56.52 ± 21.11,P<0.001)。因此,根据既往文献数据和北京积水潭医院矫形骨科的临床数据,一定程度上进一步坚定了笔者对于组配式 BKA 的信心。

BKA 是 TKA 有效的补充术式,常常带来比单纯 UKA 与 PFJA(当然它们各自有自己的适应证,但不可否认他们之间也会出现些许重叠)更好的疗效与假体生存率。对组配式 BKA 而言,选择设计合理的假体及采用恰当的外科技术，是取得良好疗效的前提。

（周一新）

参考文献

［1］AMIT P, SINGH N, SONI A, et al. Systematic Review of Modular Bicompartmental Knee Arthroplasty for Medio-Patellofemoral Osteoarthritis [J]. J Arthroplasty, 2020, 35 (3): 893-899.

［2］WODOWSKI A J, SWIGLER C W, LIU H, et al. Proprioception and Knee Arthroplasty: A Literature Review [J]. Orthop Clin North Am, 2016, 47 (2): 301-309.

［3］VAN DER LIST J P, ZUIDERBAAN H A, PEARLE A D. Why Do Medial Unicompartmental Knee Arthroplasties Fail Today？[J]. J Arthroplasty, 2016, 31 (5): 1016-1021.

［4］LONNER J H, BLOOMFIELD M R. The clinical outcome of patellofemoral arthroplasty [J]. Orthop Clin North Am, 2013, 44 (3): 271-280.

［5］PALUMBO B T, HENDERSON E R, EDWARDS P K, et al. Initial experience of the Journey-Deuce bicompartmental knee prosthesis: a review of 36 cases [J]. J Arthroplasty, 2011, 26 (6 Suppl): 40-45.

［6］MORRISON T A, NYCE J D, MACAULAY W B, et al. Early adverse results with bicompartmental knee arthroplasty: a prospective cohort comparison to total knee arthroplasty [J]. J Arthroplasty, 2011, 26 (6 Suppl): 35-39.

［7］SABATINI L, GIACHINO M, RISITANO S, et al. Bicompartmental knee arthroplasty [J]. Ann Transl Med, 2016, 4 (1): 5.

［8］TRIA A J JR. Bicompartmental knee arthroplasty: the clinical outcomes [J]. Orthop Clin North Am, 2013, 44 (3): 281-286.

［9］THIENPONT E. Conversion of a unicompartmental knee

arthroplasty to a total knee arthroplasty: can we achieve a primary result？[J]. Bone Joint J, 2017, 99B (1 Supple A): 65-69.

[10] PARRATTE S, PAULY V, AUBANIAC J M, et al. Survival of bicompartmental knee arthroplasty at 5 to 23 years [J]. Clin Orthop Relat Res, 2010, 468 (1): 64-72.

[11] ROMAGNOLI S, MARULLO M. Mid-Term Clinical, Functional, and Radiographic Outcomes of 105 Gender-Specific Patellofemoral Arthroplasties, With or Without the Association of Medial Unicompartmental Knee Arthroplasty [J]. J Arthroplasty, 2018, 33 (3): 688-695.

第二十二节
代谢性骨病患者的全髋置换术

【积水潭方案】

代谢性骨病（metabolic bone disease，MBD）是一组以钙代谢和 / 或骨细胞生理功能异常为特征的疾病的总称。钙代谢和骨细胞功能的异常，最终会导致骨性畸形和关节生物力学的改变，引发或加重关节退行性改变，严重者需要行人工髋关节置换术治疗。在北京积水潭医院矫形骨科门诊和病房的常规诊疗过程中，为尽量减少此类患者围手术期并发症，改善预后，临床医师需对该类疾病不同病种的特点有充分了解，制订个体化治疗方案，如术前特殊生化和影像学等辅助检查、假体选择、手术方案及围手术期用药。完善的术前检查、准确的术前诊断与评估、合理的手术技术应用，以及适当的围手术期用药，是手术疗效及预后的保障。

【证据】

(一) 常见代谢性骨病

在发达国家,最常见的代谢性骨病是骨质疏松症,其患病率与年龄呈明显正相关。此外,不典型的股骨骨折、股骨头坏死、骨软化症、佩吉特病(Paget disease)、骨纤维异常增殖症和成骨不全这些较为少见的代谢性骨病亦不可忽视。代谢性骨病可伴发于骨性关节炎,也是髋关节骨性关节炎的重要诱发因素。不同的代谢性骨病既有共性,也有特异性。熟悉其特点是准确评估病情、制订治疗方案的基础,是获得良好的临床预后及规避并发症的保障。

(二) 术前诊断与评估

合并代谢性骨病的患者,术前需对病种准确诊断,完善相应检查,充分评估病情,制订合理的治疗方案。需要着重了解的内容包括骨折史、骨质疏松史、用药史(激素、抗骨质疏松药)、饮酒史、凝血功能障碍相关疾病。完善骨密度、影像学等相关检查,评估骨质状况(图 2-22-1)。

(三) 解剖结构异常的评估和处理

准确的术前诊断、完善的术前检查是制订合理治疗方案的基础,而精准的解剖结构评估是获得良好的临床预后及规避并发症的保障。结合影像学检查结果,可有效指导手术方案的制订、假体的选择,预判术中难点,降低并发症的发生率。全面评估后须回答以下三个问题:是否存在髋臼结构异常;是否存在股骨结构异常;是否存在髋关节骨量和骨质异常。

1. 髋臼结构异常的评估和处理 髋臼结构异常主要为以下三种情况：髋臼内陷、髋臼发育不良、创伤后缺损或畸形愈合。髋臼内陷是代谢性骨病相关的髋臼结构异常最为常见的表现（图 2-22-2）。

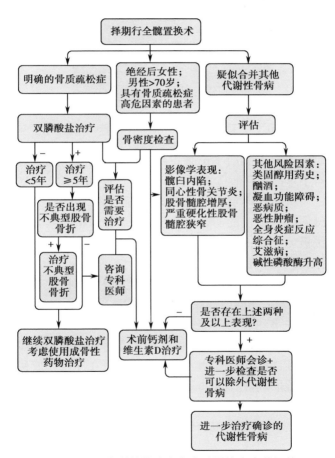

图 2-22-1　代谢性骨病患者全髋置换术术前评估
+：阳性或异常；-：阴性或正常。

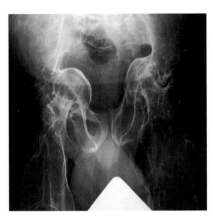

图 2-22-2 成骨不全所致的双侧髋臼内陷

内陷的髋臼不论是机械性还是生物性方面,都对手术操作和假体置入提出了极大的挑战。

机械性影响主要表现为:①髋臼骨性结构对髋臼假体所提供的初始稳定性降低;②术中显露和脱位极为困难;③易发生撞击、脱位和磨损;④肢体不等长;⑤展肌无力。

生物性影响主要表现为:①生物型臼杯骨长入困难;②水泥型臼杯缺乏稳定的骨水泥界面。因此,强化并重建髋臼的完整性,恢复旋转中心及良好的假体初始稳定性是术中关注的重点。术中如遇到显露困难,可尝试去除增生骨赘,甚至可在原位完成初次股骨颈截骨。同时,务必避免髋臼过度磨锉,以免进一步影响髋臼完整性或造成进一步内陷。

在恢复髋臼侧旋转中心时可采用以下几种途径:①骨水泥填充;②植骨或使用金属垫块(augument)。有条件的医疗机构可在机器人辅助引导下完成髋臼磨锉和假体安放。

2. 股骨近端结构异常的评估和处理 不同代

谢性骨病可造成股骨近端不同位置的畸形,如大转子、股骨颈、干骺端、骨干。而不同部位的畸形可进一步引发股骨形态学的改变,如成角、扭转、轴移和髓腔的变化。这一系列的改变直接决定了假体类型、尺寸、安放位置及是否需要股骨矫正性截骨。股骨大转子的畸形可影响假体入髓位置的选择、展肌肌力的发挥,甚至可造成局部的撞击。此时,行适当的大转子截骨,可获得良好位置的假体置入,改善展肌肌力,避免撞击的损伤和症状。股骨颈水平(内翻/外翻)的畸形可能造成展肌无力、术后不稳定及肢体不等长。特殊偏心距的假体可部分解决上述问题,但有时需要牺牲双下肢等长性,使局部有足够的软组织张力,以防止脱位。股骨扭转畸形可影响股骨前倾角及髓腔形态,是假体类型、尺寸的重要决定因素。恢复正常前倾角是术后假体稳定性、避免脱位的关键,准确的假体尺寸选择是初始稳定性和避免术中骨折的保证。必要时可结合术中透视,辅助判断假体安放位置。

3. 髋关节骨量和骨质异常的评估和处理 代谢性骨病患者髋关节周围骨量和骨质存在不同程度的异常,影响假体生存率,容易造成围手术期骨折等相关并发症。准确评估髋臼、股骨骨质和骨量的情况,有针对性地实施相应的治疗策略,是保证手术安全、获得良好预后的关键。

髋臼侧硬化骨的存在对磨锉造成困难,可能使得内侧过度磨锉,进而影响髋臼假体安放的准确性和牢固性。相反,如果髋臼侧骨质疏松,则应改为低速磨锉,同时反复检查,避免磨穿内壁。此类患者应十分注意假体置入时的压配程度,否则有较高的骨折风险。

股骨侧硬化骨的存在同样会造成磨锉困难,严重者可引发骨折和髓腔穿孔。因此,高速开髓钻建议应用于此类患者。如果股骨侧骨质下降,可出现髓腔增宽,骨皮质变薄(图 2-22-3)。此时生物型假体未必可提供满意的压配和良好的初始稳定性,换用水泥型股骨假体可解决上述问题。

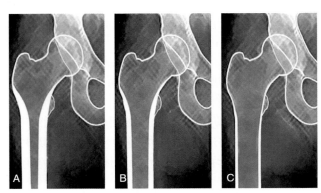

图 2-22-3 股骨侧骨质形态的 Dorr 分型示意
A. Dorr A 型:正位 X 线片可见股骨呈现香槟杯样改变(骨皮质增厚);B. Dorr B 型:股骨仅在正位 X 线片中可见髓腔增宽;C. Dorr C 型:股骨正位 X 线片可见髓腔增宽、骨皮质变薄,呈现烟囱样改变。

4. 围手术期药物干预 髋关节周围骨量和骨质的优化对于改善代谢性骨病患者人工关节置换术后的效果、降低并发症的风险,以及提高假体生存率是至关重要的。假体置入后的稳定性和假体周围骨量有可能通过围手术期用药得到强化。目前,临床用药与骨质疏松症的治疗和原则内容相近,常见药物主要有双膦酸盐、德诺苏单抗和甲状旁腺激素(parathyroid hormone,PTH),可以一定程度地预防早期松动和假体周围骨折。

代谢性骨病可造成髋关节周边解剖结构力学和形态学的一系列改变,对手术操作和术后效果造成极大影响。因此,对于此类患者在术前必须充分评估病情,完善术前设计;术中仔细操作,选取适当的技术处理手术难点,减少相应并发症的出现。同时,围手术期相关药物的应用也不能被忽视。只有这样才能改善术后满意度、降低手术风险,最大限度地提高人工髋关节置换术的长期疗效。

（刘 源）

参考文献

［1］ MANKIN H J, MANKIN C J. Metabolic bone disease: A review and update [J]. Instr Course Lect, 2008, 57: 575-593.

［2］ WRIGHT N C, LOOKER A C, SAAG K G, et al. The recent prevalence of osteoporosis and low bone mass in the United States based on bone mineral density at the femoral neck or lumbar spine [J]. J Bone Miner Res, 2014, 29 (11): 2520-2526.

［3］ RUSSELL L A. Osteoporosis and orthopedic surgery: Effect of bone health on total joint arthroplasty outcome [J]. Curr Rheumatol Rep, 2013, 15 (11): 371.

［4］ PARVIZI J, KLEIN G R, SIM F H. Surgical management of Paget's disease of bone [J]. J Bone Miner Res, 2006, 21 (suppl 2): 75-82.

［5］ RAMASWAMY R, KOSASHVILI Y, CAMERON H. Bilateral total hip replacement in osteogenesis imperfecta with hyperplastic callus [J]. J Bone Joint Surg Br, 2009, 91 (6): 812-814.

［6］ ISSA K, NAZIRI Q, MAHESHWARI A V, et al. Excellent results and minimal complications of total hip arthroplasty in sickle cell hemoglobinopathy at mid-term follow-up using cementless prosthetic components [J]. J Arthroplasty, 2013, 28 (9): 1693-1698.

[7] MULLAJI A B, SHETTY G M. Acetabular protrusio: Surgical technique of dealing with a problem in depth [J]. Bone Joint J, 2013, 95B (11 suppl A): 37-40.

[8] DORR L D, FAUGERE M C, MACKEL A M, et al. Structural and cellular assessment of bone quality of proximal femur [J]. Bone, 1993, 14 (3): 231-242.

[9] BOBYN J D, THOMPSON R, LIM L, et al. Local alendronic acid elution increases net periimplant bone formation: A micro-CT analysis [J]. Clin Orthop Relat Res, 2014, 472 (2): 687-694.

[10] SKRIPITZ R, ASPENBERG P. Implant fixation enhanced by intermittent treatment with parathyroid hormone [J]. J Bone Joint Surg Br, 2001, 83 (3): 437-440.

第二十三节
髋臼内陷患者的全髋置换术

【积水潭方案】

髋臼内陷患者行全髋置换术的总体原则是重建髋臼的旋转中心,确保假体的初始稳定性,尽量使双下肢等长。

术前,笔者常规使用模板测量来确定假体的大小和位置,通常使用后外侧入路。由于股骨头内陷,术中直接脱位股骨头常存在一定困难,通常需要先清除髋臼后缘的骨赘,如果仍不能直接脱位,可在原位直接截断股骨颈后再取出股骨头,术中充分松解关节囊也有利于股骨近端的良好显露,如果股骨头和髋臼粘连严重不易取出,可以用骨刀打成几片后分别取出,如果股骨头和髋臼已融合,不管是骨性还是纤维性,在确定髋臼的边缘后可以用最小的磨锉头在中心进行初步磨锉,然后用大刮勺刮除软骨和软组织,找到臼底和边缘,因为臼底非常薄弱,可以用反转磨锉以防止磨穿臼底。髋臼内陷患者由于股骨头的内移,坐骨神经更贴近关节,放置髋臼后下缘的拉钩或尖撬时需加以小心,防止医源性坐骨神经损伤。

顺利显露髋臼后,为防止磨穿臼底,直接用大号磨锉头(通常女性 46mm,男性 48mm)进行磨锉,逐号增大直至获得满意的固定,如果臼底非常薄弱,骨质比较疏松,可以反转磨锉,髋臼内侧的骨缺损采用自体股骨头取骨植骨,然后用最大号的磨锉头进行反转磨锉,然后置入非骨水泥固定髋臼假体,它有1~2mm 的压配,会获得很好的初始稳定性。极少数髋臼内陷患者的髋臼会有结构性缺损,在这种情况下,笔者一般使用金属填充块来重建髋臼的完整性,然后置入非水泥臼杯。

髋臼内陷患者容易出现术侧肢体的延长,因为重建的髋臼旋转中心较术前常有外下侧移位,股骨侧假体的颈干角较术前常有增大,在保证关节稳定的前提下可以通过两个办法来减少延长:一是尽量切除股骨颈,把股骨假体尽量往股骨远端放;二是使用高偏心距的假体。当然这都是按照术前的模板测量来设计进行的。

随着现代医学技术的发展,机器人辅助人工髋关节置换术已越来越多地应用于临床,它能精确的恢复髋关节旋转中心和控制肢体长度,对于髋臼内陷患者的手术意义尤其重大,能最大限度的避免并发症并获得长期满意的效果,北京积水潭医院矫形骨科在已经越来越多地使用机器人辅助技术。

【证据】

髋臼内陷在影像学上表现为股骨头向内移位越过了髂坐线（kohler line），髋臼内陷分为原发性和继发性，原发性髋臼内陷常见于年轻女性，多为双侧发病，临床表现为髋关节疼痛和活动受限；继发性髋臼内陷的单侧病变常为髋臼骨折和化脓性关节炎后遗症，双侧发病常见于骨软化症、佩吉特病、强直性脊柱炎、马方综合征和类风湿关节炎。这些患者可能存在股骨大转子和髂骨的撞击、股骨颈的内翻畸形。

髋臼内陷患者常存在髋关节的屈曲和扭转畸形，所以在 X 线片上准确测量旋转中心和移位程度可能会存在一定困难，可以通过髂坐线和申顿线（Shenton line）的对应关系来确定旋转中心的位置。通过术前模板测量来评估髋臼内侧和上缘的骨缺损对于术中髋臼旋转中心的重建非常重要，重建正常的旋转中心有利于髋关节假体的长期生存。

很多文献报道，在髋臼内陷的患者中使用非骨水泥固定髋臼假体均能获得良好的初始稳定性和很高的长期生存率，如果打压植骨后使用骨水泥固定髋臼假体，假体的长期生存率不佳，要远远低于非骨水泥固定髋臼假体，因此现在临床上已很少使用骨水泥固定髋臼假体。

（褚亚明）

参考文献

[1] HOOPER J C, JONES E W. Primary protrusion of the acetabulum [J]. J Bone Joint Surg Br, 1971, 53 (1): 23-29.

[2] BAGHDADI Y M, LARSON A N, SLERRA R J. Restoration of the hip center during THA performed for protrusion acetabula is associated with better implant survival [J].

Clin Orthop Relat Res, 2013, 471 (10): 3251-3259.

［3］CLOHISY J C, HARRIS W H. Matched-pair analysis of cemented and cementless acetabular reconstruction in primary total hip arthroplasty [J]. J Arthroplasty, 2001, 16 (6): 697-705.

［4］ZHEN P, LI X, ZHOU S, et al. Total hip arthroplasty to treat acetabular protrusions secondary to rheumatoid arthritis [J]. J Orthop Surg Res, 2018, 13 (1): 92.

［5］PIETRZAK K, STRZYEWSKI W, KACZMAREK W, et al. Total hip replacement for acetabular protrusion in patients with osteoarthritis [J]. Chir Narzadow Ruchu Ortop Pol, 2010, 75 (6): 357-364.

［6］ZUH S G, ZAZGYVA A, GERGELY I, et al. Acetabuloplasty with bone grafting in uncemented hip replacement for protrusion [J]. Int Orthop, 2015, 39 (9): 1757-1763.

［7］BOISGARD S, DESCAMPS S, BOUILLET B. Complex primary total hip arthroplasty [J]. Orthop Traumatol Surg Res, 2013, 99 (1 Suppl): S34-S42.

第二十四节
股骨近端畸形患者的全髋置换术

【积水潭方案与证据】

（一）总原则

1. 术前须充分评估畸形的部位、严重程度及可能对手术造成的影响。

2. 髋关节局部存在内固定物的患者，需要排除感染。

3. 根据畸形的情况可以考虑选择非骨水泥固定假体、骨水泥固定假体或组配型假体。

（二）局部存在内固定物

1. 术前要了解内固定物的具体情况，如类型、生产厂家等，以方便准备相应的取出工具。

2. 首先考虑排除感染，尤其在存在骨愈合不良的情况下，可以检查血常规、红细胞沉降率（erythrocyte sedimentation rate，ESR）、C 反应蛋白（C-reactive protein，CRP），甚至取术中的标本培养等。

3. 取出内固定时，要谨防发生再次骨折的可能性。

4. 取出内固定后，要考虑残留的钉道部位存在应力集中的可能性，选择合适的假体以桥接应力，如长柄假体，如果选择骨水泥股骨柄，要谨防骨水泥的渗漏。

5. 对于复杂的内固定物取出，可以考虑二期手术，一期取内固定，二期行关节置换术。

股骨近端的畸形可能发生于干骺端或股骨干，术前需充分评估畸形的类型（内翻、外翻或扭转畸形）、部位及严重程度，这将直接影响假体的选择和手术操作（需要截骨矫形与否）。

（三）股骨干骺端存在畸形

1. 如果畸形程度不严重，术前根据影像学资料测量并不影响假体置入，可以考虑常规手术，假体选择方面可以考虑骨水泥固定假体、组配型假体或常规假体。

2. 如果畸形比较严重，术前估计很大程度上会影响假体植入或股骨力线，要准备好同时行截骨矫正畸形的可能性，假体选择方面可以考虑远端固定柄或组配柄。

3. 截骨注意事项

(1)截骨的原则:矫正畸形,对骨愈合影响小,方便牢靠固定。

(2)避免截骨块过小影响骨愈合,通常可以选择转子下截骨。

(3)兼顾截骨近端和远端的旋转稳定性。

(4)慎用骨水泥股骨柄。

(四)近端股骨干存在畸形

1. 通常情况下,股骨干畸形并不影响近端假体的置入。

2. 如果畸形程度不严重,对股骨力线影响不大,可以考虑常规手术,使用近端非骨水泥型短柄,注意避免形成应力集中。

3. 如果存在明显的成角畸形或对位不良,需要考虑行截骨矫正手术,一期或二期皆可,通常可以行一期手术截骨矫正加假体置入,选择远端固定长柄或组配型假体,注意控制截骨近远端的旋转稳定性,必要时辅助钢板或异体骨板进行固定。

(五)结论

股骨近端存在畸形的全髋置换术是一类具有挑战性的手术,临床并不少见。术前需要充分评估畸形存在的部位、严重程度及对假体置入可能造成的影响,进行详细的术前计划,选择合适的假体并准确置入,如果股骨轴线存在明显畸形,要考虑截骨矫正的必要性。

(郭盛杰)

参考文献

[1] MORTAZAVI S M, RESTREPO C, KIM P J, et al. Cementless femoral reconstruction in patients with proximal femoral deformity [J]. J Arthroplasty, 2011, 26 (3): 354-359.

[2] CANALE S T, BEATY J H. Campbell's operative orthopedics [M]. 12th ed. Philadelphia: Mosby, 2013.

[3] BERRY D J. Total hip arthroplasty in patients with proximal femoral deformity [J]. Clin Orthop Relat Res, 1999 (369): 262-272.

第二十五节
严重畸形患者的全膝置换术

【积水潭方案与证据】

对于严重的膝关节畸形,常见的主要为膝内翻、膝外翻和膝关节屈曲畸形。膝关节畸形又可分为可复性畸形和固定畸形。可复性畸形要注意韧带的完整性,是否有骨缺损。固定畸形要注意畸形的来源,可分为关节内或关节外畸形。原则上,关节外畸形应该先进行畸形矫正,必要时二期再行关节置换术。

严重膝关节畸形行全膝置换术的目的是:①矫正畸形,恢复下肢正常的力线;②恢复关节内、外侧的平衡,保证膝关节在屈伸过程中保持关节的稳定;③恢复膝关节伸膝和屈膝间隙等宽,保证恢复膝关节的正常功能。

要达到上述目的,需要掌握并灵活应用截骨和韧带平衡技术,这样可以解决大部分患者的问题。

对于骨缺损的患者,要掌握三区固定的原理,保证假体固定的稳定。对于平衡无法恢复或在平衡过程中出现问题时,要采用髁限制性假体甚至是铰链式关节来恢复关节的稳定。必须知道,对于全膝关节置换术,关节的稳定性是最重要的。然后在稳定的基础上恢复关节的内外侧平衡,恢复膝关节的功能。

1. **膝内翻**　这是最常见的畸形。如手术技术得当,膝内翻在严重畸形患者的人工膝关节置换术中预后也最佳。膝内翻主要表现为膝关节内侧软组织紧张、骨赘形成,甚至有骨缺损。畸形大多来自胫骨,如同时合并股骨内翻畸形,则要特别注意。在大多情况下笔者采用的方法有以下方面。

(1)清除股骨髁间的骨赘,切除前交叉韧带,必要时也可切除后交叉韧带。

(2)清除胫骨内侧的骨赘,行骨膜下剥离,注意在大多情况下,内侧剥离不超过1cm,越过内侧后要充分松解后内侧角,这样松解后大多内翻和内旋畸形可被消除。

(3)使膝关节伸直并进行评价:如果有过伸,说明伸直间隙较大,需适度减少股骨截骨;仍然不能伸直需适度增加股骨截骨;能正常伸直则行标准截骨。

(4)股骨截骨:采用髓内定位的方法进行,依据松紧适度调整截骨量。依据膝关节平衡的需要,通常选择采用外翻4°~6°。

(5)完成股骨截骨后,牵拉胫骨观察膝关节内外侧韧带的张力。目标是胫骨截骨后创造出19mm或20mm的间隙。如果韧带张力小、间隙较松,需要适度减少胫骨截骨;反之需增加胫骨截骨。

(6)胫骨截骨:大多采用髓外定位,当需要加用延长杆时,应采用髓内定位确定胫骨截骨的位置。截骨适度,即使留有骨缺损也不要紧,不可截骨过多。

(7) 伸直间隙平衡后,测量股骨大小,确定股骨外旋。

(8) 股骨外旋的确定:大多情况下采用外旋3°,放置四合一截骨模块,在截骨前用间隙测块检查时如发现屈曲间隙内外侧不平衡,要调整外旋使其平衡。

(9) 截骨完成后,采用间隙测块,确定伸直与屈曲间隙等宽。

(10) 放置假体试模,再次检查关节的活动状况,确定垫片的厚度,确定髌骨的修整。

(11) 修整髌骨:应使其与假体的滑车相适应,外形要与置换的假体相似。根据髌骨在活动过程中的稳定性调整髌骨突出中心的位置。

对于严重膝内翻的松解,主要集中于胫骨内侧,除了胫骨后内侧的松解和骨赘清除,胫骨缩容技术、内侧软组织袖套剥离技术,以及软组织派 - 拉花(pie-crusting)技术,都可以采用,但如何能做到精准平衡是需要讨论的。笔者采用松解加股骨髁远端截骨适度调整技术,调整外翻角1°~2°,使其伸直间隙内外侧能获得精准平衡。屈曲间隙通过调整股骨外旋的角度获得屈曲间隙的精准平衡。

2. **膝外翻** 膝外翻畸形大多来自股骨,是由于股骨外侧髁发育不良导致的,主要表现为外侧软组织挛缩、内侧软组织松弛。由于后交叉韧带与内侧副韧带有协同作用,因此保留后交叉韧带是不错的选择。对于股骨畸形完全靠软组织松解获得平衡,有时有一定的困难,因此在松解的基础上,结合股骨截骨滑移技术能更好地获得良好的平衡。在平衡困难时,髁限制性假体是不错的选择。当内外侧不稳定超过 6mm、髁限制假体都很难获得稳定时,应采用旋转铰链式关节稳定膝关节。笔者常采用的截骨和松解方法有以下几种。

(1)软组织松解:采用正中切口,髌旁内侧入路,注意保护后交叉韧带。为保护胫骨内侧软组织,一般不做松解剥离。行外侧松解,脱出胫骨后切除外侧半月板及增生的部分骨赘。必要时可通过松解腘肌腱(特别是腘腓韧带)、髂胫束和侧副韧带。

(2)股骨截骨:通过测量初步确定开髓点的位置。注意内外侧截骨的量要符合设计。外翻角的选择以不残留畸形为目的,大多采用 4°或 5°。当股骨远端截骨,外侧髁不能截到时,股骨加截是一种选择,但要特别注意伸直间隙的平衡。必要时要结合滑移截骨。屈曲间隙要在松解的基础上,将股骨轻度抬起,确定股骨的大小和外旋角度。调整股骨的外旋角度,使截骨后达到屈曲间隙内、外侧的平衡。

(3)胫骨截骨:胫骨截骨是为了保证胫骨内外侧和后倾的精准,采用胫骨髓内定位更为良好。当需要采用限制性假体时无须再次截骨。

(4)滑移截骨:滑移截骨多在股骨外侧髁进行,截骨厚度为 6~8mm,向下或同时向后移位,使膝关节在伸直和屈曲位均获得稳定(这个侧副韧带的位置称为等张点),然后用螺钉和带齿垫片固定。

(5)膝外翻患者的髌股关节稳定性也是要特别注意的问题,在大多数情况下,通过调整股骨和胫骨假体的位置及适度松解髌骨的外侧支持带就能获得。但有些情况很难复位,需要调整松解股骨外侧肌间隔,甚至做胫骨结节移位。个别病例不复位也能获得良好的功能。

虽然膝外翻在膝关节置换术病例中相对较少，但平衡技术和截骨相对复杂，需要有一定的准备才能进行。有些术者也采用外侧入路手术，但应该进行良好的准备和培训，否则会出现不理想的结果。

3. 膝关节屈曲畸形 膝关节屈曲畸形主要表现为膝关节不能伸直，关节后方软组织挛缩，常合并有内翻畸形。严重的需要准备限制和旋转铰链式膝关节假体。笔者的操作方法主要有以下方面。

（1）截骨：主要是在充分松解的基础上，必要时加截股骨，一般情况下股骨远端加截 2mm，可以伸直 5°。如果股骨后侧有很多骨赘，则不要急于加截股骨，待清除后再确定加截的骨量。

（2）软组织松解：按内翻畸形的方法松解，如果在适当加截股骨的基础上仍不能伸直，对于类风湿患者，可残留屈曲畸形，通过锻炼大多可以矫正；对于骨性关节炎患者，则需要小心地将关节间隙水平的关节囊切开或切除，即可矫正大多屈曲畸形，如果仍不行则可通过术后功能锻炼获得改善。

膝关节的主要畸形有膝内翻、膝外翻和屈曲畸形。除了截骨和平衡技术，还要注意骨缺损的重建技术，要采用三区固定的原则稳定假体才能获得假体的长期稳定，选择合适的假体才能恢复膝关节的稳定和功能。

（徐 辉 陈 朗）

参考文献

[1] KARACHALIOS T, SARANGI P, NEWMAN J H. Severe varus and valgus deformities treated by total knee arthroplasty [J]. J Bone Joint Surg Br, 1994, 76 (6): 938-942.

[2] MULLAJI A B, PADMANABHAN V, JINDAL G. Total knee arthroplasty for profound varus deformity: technique and radiological results in 173 knees with varus of more than 20 degrees [J]. J Arthroplasty, 2005, 20 (5): 550-561.

[3] TEENY S M, KRACKOW K, HUNGERFORD D S, et al. Primary total knee arthroplasty in patients with severe varus deformity [J]. A comparative study. Clin Orthop Relat Res, 1991 (273): 19-31.

[4] DIXON M C, PARSCH D, BROWN R R, et al. The correction of severe varus deformity in total knee arthroplasty by tibial component downsizing and resection of uncapped proximal medial bone [J]. J Arthroplasty, 2004, 19 (1): 19-22.

[5] MARIA C M, RUSSALKA W H, BRUNO V, et al. Soft tissue balancing in total knee arthroplasty [J]. Joints, 2014, 2 (1): 37-40.

[6] ROBERTO R, FEDERICA R, UMBERTO C, et al. Total knee arthroplasty in the valgus knee [J]. Int Orthop, 2014, 38 (2): 273-283.

[7] DIMITRIOS N, IOANNIS M, GEORGE S, et al. Current surgical strategies for total arthroplasty in valgus knee [J]. World J Orthop, 2015, 6 (6): 469-482.

[8] SCUDERI G R, KOCHHAR T. Management of flexion contracture in total knee arthroplasty [J]. J Arthroplasty, 2007, 22 (4 Suppl 1): 20-24.

第二十六节
含抗生素骨水泥的应用

【积水潭方案】

在进行初次全膝置换术、无菌性松动翻修手术时，使用含低剂量抗生素的骨水泥，当进行假体周围关节感染翻修手术时,使用含较高剂量抗生素的骨水泥(参照微生物药敏试验结果选择抗生素)。

【证据】

假体周围关节感染是人工关节置换术后最严重的并发症之一。在治疗假体周围关节感染时,会在骨水泥中添加抗生素,以在局部持续释放抗生素,从而清除感染。然而,在初次人工关节置换术中,含抗生素骨水泥的预防感染作用尚没有达成共识。

Jameson 等的研究表明,在行初次全膝置换术时,使用含抗生素骨水泥的患者,术后因感染及非感染翻修的风险均降低。研究中共计纳入 731 214 例患者,其中使用含抗生素骨水泥的患者占 97.9%。Schiavone 等的一篇针对初次全膝置换术患者的系统综述显示,仅有 2 篇文献表明,使用含抗生素骨水泥可以预防深部感染;其余 4 篇文献显示,是否添加抗生素与深部及浅部手术部位感染的发生率无关。一项纳入 10 篇文献的 meta 分析报道,在初次人工关节置换术中,使用含抗生素骨水泥,可以降低深部感染率,而对浅部感染没有明显影响。Josefsson 和 Kolmert 的研究表明,虽然使用含抗生素骨水泥能改善术后早期深部感染率,但在 10 年随访中,使用含抗生素骨水泥或普通骨水泥的全髋置换术患者的感染率差异无统计学意义。

然而,部分研究表明,使用含抗生素骨水泥对于浅表感染及深部感染的发生率均无影响,但会增加经济负担。其他系统综述和 meta 分析也得到了类似的结论。

在骨科感染国际共识会议中,对于是否应该在初次人工关节置换术中常规应用含抗生素骨水泥并没有达成共识。然而,对于感染风险较高的患者,在进行初次人工关节置换术时应用含抗生素骨水泥则达成了强烈共识。

对于因假体无菌性松动而行翻修手术的患者，由于其术后发生感染的风险高于接受初次置换手术的患者，因此建议常规应用含抗生素骨水泥固定假体。部分研究也发现，使用含抗生素骨水泥可以降低人工关节翻修手术后感染及再翻修的发生率。

对于行初次人工关节置换术时，骨水泥中添加抗生素的种类和剂量，文献报道有庆大霉素、头孢呋辛、妥布霉素等。Chang 等在 40g 骨水泥中添加 1g 抗生素，发现在 7 种抗生素中，庆大霉素持续释放的时间更长，同时不影响骨水泥的机械强度。目前大部分预混抗生素骨水泥均添加庆大霉素。对于添加剂量，大部分预混骨水泥添加的都是低剂量抗生素。低剂量含抗生素骨水泥，通常定义为每 40g 骨水泥中含有 ≤1g 的抗生素粉末。

在治疗假体周围关节感染，进行二期翻修手术的第一阶段手术时，通常会根据术前微生物培养及药敏试验结果，针对性选择抗生素添加至骨水泥中，制作间隔物，以便在局部持续释放高浓度抗生素清除感染。应选择安全，具有热稳定性、低过敏性、水溶性的粉末状抗生素添加至骨水泥中。Gálvez-López 等在骨水泥中分别高剂量地添加了 11 种抗生素（占 10% 和 20% 骨水泥质量），并比较了其洗脱动力学，发现万古霉素、庆大霉素及莫西沙星在 30 天内具有持续较高的洗脱率，且不影响抗生素的生物活性及骨水泥的机械强度。

对于由耐甲氧西林金黄色葡萄球菌导致的假体周围关节感染，可在骨水泥中添加万古霉素，每 40g 骨水泥中可添加 0.5~4.0g。而对于假单胞菌引起的感染,可使用哌拉西林,每40g骨水泥中添加4.0~8.0g。如果术前未能确定致病微生物,可在骨水泥中添加广谱抗生素,并覆盖可疑的致病微生物。

目前,美国食品药品监督管理局(Food and Drug Administration,FDA)仅批准将含有低剂量抗生素的骨水泥用于治疗假体周围关节感染,二期翻修行感染切除术后,再置入关节假体固定。添加抗生素的质量应小于骨水泥质量的5%,即40g骨水泥中添加不超过2g的抗生素粉末。目前的体外研究表明,在此含量下,骨水泥的机械强度不会发生改变。然而,对于体外研究的结果是否可以直接代表翻修手术后体内骨与假体界面的实际情况,仍需更多的研究进一步确认。

除此之外,仍需要考虑在骨水泥中添加抗生素的潜在危害。

机械强度损失是在骨水泥中添加抗生素可能出现的一个问题。研究表明,当每40g骨水泥中添加庆大霉素粉末含量>4.5g或添加液态抗生素时,水泥的抗压强度将下降到美国材料与试验协会(American Society for Testing and Materials,ASTM)的标准水平以下。即使抗生素在较低的浓度下,骨水泥的抗剪切强度也会降低,其在机械松动方面的临床意义尚待确定。目前临床研究中尚未发现在骨水泥中添加低剂量抗生素会增加机械性松动的发生率。

尚无文献报道低剂量抗生素骨水泥会导致全身毒性,大部分研究是通过监测血清抗生素浓度并与毒性阈值比较得出的结论。有体外研究报道局部过高的抗生素浓度可能会导致成骨细胞复制减少或细胞死亡。尽管尚无临床证据表明抗生素会在局部影响成骨细胞和骨细胞的功能,但在体外研究的报道可能需要引起重视。

尚无文献报道在骨水泥中添加抗生素所导致的过敏反应。然而,如果出现了过敏反应,可能需要手术将所有骨水泥进行清除。目前,应尽量避免在骨水泥中使用患者明确过敏的抗生素。

当药物的洗脱量随着时间的推移而下降时,关节周围抗生素的亚抑菌浓度水平可能会导致细菌的突变耐药性。研究发现,在初次人工关节置换术中使用添加庆大霉素的骨水泥后,庆大霉素耐药的凝固酶阴性葡萄球菌导致的感染较前有所增加。在大鼠模型中也发现了类似的结果,提示在翻修手术中仍在骨水泥中添加庆大霉素可能并不合适。

Jiranek 等建议,对于部分假体周围关节感染的高风险患者,常规应用含抗生素骨水泥,包括手术时间超过 150 分钟,既往关节感染病史,或患者免疫系统功能下降(类风湿关节炎、糖尿病、器官移植术后、肥胖、血友病、营养不良状态)等情况。这些患者发生深部感染的风险高于一般患者,常规使用含抗生素骨水泥可能更为合适。

（边 涛）

参考文献

[1] ABDEL M P, BARREIRA P, BATTENBERG A, et al. Hip and Knee Section, Treatment, Two-Stage Exchange Spacer-Related: Proceedings of International Consensus on Orthopedic Infections [J]. J Arthroplasty, 2019, 34 (2S): S427-S438.

[2] FILLINGHAM Y, GREENWALD A S, GREINER J, et al. Hip and Knee Section, Prevention, Local Antimicrobials:

Proceedings of International Consensus on Orthopedic Infections [J]. J Arthroplasty, 2019, 34 (2S): S289-S292.

[3] JAMESON S S, ASAAD A, DIAMENT M, et al. Antibiotic-loaded bone cement is associated with a lower risk of revision following primary cemented total knee arthroplasty: an analysis of 731, 214 cases using National Joint Registry data [J]. Bone Joint J, 2019, 101B (11): 1331-1347.

[4] SCHIAVONE PANNI A, CORONA K, GIULIANELLI M, et al. Antibiotic-loaded bone cement reduces risk of infections in primary total knee arthroplasty？A systematic review [J]. Knee Surg Sports Traumatol Arthrosc, 2016, 24 (10): 3168-3174.

[5] ZHANG J, ZHANG X Y, JIANG F L, et al. Antibiotic-impregnated bone cement for preventing infection in patients receiving primary total hip and knee arthroplasty: A meta-analysis [J]. Medicine (Baltimore), 2019, 98 (49): e18068.

[6] JOSEFSSON G, KLOMERT L. Prophylaxis with systemic antibiotics versus gentamicin bone cement in total hip arthroplasty [J]. A ten-year survey of 1688 hips. Clin Orthop, 1993, 292: 210-214.

[7] NAMBA R S, CHEN Y, PAXTON E W, et al. Outcomes of routine use of antibiotic-loaded cement in primary total knee arthroplasty [J]. J Arthroplasty, 2009, 24 (6-Suppl): 44-47.

[8] GANDHI R, RAZAK E, PATHY R, et al. Antibiotic bone cement and the incidence of deep infection after total knee arthroplasty [J]. J Arthroplasty, 2009, 24 (7): 1015-1018.

[9] YAYAC M, RONDON A J, TAN T L, et al. The Economics of Antibiotic Cement in Total Knee Arthroplasty: Added Cost with No Reduction in Infection Rates [J]. J Arthroplasty, 2019, 34 (9): 2096-2101.

[10] ANIS H K, SODHI N, FAOUR M, et al. Effect of Antibiotic-Impregnated Bone Cement in Primary Total Knee

Arthroplasty [J]. J Arthroplasty, 2019, 34 (9): 2091-2095.

[11] KING J D, HAMILTON D H, JACOBS C A, et al. The Hidden Cost of Commercial Antibiotic-Loaded Bone Cement: A Systematic Review of Clinical Results and Cost Implications Following Total Knee Arthroplasty [J]. J Arthroplasty, 2018, 33 (12): 3789-3792.

[12] KLEPPEL D, STIRTON J, LIU J, et al. Antibiotic bone cement's effect on infection rates in primary and revision total knee arthroplasties [J]. World J Orthop, 2017, 8 (12): 946-955.

[13] GANDHI R, BACKSTEIN D, ZYWIEL M G. Antibiotic-laden Bone Cement in Primary and Revision Hip and Knee Arthroplasty [J]. J Am Acad Orthop Surg, 2018, 26 (20): 727-734.

[14] BINI S A, CHAN P H, INACIO M C, et al. Antibiotic cement was associated with half the risk of re-revision in 1, 154 aseptic revision total knee arthroplasties [J]. Acta Orthop, 2016, 87 (1): 55-59.

[15] JIRANEK W A, HANSSEN A D, GREENWALD A S. Antibiotic-loaded bone cement for infection prophylaxis in total joint replacement [J]. J Bone Joint Surg Am, 2006, 88 (11): 2487-2500.

[16] CHANG Y, TAI C L, HSIEH P H, et al. Gentamicin in bone cement: A potentially more effective prophylactic measure of infection in joint arthroplasty [J]. Bone Joint Res, 2013, 2 (10): 220-226.

[17] GÁLVEZ-LÓPEZ R, PEÑA-MONJE A, ANTELO-LORENZO R, et al. Elution kinetics, antimicrobial activity, and mechanical properties of 11 different antibiotic loaded acrylic bone cement [J]. Diagn Microbiol Infect Dis, 2014, 78 (1): 70-74.

[18] MORAN J M, GREENWALD A S, MATEICZYK M B. Effect of gentamycin on shear and interface strengths of bone cement [J]. Clin Orthop Relate Res, 1979 (141): 96-101.

[19] EDIN M L, MICLAU T, LESTER G E, et al. Effect of

cefazolin and vancomycin on osteoblasts in vitro [J]. Clin Orthop Relat Res, 1996 (333): 245-251.

[20] THOMES B, MURRAY P, BOUCHIER-HAYES D. Development of resistant strains of Staphylococcus epidermidis on gentamicin-loaded bone cement in vivo [J]. J Bone Joint Surg Br, 2002, 84 (5): 758-760.

[21] TAGGART T, KERRY R M, NORMAL P, et al. The use of vancomycin-impregnated cement beads in the management of infection of prosthetic joints [J]. J Bone Joint Surg Br, 2002, 84 (1): 70-72.

第二十七节
计算机导航全膝置换术

【积水潭方案】

根据是否需要采集患者的膝关节 CT 影像数据和导航原理,计算机导航全膝置换术(computer-assisted total knee arthroplasty,CATKA)分为基于影像(image based)和非影像依赖的(imageless)导航技术,以及基于陀螺仪技术的便携式导航系统。北京积水潭医院采用后两种技术。

非影像依赖 CATKA 的原理是人工膝关节置换术的假体定位可基于骨骼的关键解剖标志,通过术中采集膝关节的关键解剖信息,在计算机模型中进行注册,即可对手术操作进行导航。相比于基于影像的导航技术,减少了患者和医护人员的射线暴露,并节约了 CT 检查的经济、时间和设备成本。

基于陀螺仪技术的 CATKA 技术使用惯性传感器系统对膝关节截骨进行导航,其原理是通过多个惯性传感器,建立髋关节、膝关节、踝关节中心的相对位置关系,以引导术中截骨方向。其优点是不依赖大型光学导航设备、经济成本低、易推广,适用于手术量较小,不宜安装膝关节昂贵导航设备的医院。

CATKA 在北京积水潭医院全膝置换术患者中并不进行常规使用,其适应证如下。

1. 存在严重发育性或陈旧骨折导致的关节外畸形,不能插入股骨髓内导向器。

2. 一期关节外截骨及人工膝关节置换术。

3. 存在股骨髓腔内固定或假体,无法使用髓内导向器。

非影像依赖的 CATKA 技术需要术中注册髋关节中心、踝关节中心,以及膝关节周围解剖标志,建立虚拟的坐标系以引导手术操作。手术可按照术者习惯的流程进行,例如股骨侧优先、胫骨侧优先、等量截骨、平衡截骨等方案,计算机导航可辅助定位截骨方向及厚度。影响手术精度最重要的问题是解剖标志选择的准确性。解剖标志定位的误差将导致整体参考系统的偏移,进而降低截骨的准确性。

基于陀螺仪技术的 CATKA 通过将惯性传感器安装到传统的股骨远端和胫骨近端的截骨工具上,动态获得髋关节旋转中心、踝关节中心等信息进行导航。相比于光学导航技术,其对手术流程的干扰更少,有利于缩短学习曲线、减少手术时间、降低医院设备的投入。但是其精度取决于传感器工具安装位置的准确性,即手术工具安装角度偏斜会被引入截骨的误差中。除此之外,陀螺仪导航的缺点还包括不能精确测量截骨厚度,以及不能调节软组织张力和关节稳定性。

【证据】

光学导航和陀螺仪导航的 CATKA 技术在提高

假体位置准确性方面的作用都得到了大量研究的确认。Bathis 等对 160 例 TKA 患者进行了前瞻性研究,发现使用光学导航的 CATKA 组可达到 96% 的患者下肢力线在 ±3° 范围内,传统手术组为 78%。Andersen 等比较了 116 例光学导航 CASTKA 与 51 例传统 TKA 患者,发现 CATKA 组可达到 95% 的患者下肢力线位于 ±3° 范围内,传统 TKA 组为 84%。几项 meta 分析的结果显示,光学导航 CATKA 技术术后 9.0%~13.0% 的患者下肢力线在 ±3° 范围之外,而传统手术组则高达 27.0%~31.8% 患者落在 ±3° 之外。

Nam 等报道了使用 Ortho Align ABN 陀螺仪导航系统与传统髓外导航技术对胫骨侧假体方向的影响,发现在 100 例患者中,95.7% 使用 OrthoAlign 系统的患者在冠状面的误差<2°,传统组为 68.1%($P<0.001$),胫骨假体后倾<2° 的相应数据为 95.0% $vs.$ 72.1%($P=0.007$)。Goh,Desseaux,Niehaus 等报道了 iASSIST 陀螺仪导航系统的精度,发现其达到冠状面误差<3° 的患者比例为 95%~96%,传统手术组为 27%~36%。

然而,由于 CATKA 技术尚缺乏证据支持其临床效果较传统手术方法有进步,故并未获得广泛推广应用。CATKA 在美、英两国全膝置换术中的应用率为 3%~5%。北京积水潭医院的 CATKA 主要应用于无法使用传统手术工具的患者,应用率约为 1%。其主要原因在于对该项技术的经济学成本 - 效益分析,CATKA 会增加 8 000~10 000 元 / 例的设备维护 / 使用成本,但缺乏临床疗效的普遍提高。Goh 等报道陀螺仪导航 CATKA 术后临床疗效与传统 TKA 疗效无显著差异。Burnett 等报道 CATKA 技术并未带来临床疗效的显著提升。综上，可进一步降低成本的陀螺仪导航技术可能是未来的重要发展方向之一。

（唐　浩）

参考文献

［1］MASON J B, FEHRING T K, ESTOK R, et al. Meta-analysis of alignment outcomes in computer-assisted total knee arthroplasty surgery [J]. J Arthroplasty, 2007, 22 (8): 1097-1106.

［2］REBAL B A, BABATUNDE O M, LEE J H, et al. Imageless computer navigation in total knee arthroplasty provides superior short term functional outcomes: a meta-analysis [J]. J Arthroplasty, 2014, 29 (5): 938-944.

［3］HETAIMISH B M, KHAN M M, SIMUNOVIC N, et al. Meta-analysis of navigation vs conventional total knee arthroplasty [J]. J Arthroplasty, 2012, 27 (6): 1177-1182.

［4］GOH G S, LIOW M H L, TAY D K, et al. Accelerometer-Based and Computer-Assisted Navigation in Total Knee Arthroplasty: A Reduction in Mechanical Axis Outliers Does Not Lead to Improvement in Functional Outcomes or Quality of Life When Compared to Conventional Total Knee Arthroplasty [J]. J Arthroplasty, 2018, 33 (2): 379-385.

［5］DESSEAUX A, GRAF P, DUBRANA F, et al. Radiographic outcomes in the coronal plane with iASSIST™ versus optical navigation for total knee arthroplasty: A preliminary case-control study [J]. Orthop Traumatol Surg Res, 2016, 102 (3): 363-368.

［6］NIEHAUS R, SCHILTER D, FORNACIARI P, et al. Experience of total knee arthroplasty using a novel navigation system within the surgical field [J]. Knee, 2017, 24 (3): 518-524.

［7］BURNETT R S, BARRACK R L. Computer-assisted total knee arthroplasty is currently of no proven clinical benefit:

a systematic review [J]. Clin Orthop Relat Res, 2013, 471 (1): 264-276.

第二十八节
机器人辅助全髋置换术

【积水潭方案】

全髋置换术（THA）中精确的生物力学重建是假体长期生存的关键。非骨水泥髋关节置入物的精确匹配对于减少骨 - 置入物界面之间的微运动以实现稳定的骨整合也是至关重要的。机器人辅助全髋置换术（robot assisted total hip arthroplasty）旨在最大限度地减少潜在的人为错误，改善置入物的排列和配合，并解决现代非骨水泥 THA 持续存在的问题。

根据机器人是否主动执行手术操作，机器人辅助全髋置换术可分为被动式、主动式、半主动式。尽管功能有所区别，但各种不同的机器人系统都包括机械臂、机器人引导的截骨模块、机器人磨削系统，以及导航系统。导航功能是引导机械臂运动的关键组成部分，有主动、半主动、被动控制系统等不同设计。被动式机器人是在术者完全控制下完成一部分手术操作；主动式机器人是指机器人自主完成手术操作，不需要术者干预；半主动式机器人是指需要医师参与，但是提供力学反馈的机器人系统，其可增强术者的控制和手术安全性。与单纯导航技术相比，半主动式机器人可提供手术切除的力学反馈限制，改善精确控制，增加手术的安全性。因此，半主动式机器人系统已日渐成为主流。北京积水潭医院采用以 MAKO 和天玑（TiRobot）为代表的半主动式机器

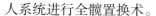

人系统进行全髋置换术。

　　既往研究表明,机器人辅助下的髋关节置换术可提高假体置入的精度,但将臼杯假体放置入传统Lewinnek安全区范围内并不能降低假体脱位率,这是由于患者的矢状面平衡、冠状面平衡、解剖差异等因素会导致Lewinnek安全区并不能适用于所有患者。因此,笔者通过术前采集患者站立位、坐位、蹲位的正侧位X线片,对患者进行个体化分析,建立患者个体化的安全区,以指导患者个体化的角度置入。

　　术中操作可分为仅行髋臼侧机器人辅助手术的简化手术和股骨侧及髋臼侧机器人辅助的完整手术。北京积水潭医院常规采用完整手术流程,先行股骨侧手术以确定股骨前倾角,再根据股骨侧前倾角结果,行髋臼侧手术,以个性化调整髋臼杯假体角度。

【证据】

　　虽然机器人辅助全髋置换术可以追溯到20世纪90年代初,但由于担心手术时间、成本和并发症的增加,导致了它的退出。然而,半主动系统在机器人辅助人工关节置换术中重新引起了人们的兴趣。早期的证据表明,机器人的使用可能导致更精确的影像学参数重建,如置入物的定位、配合、旋转中心和下肢长度差异。

　　研究表明,机器人手术可降低假体对线和位置的变异,提高手术精度。据报道,导航辅助人工髋关节置换术的臼杯精度为外展角($1.2° \pm 3.3°$)、前倾角($1.0° \pm 2.4°$);机器人辅助手术放置假体的准确度可达到外展角($-0.1° \pm 3.5°$)、前倾角($-0.1° \pm 3.6°$)。

　　Lewinnek等于1978年提出髋臼假体安放的

安全区为外展角(40° ± 10°)、前倾角(15° ± 10°)。计算机导航和机器人辅助手术提高了将假体放入传统 Lewinnek 安全区的概率。Reize 发现徒手手术有 59% 的臼杯位置位于 Lewinnek 安全区之外。Snijders 等报道了导航辅助人工髋关节置换术的系统回顾,发现 5/7 的研究支持导航技术可提高髋臼假体安放的准确性。Tsukada 等报道了无影像导航术(imageless navigation)在肥胖患者中的误差显著高于非肥胖患者,达到外展角(2.8° ± 2.5°),前倾角(4.2° ± 3.0°)。而 Gupta 等对 BMI<30kg/m² 、BMI 为 30~35kg/m² 及 BMI>35kg/m² 三组患者行机器人辅助人工髋关节置换术,发现肥胖组的患者臼杯假体位置的精确度与对照组无显著差异,说明机器人辅助假体放置的精度不受肥胖影响。

然而,越来越多的证据表明,Lewinnek 安全区并不能避免术后关节脱位的发生。Danoff 等研究了 1 289 例接受后入路手术的患者,根据没有发生脱位患者的臼杯角度,试图重新定义髋臼安全区,并提出后入路的安全区应该定义在以 17.1° 前倾、41.4° 外展为圆心,4.3° 为半径的一个圆内。然而,Danoff 等提出的新安全区概念很快受到了挑战。Abdel 等 2016 年报道了 206 例髋关节脱位患者,发现 58% 的病例臼杯角度位于 Lewinnek 安全区内,并发现在他们的患者队列中,不能找到没有任何脱位病例的髋臼安全区。Esposito 等报道 57% 的脱位患者的臼杯角度位于 Lewinnek 安全区内,也同样指出并不存在固定的臼杯安全区可以有效防止术后脱位。Honl 等报道了一组 154 例使用 ROBODOC 机器人辅助 THA 手术的患者,发现机器人辅助手术术后髋关节脱位率竟然显著高于徒手手术组,并分析指出其原因可能是由于机器人手术组臀中肌损伤、假体撞击等因素。由此可见,虽然提高了假体置入的精确性,但服从传统安全区并不能降低机器人辅助人工髋关节置换术后的脱位率。Tezuka 等研究了术后站立位、坐位拍摄的脊柱骨盆侧位 X 线片,指出脊柱骨盆的运动导致髋臼功能角度的变化,是 Lewinnek 安全区不能预测术后脱位的主要原因之一。因此,机器人辅助全髋置换术不能对所有患者采用统一假体角度,而应根据患者不同姿态的冠状面、矢状面平衡变化,结合假体的形态特点,对患者进行个体化分析,建立患者个体化的安全区,以指导患者个体化的角度置入。

(唐 浩)

参考文献

[1] SNIJDERS T, VAN GAALEN S M, DE GAST A. Precision and accuracy of imageless navigation versus freehand implantation of total hip arthroplasty: A systematic review and meta-analysis [J]. Int J Med Robot, 2017, 13 (4). DOI: 10. 1002/rcs. 1843.

[2] RYAN J A, JAMALI A A, BARGAR W L. Accuracy of computer navigation for acetabular component placement in THA [J]. Clin Orthop Relat Res, 2010, 468 (1): 169-177.

[3] REDMOND J M, GUPTA A, HAMMARSTEDT J E, et al. Accuracy of Component Placement in Robotic-Assisted Total Hip Arthroplasty [J]. Orthopedics, 2016, 39 (3): 193-199.

[4] LEWINNEK G E, LEWIS J L, TARR R, et al. Dislocations after total hip-replacement arthroplasties [J]. J Bone Joint Surg Am, 1978, 60 (2): 217-220.

[5] REIZE P, GEIGER E V, SUCKEL A, et al. Influence of

surgical experience on accuracy of acetabular cup positioning in total hip arthroplasty [J]. Am J Orthop (Belle Mead NJ), 2008, 37 (7): 360-363.

［6］ TSUKADA S, WAKUI M. Decreased accuracy of acetabular cup placement for imageless navigation in obese patients [J]. J Orthop Sci, 2010, 15 (6): 758-763.

［7］ GUPTA A, REDMOND J M, HAMMARSTEDT J E, et al. Does Robotic-Assisted Computer Navigation Affect Acetabular Cup Positioning in Total Hip Arthroplasty in the Obese Patient？ A Comparison Study [J]. J Arthroplasty, 2015, 30 (12): 2204-2207.

［8］ ABDEL M P, VON ROTH P, JENNINGS M T, et al. What Safe Zone？ The Vast Majority of Dislocated THAs Are Within the Lewinnek Safe Zone for Acetabular Component Position [J]. Clin Orthop Relat Res, 2016, 474 (2): 386-391.

［9］ DANOFF J R, BOBMAN J T, CUNN G, et al. Redefining the Acetabular Component Safe Zone for Posterior Approach Total Hip Arthroplasty [J]. J Arthroplasty, 2016, 31 (2): 506-511.

［10］ SEAGRAVE K G, TROELSEN A, MALCHAU H, et al. Acetabular cup position and risk of dislocation in primary total hip arthroplasty [J]. Acta orthopaedica, 2017, 88 (1): 10-17.

［11］ ESPOSITO C I, WALTER W L, ROQUES A, et al. Wear in alumina-on-alumina ceramic total hip replacements: a retrieval analysis of edge loading [J]. J Bone Joint Surg Br, 2012, 94 (7): 901-907.

［12］ HONL M, DIERK O, GAUCK C, et al. Comparison of robotic-assisted and manual implantation of a primary total hip replacement. A prospective study [J]. J Bone Joint Surg Am, 2003, 85 (8): 1470-1478.

［13］ TEZUKA T, HECKMANN N D, BODNER R J, et al. Functional Safe Zone Is Superior to the Lewinnek Safe Zone for Total Hip Arthroplasty: Why the Lewinnek Safe

Zone Is Not Always Predictive of Stability [J]. J Arthroplasty, 2019, 34 (1): 3-8.

第二十九节
全髋、全膝置换术相关血管损伤

【积水潭方案】

全髋、全膝置换术相关血管损伤少见文献报道，髋、膝关节置换术时血管损伤的发生率为 0.03%～0.20%。近年来由于人工关节置换术数量增加，其发生率有所增加。血管损伤常造成灾难性的后果，包括大出血、局部肢体缺血坏死、关节功能丧失、截肢，甚至死亡等，是导致诉讼的主要原因之一。血管损伤发生的原因与多种因素相关，医源性（iatrogenic）损伤是其主要原因之一。对于关节置换术相关血管损伤，预防至关重要，而一旦发生则应早期发现并及时处理。

髋关节置换术相关血管损伤多发生于术中，直接损伤多见。术前应详细评估危险因素，进行详尽的病史询问及查体，了解患者是否有外周血管疾病的症状及相关危险因素。对于术前有外周血管疾病（可继发于糖尿病、吸烟、高脂血症等）、既往有血管手术史、骨性解剖结构异常、既往陈旧髋部骨折或手术史、拟行髋翻修手术的患者应当提高警惕，必要时请血管外科医师会诊，术前应备足量浓缩红细胞。

髋关节置换术过程中，容易损伤的血管包括臀上、下动脉，股动脉，股深动脉及其分支，闭孔动脉等。其发生机制包括：过度牵拉、扭转肢体（复位、脱位髋关节时）导致血管受压迫或撕裂；牵开器压迫或刺穿血管(多见于髋臼前方);直接切割血管;钢丝、钢缆捆扎组织过多;螺钉损伤;骨水泥热损伤等。

术中放置髋臼螺钉时应置于髋臼后上及后下象限,放置髋臼前方拉钩应小心谨慎,避免过度牵拉,在髋臼前方或股直肌内侧操作时,注意避免损伤股总动脉、股深动脉及其分支,应小心操作。翻修时,应在充分显露及确定骨性边缘后,小心去除假体或骨水泥。

术中血管损伤主要表现为突然大量血液涌出,此时应立刻按压出血区域,寻找到血管断端或破损处,予以结扎或电凝止血,避免忙乱及盲目钳夹,如果出血无法控制,采用纱布填充压迫并立即通知麻醉师、手术室、血库及血管外科医师。

有些情况下,术中并没有发现活动性出血,但是术后临床表现提示为血管损伤,应当早期诊断和处理。术后应即刻在恢复室检查动脉搏动,并与对侧比较,如果脉搏搏动减弱或消失,需行超声进一步检查。对于术后早期肢体严重疼痛及肿胀、心动过速、低血压,尽管经过积极的补液治疗(包括输血),血压及血红蛋白仍持续下降,应警惕可能存在的隐性血管损伤。对于此种情况应尽早请血管外科医师会诊,治疗多采用介入方法,必要时采取开放修补或旁路移植手术。如果缺血时间超过 6 小时,应考虑预防性筋膜室切开。

人工膝关节置换术相关血管损伤多为术中间接损伤,包括矫正畸形、松解挛缩软组织时牵拉损伤血管内壁或术中牵开器压迫腘部血管。术中直接损伤相对少见,多为锯片、电刀、牵开器直接切割或撕裂膝关节周围血管组织。术后动脉血管栓塞或血栓形成多发生于术前有外周血管病变、存在动脉硬化或斑块的患者,此类患者应用止血带时易造成相应血管(多发生于股浅动脉或腘动脉)内壁的损伤,术后假性动脉瘤或动静脉瘘也时有发生。

术前对于既往有血管疾病史、踝肱压力指数(ankle brachial pressure index, ABPI)检查结果异常、X线片示血管壁钙化等高风险患者应请血管外科医师会诊。对于既往有血管转路或血管移植物、外周血管疾病的患者,不用或减少止血带使用时间。熟悉重要血管解剖结构(腘动脉、胫前动脉、膝外侧动脉降支等),术中减少直接损伤。当血管与周围组织粘连(翻修、既往创伤或手术病史等)时,要仔细操作,尽量避免过度屈曲、伸直膝关节时进行后方操作。

尽管有止血带的存在,术中血管损伤仍然表现为术野持续或大量血液涌出,腘窝部位明显肿胀,松止血带后皮肤苍白,肢端血管无充盈,足背或胫后动脉搏动消失。应紧急压迫止血,评估后请血管外科医师处理。怀疑出血时,在安装假体前应松止血带进行评估。

术后早期血管损伤多为出血过多压迫腘动脉或动脉血管栓塞,表现为患肢皮肤苍白、肢体末端皮温下降、剧烈疼痛、伤口引流持续过多、血红蛋白持续下降,出现低血容量表现及骨筋膜室综合征表现。此种情况需行超声及血管造影检查,由血管外科医师行介入、切开修复、支架、转路手术等。缺血超过6小时,同样需要行预防性筋膜切开,以避免骨筋膜隔室综合征的发生。

【证据】

熟悉手术操作区域的解剖结构是避免血管损伤

的基本前提。Nanomiya 通过 50 例尸体标本研究发现,腘部血管位于膝关节中线偏外侧,后方牵开器放置于后交叉韧带外侧或进入后方软组织超过 1cm,均有可能造成腘动脉的损伤。Tindall 分析了 100 例膝关节标本,发现其中有 6 例胫前动脉有解剖变异,其起源较高,在腘肌上方起自腘动脉,经过腘肌前表面下行,并且紧贴胫骨后方皮质,在关节置换术时存在潜在的损伤风险。笔者建议在行关节置换术时,应尽量紧贴骨面进行操作,避开重要血管解剖,放置牵开器时避免过度挤压、牵拉血管组织,可有效避免血管损伤的发生。

目前关于关节置换术中血管损伤的病例多为回顾性个案报道或多中心 meta 分析。这些研究提示关节置换术相关的血管损伤有时难以被早期诊断和处理。尽管大多数血管损伤在手术当天能够被发现,但也有相当比例的患者术中并无明显相关表现。Troutman 等回顾性分析了 39 196 例膝关节置换术及 12 822 例髋关节置换术,其中共有 49 例(0.13%)血管损伤,THA 相关 12 例,TKA 相关 37 例;共有 28 例手术当天即被发现,而 18 例在术后 1~5 天被发现,3 例在术后 5~30 天被发现。此外,对于一些假性动脉瘤或动静脉瘘的患者,其临床表现并不典型,可能伴有下肢感觉异常及深静脉血栓症状,均增加了早期诊断的难度。

总之,术前仔细筛查高风险患者、掌握手术区域解剖、术中轻柔仔细操作、术后即刻及早期观察下肢血供状况,对于避免血管损伤这一严重并发症至关重要。

（窦　勇）

参考文献

[1] SHARMA D K, KUMAR N, MISHRA V, et al. Vascular injuries in total hip replacement arthroplasty: a review of the problem [J]. Am J Orthop, 2003, 32 (10): 487-491.

[2] CALLIGARO K D, DELAURENTIS D A, BOOTH R E, et al. Acute arterial thrombosis associated with total knee arthroplasty [J]. J Vasc Surg, 1994, 20 (6): 927-932.

[3] WILSON J S, MIRANDA A, JOHNSON B L, et al. Vascular injuries associated with elective orthopedic procedures [J]. Ann Vasc Surg, 2003, 17 (6): 641-644.

[4] NINOMIYA J T, DEAN J C, GOLDBERG V M. Injury to the popliteal artery and its anatomic location in total knee arthroplasty [J]. J Arthroplasty, 1999, 14 (7): 803-809.

[5] TINDALL A J, SHETTY A A, JAMES K D, et al. Prevalence and surgical significance of a high-origin anterior tibial artery [J]. J Orthop Surg (Hong Kong), 2006, 14 (1): 13-16.

[6] TROUTMAN D A, DOUGHERTY M J, SPIVACK A I, et al. Updated strategies to treat acute arterial complications associated with total knee and hip arthroplasty [J]. J Vasc Surg, 2013, 58 (4): 1037-1042.

[7] BUTT U, SAMUEL R, SAHU A, et al. Arterial injury in total knee arthroplasty [J]. J Arthroplasty, 2010, 25 (8): 1311-1318.

第三十节
切口引流

【积水潭方案】

对于初次全髋置换术及全膝置换术的患者,笔者不主张放置引流管,绝大部分患者都不留置切口引流。在初次髋关节置换术中,极少放置引流,只有术中渗血较多或有大量瘢痕切除等复杂情况的病例,可能会放置引流管。膝关节单髁置换术均不放置引流。关于人工膝关节置换术是否放置引流,目前北京积水潭医院矫形骨科的医师尚未形成完全统一的方案:大部分术者不放置引流;小部分术者行后交叉保留型全膝置换术不放引流,而在行后稳定型全膝置换术因髁间窝渗血较多会放置引流。翻修手术因创面渗血较多,常规放置引流,只有极少数部件更换等损伤较小的非全关节翻修手术例外。在胫骨高位截骨手术中,因截骨面积大、小腿筋膜室致密而封闭,一般会放置引流管。

如果放置引流管,笔者在术后早期(2~4小时)会临时夹闭引流管以期早期增加腔内压力并保留渗血处的凝血块,之后维持低压力负压引流,并于术后24小时左右(不超过48小时)拔除引流管。

【证据】

在人工关节置换术中,是否放置引流仍存在争议。外科引流的目的包括预防血肿、封闭死腔等。大部分文献证据显示,放置引流的好处可能包括避免血肿形成等,但优势甚微,而且可能会增加副作用,例如可能增加失血量。Zhang等于2011年发表的meta分析,纳入15项随机对照研究,共686个膝关节放置闭合负压引流、675个膝关节未放置引流,结果显示全膝置换术放置引流组可降低软组织瘀斑发生率并减少敷料包扎的需求,但是会增加输血率;两组在感染率、深静脉血栓形成、术后活动度方面无差异。Hou等于2017年发表的meta分析,纳入27项随机对照试验,共3 603个髋关节进入分析,结果显示全髋置换术后放置引流会增加输血率和延长住院时间；两组感染率、切口血肿、渗液、深静脉血栓形成、视觉模拟评分法（visual analogue scale，VAS）疼痛评分均无差异。

关于全髋或全膝关节翻修手术是否放置引流管，高级别研究的证据较少。人工关节翻修手术复杂且均质性差，难以设计随机对照试验。可检索到的近年发表的证据中，仅各有 1 篇是关于全髋和全膝翻修手术后放置引流相关的随机对照试验。Fichman 等纳入 88 例全髋翻修手术，按 1:1 入组，排除感染一期翻修，结果显示：放置引流组输血率和住院时间显著高于未放置引流组；两组 Harris 髋关节评分（Harris hip score，HHS）、VAS 疼痛评分无显著差异。该研究结果提示，全髋翻修手术中放置引流并无显著获益，反而带来更多风险。Abolghasemian 等纳入 83 例全膝翻修手术，42 例放置闭合负压引流，41 例未放置，排除感染一期翻修，结果显示：两组人口学基线数据、切口并发症、12 周时膝关节评分和术后 2 年感染率均无差异；未放置引流组人均输血量显著低于放置引流组。该研究结果提示，在全膝翻修手术中，未观察到放置引流的获益，需要更长随访时间的更进一步确证研究。其他有关髋膝关节翻修手术后放置引流利弊的报道，因干扰因素较多，证据等级不高，此处不再赘述，有待将来发表更多高级别研究证据。

关于胫骨高位截骨术放置引流的利弊，尚无高级别研究证据发表。笔者根据经验，考虑到胫骨高位截骨手术截骨面积大，预计渗血多，而小腿筋膜室致密且封闭，为避免血肿增加筋膜间室压力，一般会放置引流管。

（杨德金）

参考文献

[1] ZHANG Q D, GUO W S, ZHANG Q, et al. Comparison between closed suction drainage and nondrainage in total knee arthroplasty: a meta-analysis [J]. J Arthroplasty, 2011, 26 (8): 1265-1272.

[2] HOU N, JING F, RONG W, et al. Meta analysis of the efficacy and safety of drainage after total hip arthroplasty [J]. Zhonghua Yi Xue Za Zhi, 2017, 97 (21): 1668-1672.

[3] FICHMAN S G, MAKINEN T J, LOZANO B, et al. Closed suction drainage has no benefits in revision total hip arthroplasty: a randomized controlled trial [J]. Int Orthop, 2016, 40 (3): 453-457.

[4] ABOLGHASEMIAN M, HUETHER T W, SOEVER L J, et al. The Use of a Closed-Suction Drain in Revision Knee Arthroplasty May Not Be Necessary: A Prospective Randomized Study [J]. J Arthroplasty, 2016, 31 (7): 1544-1548.

第三十一节
切口缝合

【积水潭方案】

切口缝合的总体原则是分层缝合、切缘对合整齐、密闭性好、不留死腔、张力及缝合方法与组织性质相适应,以及尽量满足美观需求。缝合关节囊或深筋膜,笔者常采用连续缝合的方式;切口较长时,可在连续缝合的基础上长间距间断缝合起加固作用,或者分段连续缝合;常使用的缝线是 1#PDS- Ⅱ 缝线,或者 0#/1# 倒刺线。对于皮下组织,笔者推荐间断缝合,常使用的缝线为 2-0 可吸收线;如果皮下层肥厚,可在深层使用 0#/1# 可吸收线间断缝合;如果皮下组织张力较小,有时也使用 2-0 倒刺线连续缝合。皮肤缝合最常使用的是订皮器(staple),部分医师会采用 3-0 单股可吸收线(ethicon monocryl)或倒刺线连续皮内缝合。

　　笔者最常采用后外侧入路进行全髋关节置换术,部分术者采用直接前侧入路(direct anterior approach,DAA)。在后外侧入路缝合时,由深及浅,建议的缝合流程为:①采用 1#PDS-Ⅱ 缝线尽可能地将后上方关节囊放射状切开的部分进行原位缝合,再将外旋短肌肉断端缝合到大转子后缘。此处有的医师将两层组织分别缝合,因为关节囊和肌肉的弹性不同,功能也不同,也有医师将两种组织共同缝合到大转子后缘,笔者更推荐前者。②使用 1#PDS-Ⅱ 或 0#/1# 倒刺线连续缝合阔筋膜张肌筋膜和腱性部分。③使用 2-0 可吸收线间断缝合皮下组织,笔者有时也用 2-0 倒刺线连续缝合皮下组织。④使用订皮器缝合皮肤,或者使用 3-0 单股可吸收缝线或倒刺线连续缝合皮肤。

　　在 DAA 全髋置换术缝合时,由深及浅,建议的缝合流程为:①采用 1#PDS-Ⅱ 原位缝合前关节囊。大部分 DAA 全髋置换术中并不切除前关节囊,尽可能保留所有前关节囊;在股骨颈前方也会预留约 5mm 宽度的关节囊附着(颈领状)用于术毕缝合。② DAA 全髋置换术中切口处阔筋膜张肌表面的筋膜常菲薄,无法缝合。③使用 2-0 可吸收线间断缝合皮下组织,笔者有时也用 2-0 倒刺线连续缝合皮下组织。④使用订皮器缝合皮肤,或者使用 3-0 单股可吸收缝线或倒刺线连续缝合皮肤。

在全膝置换术时,由深及浅,建议的缝合流程为:①膝关节取中度屈曲位,首先采用 2-0 或 1# 可吸收线按解剖标记间断固定髌骨上下极的关节囊,一方面有利于两侧对齐,另一方面对后续连续缝合起加强作用。然后,使用 1#PDS-Ⅱ 或 0#/1# 倒刺线连续缝合关节囊和股四头肌腱性切口部分,缝合完毕高度屈曲膝关节并适当维持数秒以检查缝合强度和密闭性。少部分医师在缝合关节囊前,会用 2-0 可吸收线先行间断缝合髌下脂肪垫,笔者推荐这一做法,因为这样可以增加髌腱周围缝合的密闭性,可减少内外层间隙沟通和关节液外渗。②使用 2-0 可吸收线间断缝合皮下组织,笔者有时也用 2-0 倒刺线连续缝合皮下组织。③使用订皮器缝合皮肤,或者使用 3-0 单股可吸收缝线或倒刺线连续皮内缝合皮肤。

【证据】

关节外科使用的缝线,大部分选用可吸收材质。近年来,在关节外科开始使用倒刺线,相关研究结果逐渐出现。使用倒刺线,可以避免打结,缝合速度更快,且允许缝线在组织中的张力更平缓。Gililland 等进行了一项多中心前瞻性随机对照试验,试验组 191 例采用倒刺线连续缝合,对照组 203 例采用可吸收缝线间断缝合,结果显示:倒刺线组缝合时间缩短 32%;两组早期并发症和临床结果相似。另有两项采用猪膝关节进行的缝合试验显示,倒刺线缝合的抗张力强度和抗渗漏能力与传统可吸收线或 PDS-Ⅱ 缝线类似。

关于后外侧入路中外旋肌缝合方法,北京积水潭医院矫形骨科的医师有不同的处理方法。笔者建议遵循逐层解剖缝合的基本原则,尽可能原位缝合关节囊和外旋肌群。Shen 等发表过一组 159 例股骨颈骨折的后外侧入路髋关节置换术,根据缝合方法分成 4 组,结果发现关节囊修复和外旋肌缝合可降低后外侧入路全髋置换术的脱位率,提高 Harris 髋关节评分,改善外旋功能;而出血量、引流量无区别。Khan 等通过金属标记缝线缝合外旋肌,所有缝合均为大转子骨性后缘打孔缝合的方法,术后应力向内外旋位影像学检查观察缝合效果,研究发现 80% 均有 3.51mm 的分离,作者建议提高缝合技术来获得更好的缝合效果。北京积水潭医院矫形骨科的大部分医师不在大转子钻孔缝合,原因之一是操作困难,另外还担心骨性组织弹性不足容易切割普通缝线;笔者经验性将梨状肌肌腱端侧缝合到臀中肌止点后缘,以期获得适当弹性,但这种调整是否更有优势还有待研究。

关于皮肤层的缝合方法也仍有争议。Smith 等对对照实验性研究进行 meta 分析,纳入 6 项研究,332 例采用缝线缝合,351 例采用订皮器缝合,结果发现订皮器组浅表切口感染风险比缝线组高 3 倍以上,但该研究所纳入的并非全为最高证据等级的随机对照结果,还有待进一步研究确证。Thacher 等进行了一项针对全髋置换术的回顾性队列研究,比较倒刺线连续皮内缝合(162 个髋)和普通缝线常规间断缝合(429 个髋)后的皮肤,发现两组假体周围感染和翻修等主要并发症总体发生率无显著差异,两组浅表切口并发症等次要并发症总体发生率也无差异;然而,对浅层切口并发症亚组分析发现,倒刺线组感染率更低而切口开裂率更高,均为统计学显著差异。该研究结论为,THA 手术中倒刺线皮内缝合总体更安全高效。关于这个话题,目前尚无更高级别的研究证据。

（杨德金）

参考文献

[1] GILILLAND J M, ANDERSON L A, BARNEY J K, et al. Barbed versus standard sutures for closure in total knee arthroplasty: a multicenter prospective randomized trial [J]. J Arthroplasty, 2014, 29 (9 Suppl): 135-138.

[2] ONI G, BROWN S A, KENKEL J M. A comparison between barbed and nonbarbed absorbable suture for fascial closure in a porcine model [J]. Plast Reconstr Surg, 2012, 130 (4): 535e-540e.

[3] YANG S, QI-HENG T, YI-XIN Z. Comparison of Standard Suture vs Barbed Suture for Closing the Porcine Knee Joint: Evaluation of Biomechanical Integrity and Permeability [J]. J Arthroplasty, 2018, 33 (3): 903-907.

[4] SHEN P, XU N, JIANG F, et al. Impact of joint capsule repair and external rotators suture on prognosis in primary total hip arthroplasty by posterolateral approach [J]. Zhongguo Xiu Fu Chong Jian Wai Ke Za Zhi, 2012, 26 (11): 1300-1305.

[5] KHAN R J, YAO F, LI M, et al. Capsular-enhanced repair of the short external rotators after total hip arthroplasty [J]. J Arthroplasty, 2007, 22 (6): 840-843.

[6] SMITH T O, SEXTON D, MANN C, et al. Sutures versus staples for skin closure in orthopaedic surgery: meta-analysis [J]. BMJ, 2010, 340: c1199.

[7] THACHER R R, HERNDON C L, JENNINGS E L, et al. The Impact of Running, Monofilament Barbed Suture for Subcutaneous Tissue Closure on Infection Rates in Total Hip Arthroplasty: A Retrospective Cohort Analysis [J]. J Arthroplasty, 2019, 34 (9): 2006-2010.

第三十二节
导尿在初次人工关节置换术中的应用

【积水潭方案】

在临床工作中,针对初次人工关节置换术的患者,导尿并不作为术前常规操作。只有面对下列三种情况才会进行术前导尿:①手术复杂,预计操作时间超过 3 小时;②男性患者,有明确前列腺增生病史且有排尿困难;③曾经发生过尿潴留的患者。

值得一提的是,不常规导尿并不表示笔者不关注可能由手术导致的潜在并发症——尿潴留。相反,由于不留置导尿,更需要在术后关注尿潴留的发生,一旦出现,应及时处理。

【证据】

尿潴留是椎管内麻醉后较为常见的并发症,文献报道人工关节置换术后,其发生率为 10.7%~84.0%。为避免出现术中或术后尿潴留,导尿一直作为人工关节置换术前准备的常规操作被广泛应用。然而,导尿的操作及留置导尿管将增加患者的痛苦,影响患者术后早期下地活动,同时可能出现由此而引起的尿路感染,甚至继发假体周围感染。在追求快优康复的今天,导尿是否还应该作为人工关节置换术的术前常规操作而继续保留呢?根据文献报道的结果及笔者的临床经验,针对初次人工关节置换术的患者,导尿并不需要常规应用。

有研究报道人工关节置换术后留置导尿管将使假体周围感染发生率从 <2.0% 增加到 6.2%。Miller

等将 200 例接受人工关节置换术的患者随机分为导尿组和不导尿组,导尿组患者术后 48 小时拔除导尿管,不导尿组患者术后监测尿潴留发生情况,一旦出现尿潴留,则进行导尿并留置导尿管。两组病例在尿潴留和尿路感染发生率及住院时间方面均无显著差异。导尿组和不导尿组术后发生尿潴留的病例数分别是 3 例和 9 例。导尿组有 3 例出现尿路感染,而不导尿组未出现尿路感染病例。同时,此研究也发现有前列腺增生的患者术后尿潴留的发生率为 16.7%(2/12),明显高于无前列腺增生的患者(2.7%,5/188)。此研究的结论认为:导尿不需要作为初次人工关节置换术的术前常规;对前列腺增生患者,应更警惕术后尿潴留的发生。

笔者在多年前已经不常规在术前进行导尿操作。北京积水潭医院每年完成的数千例初次人工关节置换术,除少部分病例外,都不进行术前导尿,术后发生尿潴留的概率不超过 10%,而且,尿潴留发生后,只要及时发现、及时处理,通常不会导致不良的临床结果。

（张　纪）

参考文献

[1] WATERHOUSE N, BEAUMONT A R, MURRAY K, et al. Urinary retention after total hip replacement. A prospective study [J]. J Bone Joint Surg Br, 1987, 69 (1): 64-66.

[2] OISHI C S, WILLIAMS V J, HANSON P B, et al. Perioperative bladder management after primary total hip arthroplasty [J]. J Arthroplasty, 1995, 10 (6): 732-736.

[3] FITZGERALD R H. Total hip arthroplasty sepsis. Prevention and diagnosis [J]. Orthop Clin North Am, 1992, 23 (2):

259-264.

[4] WROBLEWSKI B M, DEL SEL H J. Urethral instrumentation and deep sepsis in total hip replacement [J]. Clin Orthop Relat Res, 1980 (146): 209-212.

[5] KUMAR P, MANNAN K, CHOWDHURY A M, et al. Urinary retention and the role of indwelling catheterization following total knee arthroplasty [J]. Int Braz J Urol, 2006, 32 (1): 31-34.

[6] MILLER A G, MCKENZIE J, GREENKY M, et al. Spinal anesthesia: should everyone receive a urinary catheter？: a randomized, prospective study of patients undergoing total hip arthroplasty [J]. J Bone Joint Surg Am, 2013, 95 (16): 1498-1503.

第三十三节
人工关节置换术后切口敷料的应用

【积水潭方案】

笔者在人工髋、膝关节置换术后常规应用两种敷料,一种是银离子抗菌敷料,直接覆盖于切口表面;另一种是黏性敷料,覆盖于银离子纱布上方,与切口周围皮肤贴合。术后 24~48 小时更换敷料一次,如果留置有引流管,在更换敷料时去除。术后 5~7 天出院前需再次换药查看切口情况,如果无渗血、渗液,可以用普通无菌敷料贴覆盖切口。

【证据】

在追求人工关节置换术后快优康复的今天,手术切口敷料的选择和应用显得尤为重要。优质的切口敷料能在保持切口表面无菌的同时,有效吸收渗血、渗液,减少更换敷料的次数,且舒适度高,不影响关节活动。目前新型的银离子敷料还具有一定抗菌能力。

目前比较常用的敷料是由亲水纤维(hydrofiber)和水胶体(hydrocolloid)两种材料组合而成。亲水纤维直接覆盖于切口表面,吸收渗血、渗液后可以转化为凝胶,从而阻止其中的微生物逆行进入切口内,而且凝胶还可以保持切口周围潮湿的环境,有利于切口愈合。水胶体覆盖于亲水纤维的表面,并与切口周围皮肤贴合,密封切口。水胶体有防水作用,而且其蜂巢样结构也可以起到锁水保湿的效果,从而保护皮肤。这两种材料可以在术中自行组合使用,不过现在也有厂家生产这两种材料组合的成品敷贴,使用更为方便。Dillion 等曾经做过一项前瞻性 RCT 研究,对比应用亲水纤维和水凝胶敷料与普通敷料的疗效,疗效评估包括水疱发生率、耐用性、更换次数、因切口问题延迟出院、切口部位感染等项目。结果发现应用亲水纤维和水凝胶敷料术后切口不良事件发生率明显低于普通敷料组。Burke 等的研究也发现应用亲水纤维和水凝胶敷料可以显著减少水疱和换药次数。Cai 等回顾性分析了应用亲水密闭性敷料(aquacel surgical dressing)和普通敷料(纱布)后急性假体周围感染的发生率,903 例应用亲水密闭性敷料,875 例应用普通辅料,术后急性假体周围感染的发生率分别为 0.44% 和 1.70%($P=0.005$)。而且,通过多因素分析发现,应用亲水密闭性敷料是降低术后急性假体周围感染的独立危险因素($OR=0.165$)。综合来看,亲水密闭性敷料可以降低术后切口并发症,甚至降低术后急性假体周围感染的发生率。

另一种比较常用的敷料就是黏性泡沫敷料,这类敷料中间为亲水性材料聚氨酯,透气防水,自带黏性,密闭性好。但正是由于其自黏性强,术后皮肤水疱等并发症的发生率较高。Ravenscroft 等进行了一项 200 例患者的前瞻性 RCT 研究对比黏性敷料与亲水密闭性敷料的临床疗效,发现应用黏性敷料出现水疱等切口并发症的概率是应用亲水密闭性敷料的 5.8 倍。笔者在临床工作中也发现黏性敷料的这一问题,而且越是术后肿胀明显的部位越容易出现水疱,所以现在对人工膝关节置换术的患者或预计术后会出现明显肿胀的患者,笔者会谨慎应用黏性敷料。

银离子抗菌敷料是否可以降低手术部位感染的发生率?目前还尚无定论。

一些研究认为,含银离子敷料并不能有效降低手术部位感染等切口并发症的发生。有 3 个前瞻性 RCT 研究比较了含银离子胶体敷料(Aquacel,Alginate)和非银离子敷料处理各类伤口(包括急性外科伤口、感染性和非感染性糖尿病足溃疡、创伤性伤口),在伤口 / 溃疡的愈合和局部感染率方面均没有区别。Jurczak 等的研究认为含银离子敷料与普通含碘纱布在手术部位感染发生率方面没有显著差异。

然而,支持含银离子敷料可以降低切口部位感染率的证据在不断增加。Beele 等的一项前瞻性 RCT 研究认为银离子敷料在预防感染进程方面有显著改善,还可以加速伤口愈合。在 Springer 等的一项前瞻性随机研究中,对 300 例患者使用银离子敷料和普通手术敷料进行对比。使用银离子敷料组在伤口并发症、水疱发生、换药次数和患者总体满意度方面均有显著改善。我国台湾地区的一项针对 240 例接受微创人工膝关节置换术患者的前瞻性

RCT 研究,对比了使用银离子敷料和普通手术敷料对切口部位感染发生率的影响,研究发现,使用银离子敷料组浅层手术部位感染发生率仅为 0.8%,明显低于使用普通手术敷料组(8.3%)。

(张 纪)

参考文献

[1] BURKE N G, GREEN C, MCHUGH G, et al. A prospective randomised study comparing the Jubilee dressing method to a standard adhesive dressing for total hip and knee replacement [J]. J Tissue Viability, 2012, 21 (3): 84-87.

[2] CAI J, KARAM J A, PARVIZI J, et al. Aquacel surgical dressing reduces the rate of acute PJI following total joint arthroplasty: a case-control study [J]. J Arthroplasty, 2014, 29 (6): 1098-1100.

[3] RAVENSCROFT M J, HARKER J, BUCH K A. A prospective, randomised, controlled trial comparing wound dressings used in hip and knee surgery: Aquacel and Tegaderm versus Cutiplast [J]. Ann R Coll Surg Engl, 2006, 88 (1): 18-22.

[4] TRIAL C, DARBAS H, LAVIGNE J P, et al. Assessment of the antimicrobial effectiveness of a new silver alginate wound dressing: a RCT [J]. J Wound Care, 2010, 19 (1): 20-26.

[5] JEDE E B, APELQVIST J, SPRAUL M, et al. Prospective randomized controlled study of Hydrofiber dressing containing ionic silver or calcium alginate dressings in non-ischaemic diabetic foot ulcers [J]. Diatet Med, 2007, 24 (3): 280-288.

[6] JURCZAK F, DUGRE T, JOHNSTONE A, et al. Randomised clinical trial of Hydrofiber dressing with

silver versus povidone-iodine gauze in the management of open surgical and traumatic wounds [J]. Int Wound J, 2007, 4 (1): 66-76.

［7］BEELE H, MEULENEIRE F, NAHUYS M, et al. A prospective randomised open label study to evaluate the potential of a new silver alginate/carboxymethylcellulose antimicrobial wound dressing to promote wound healing [J]. Int Wound J, 2010, 7 (4): 262-270.

［8］SPRINGER B D, BEAVER W B, GRIFFIN W L, et al. Role of Surgical Dressings in Total Joint Arthroplasty: A Randomized Controlled Trial [J]. Am J Orthop, 2015, 44 (9): 415-420.

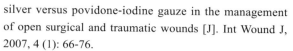

第三十四节
人工关节置换术后 X 线检查

【积水潭方案】

目前,在北京积水潭医院进行的初次人工髋、膝关节置换手术或翻修手术,一般会在手术完成后在手术室内进行一次 X 线检查。进行此项检查的目的是观察假体安放位置是否满意,以及关节复位情况、有无术中骨折或假体穿出等意外情况发生,这对于人工髋关节置换术尤为重要。如果假体位置不能让人满意或出现关节脱位等情况,患者应该在手术室中进行再次手术。

一般来说,笔者不在手术进行过程中进行 C 臂下透视,但是对于复杂的髋关节置换或翻修手术,术中透视还是非常有用的一种手段。

患者返回病房后,在出院以前,笔者会对患者再进行一次 X 线检查。常规来说,患者术后 3 个月时要来复查一次,同时进行 X 线检查。此后,每年复查一次,同时行 X 线检查。

检查步骤

1. **术中 X 线检查** 髋关节置换术,正位;膝关节置换术,正、侧位。

2. **技术** 使用可移动的数字拍摄机进行非负重位检查,球管与拍摄部位距离 120cm,髋关节摄片时对准双侧股骨头的中心,膝关节拍照时对准膝关节中心。

3. **术后复查时的 X 线检查** 术中应行正侧位检查。

(1)正位检查:髋关节摄片时要注意骨盆保持在水平位。透视的球管应该垂直于骨盆,避免拍成骨盆入口位或骨盆出口位及髂骨斜位或闭孔斜位。C 臂的球管与拍摄部位距离 120cm,对于髋关节置换术患者,应把透视中心定在耻骨联合的中心,对膝关节置换术患者应该把透视中心定在膝关节中心(图 2-34-1)。

(2)侧位检查:髋关节侧位 X 线片在北京积水潭医院一般采用蛙式位进行拍摄(图 2-34-2)。

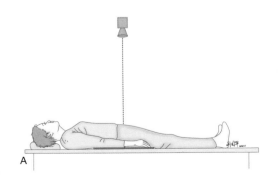

A

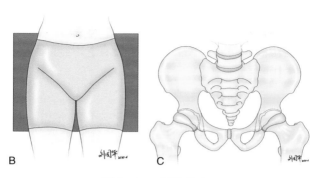

图 2-34-1　正位检查

A. 球管垂直于骨盆；B. 髋关节患者透视中心定于耻骨联合
中心；C. 标准髋关节正位示意。

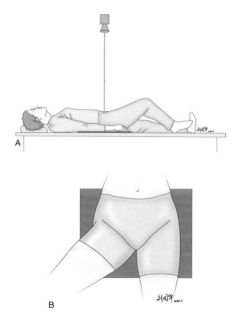

图 2-34-2　侧位检查

A. 球管垂直于骨盆；B. 髋关节患者透视中心定于
耻骨联合中心，蛙式位拍摄。

膝关节置换术除正侧位 X 线检查以外还可以加摄髌骨切线位 X 线片,拍摄时膝关节屈曲 45°,球管向尾侧倾斜 60°,暗盒放在膝关节下,与球管垂直。

【证据】

(一)影像学评价的重要性

良好的假体位置是人工关节置换术成功的关键。脱位、疼痛、磨损、力线不满意、双下肢不等长、跛行、假体周围骨折与假体位置不良都有着紧密的联系。能够将假体精确安放到正确的位置,需要很多条件,要进行仔细的术前设计、选择可靠的手术入路、达到良好的术区显露,这些都需要一定的经验来获得。

(二)人工髋关节置换术后影像学评价指标

1. **髋臼外展角** 在 X 线片上,髋臼假体开口显示为窄椭圆形,椭圆环有长短两个轴,其长轴延长线与两侧坐骨结节连线相交,所形成的角度为髋臼角,一般建议为(40° ± 10°)。

2. **髋臼前倾角** 髋臼假体的开口应轻度前倾(20° ± 5°),其前倾程度可在侧位 X 线片中测得,也可从正位 X 线片髋臼假体开口的椭圆环所呈现的形状来推测(但有时可能为后倾假象)。手术后,有时患髋仍残留一定屈曲畸形,此时投照正位 X 线片,髋臼假体容易呈现过度前倾或前倾不足,与实际情况可能有所差别,应予以注意。

3. **髋臼旋转中心** 在保证髋臼角度合适的前提下,髋臼假体臼内下缘到泪滴连线的垂直距离表明髋臼上移的程度。臼内下缘到泪滴连线的垂直距离自髂骨骨盆边缘到坐骨体内缘,连成一直线,称为髂坐线(Kohler line)。正常髋臼应位于该线之外,如髋臼超越该线,向内凸出时,即为髋臼内移。

4. **双下肢的长度** 在骨盆正位 X 线片上测量从小转子近端到两侧坐骨结节下端连线的垂直距离,测量时须与双侧对比,了解是否有双下肢不等长。

5. 根据髋臼分区和股骨分区判断有无透亮线,以及透亮线的位置(图 2-34-3)。

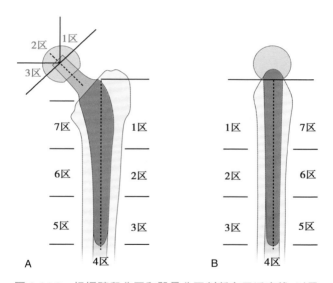

图 2-34-3 根据髋臼分区和股骨分区判断有无透亮线,以及透亮线的位置

A. 正位分区;B. 侧位分区。

黑色字表示股骨分区:1 区为外上部;2 区为中部外侧;3 区为外下部;4 区为假体远端;5 区为内下部;6 区为中部内侧;7 区为内上部;红色字表示髋臼分区:1 区为外上部;2 区为中部;3 区为内下部。

(三) 人工膝关节置换术后影像学评价指标

1. **正位 X 线片** 主要测量膝关节股骨角、胫骨角及股胫角。

在正位 X 线片上要注意观察胫骨平台假体周围的透亮带 (图 2-34-4)。

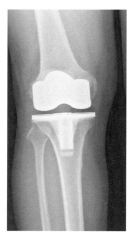

图 2-34-4 术后膝关节正位 X 线片

2. **侧位 X 线片** 主要测量股骨假体的屈曲角、胫骨平台后倾角及髌骨高度。

(1) 股骨假体屈曲角: 正常股骨干存在约 3° 的前弯弧度, 术前测量前弯弧度是为了解股骨假体在矢状面上的位置, 如果假体安装时角度大于股骨本身的弧度, 将改变股骨髁假体矢状面上的应力分布状态, 导致假体松动 (常发生在股骨后髁); 反之, 如果该角度变小, 股骨髁假体的前翼将嵌入骨皮质, 造成局部应力集中, 容易引起股骨髁应力骨折。

(2) 胫骨平台后倾角: 正常的胫骨平台一般后倾

3°~7°,术后胫骨平台的后倾一般也在此范围。假体不应前倾,否则膝关节屈曲时会发生后方撞击,而且平台前面将承受异常增高的拉伸应力,导致假体松动。如果胫骨平台后倾太大,则患者可能出现屈曲畸形或屈曲位不稳定。

(3)髌骨高度:指的是髌骨下极至胫股关节面的垂直距离或 Insall-Salvati 比值(髌骨下极至胫骨结节的距离和髌骨上、下极之间距离的比值)。

(4)关节线高度:胫骨结节至关节线的垂直距离。

在侧位 X 线片上观察股骨及胫骨假体周围有无透亮区(图 2-34-5)。

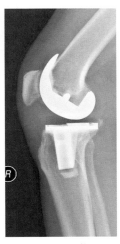

图 2-34-5 术后膝关节侧位 X 线片

3. 髌骨切线位

(1)髌股关节对合角:为股骨髁角的平分线与次角顶点和髌骨顶点之间的夹角。

(2)髌骨倾斜角:为股骨滑车切线与髌骨外侧面

切线的夹角(图 2-34-6)。

4. **双下肢全长 X 线片** 可以判断术后下肢力线是否满意(图 2-34-7)。

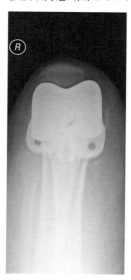

图 2-34-6 术后膝关节髌骨切线位 X 线片

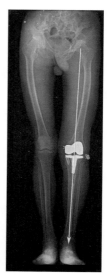

图 2-34-7 术后双下肢全长 X 线片

(及松杰)

第三十五节
异位骨化的预防

对既往手术有异位骨化病史或强直性脊柱炎的患者,推荐使用非甾体抗炎药(NSAID),在术前 6 周及术后 2 周应用预防异位骨化(heterotopic ossification,HO),或者分别在术前 24 小时、术后 72 小时应用放疗进行预防。

【积水潭方案】

1. **对象** 所有过去有异位骨化病史的患者及强直性脊柱炎的患者。

2. **药物** 非甾体抗炎药,如吲哚美辛口服,每次 25mg,每天 3 次,术后应用 2 周,或者吲哚美辛 75mg 缓释片,每天 1 次,用同样长的时间。

3. **放疗** 术前 24 小时内应用单剂 700~800cGy。如果术前不能应用,就术后 72 小时应用。

【证据】

Dejerine 和 Ceillier 于 1918 年在截瘫损伤的患者中,首次描述了异位骨化,他们提出异位骨化是以骨和关节相关联的骨关节疾病。异位骨化的病理模型,是由于成纤维细胞不正确的变异,造成在错误的地方(肌肉、关节周围区域等)继发形成矿化,产生骨小梁,这往往是由于创伤造成的。异位骨化的发生率在文献报道中差异较大,脑损伤和脊髓损伤患者异位骨化的发生率显著增加。全髋置换术后异位骨化的发生率为 1%~99%,有临床意义的只是 10%~20%。

异位骨化诊断的依据是 Brocker 于 1973 年提出的分期(表 2-35-1)。用药物预防的方法是在术前及术后口服非甾体抗炎药。药物抑制前列腺素合成酶,阻止氨基酸转化为前列腺素,抑制炎症反应。

表 2-35-1 异位骨化 Brocker 分期

分期	描述
1 期	在髋关节有孤立的骨形成
2 期	骨盆或股骨近端的骨化相对于骨表面>1cm
3 期	骨盆或股骨近端的骨化相对于骨表面<1cm
4 期	髋关节骨性强直

非甾体抗炎药同时抑制间叶细胞增殖。在文献中,吲哚美辛是全髋置换术后患者预防异位骨化应用最普遍的非甾体抗炎药。在全髋置换术后的随机双盲配对研究中,应用放射线评价。应用吲哚美辛的患者异位骨化的发生率为 13/102 例(全部为轻度),对照组为 72/99 例(66% 为重度)。布洛芬同样也有效。在随机双盲配对研究中,应用布洛芬组的 1/3 病例与对照组的 3/4 病例形成异位骨化。

另一种替代口服药的治疗方法是放疗(剂量为 700~800cGy),放疗作用于 DNA,快速分解细胞,阻止原始细胞增殖转化为成骨细胞,从骨形成的初始阶段进行阻断。

对于已形成异位骨化的,可以考虑活化和外科手术切除。切除的手术指征是由于异位骨化造成了关节活动受限和不正确的姿势位置,而使生活质量下降。手术切除的时间最短也要在术后 6 个月以后。异位骨化在放射学上表现成熟时,就可以考虑行手术切除。切记,异位骨化切除不完全可以造成复发。

（张春雨）

第三十六节
胫骨高位截骨术与股骨远端截骨术在治疗膝关节骨关节炎中的应用

胫骨高位截骨术(high tibial osteotomy,HTO)治疗膝关节骨关节炎(osteoarthritis,OA)的适应证并不是一成不变的,虽然早在 20 世纪 60—70 年代 HTO 诞生之日起,Coventry 等就对 HTO 的适应证有所阐述,并证实 HTO 是治疗膝关节骨关节炎的有效术式。但由于早期 HTO 技术不规范、内固定不牢靠、力线控制不精准等原因,其长期疗效并不稳定。随着全膝置换术(TKA)的广泛应用和取得的成功,HTO 的应用越来越少,而最佳适应证的范围也随之变小。但 2000 年以后,HTO 取得了长足的进步,特别是开放楔形不全截骨加上锁定钢板固定技术的应用,使 HTO 技术实现了精准化、微创化和标准化,取得了令人满意的、稳定的长期疗效。近年来随着保膝教育的推广,HTO 在国内的临床应用也越来越广泛。表面现象是 HTO 又回来了,实际上此 HTO 非彼 HTO。

HTO 与 TKA 在治疗膝关节骨关节炎的出发点上完全不同。TKA 是在骨关节炎发展到最后阶段进行治疗,是一种"推倒重来"的终极手段,属于对"果"治疗。而 HTO 从本质上讲,是一种对"因"治疗,它通过去除造成膝关节骨关节炎的主要原因,阻止 OA 的进展,甚至使 OA 发生逆转。因此 HTO 更加注重研究膝关节骨关节炎的病因学和病理学。正是这些方面研究的进步,让我们对 HTO 治疗膝关节骨关节炎有了更深入的了解。

本节对膝关节骨关节炎患者在接受 HTO 时,最常问的若干问题进行了解答,也希望临床医师借此对 HTO 的进展有一个全面的了解。

【积水潭方案】

目前北京积水潭医院矫形骨科最常采用的 HTO 方式是开放楔形胫骨高位截骨(open-wedge high tibial osteotomy,OWHTO)加锁定钢板内固定技术(图 2-36-1)。

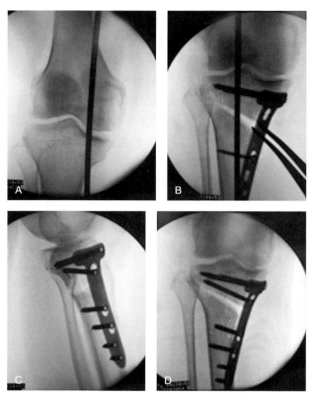

图 2-36-1 开放楔形胫骨高位截骨术纠正膝内翻,治疗内侧膝关节骨关节炎

A. 截骨前,力线通过膝关节内侧,为内翻畸形;B. 截骨后,力线通过外侧髁间嵴顶点,力线矫正满意;C. 膝关节侧位 X 线片示内固定位置良好;D. 膝关节正位 X 线片示内固定位置良好,截骨合页完整。

OWHTO 是相对微创的手术,切口位于胫骨内侧,切口小(只有 6~7cm),没有肌肉剥离。如果使用止血带,术中几乎没有出血,也不需要输血。截骨是从胫骨内侧鹅足囊上缘开始,向外侧腓骨头方向截一个缝,骨头没有完全断,保留对侧合页,然后逐渐撑开,把骨头矫正成直的。内侧锁定钢板固定,可以支撑 150kg 压力。术后第 1 天就可以下地行走,开始恢复生活自理。术后 3~4 周,从双拐改为单拐辅助行走,术后 6 周开始脱离拐杖行走。3 个月的时候可以恢复正常。

【证据】

1. **做截骨矫正术,让膝盖不疼的原理是什么?** 对于膝内翻合并关节炎的患者,膝关节内侧软骨压力增高,容易造成慢性的半月板损伤和软骨磨损,从而造成关节间隙狭窄,膝关节内翻加重,形成高压 - 磨损 - 内翻的恶性循环。膝关节疼痛的主要原因来自内侧间室压力过大(物理因素)和软骨磨损所引发的滑膜炎(化学因素)的共同作用。HTO 通过使内翻的腿变直,将下肢力线由内侧转移到膝关节中间偏外的位置,让外侧正常软骨多分担一些重量,令内侧间室有效减压,并阻止因为磨损引发的炎症反应,从而减轻膝关节的疼痛,恢复膝关节功能。

2. **软骨很薄了,做完截骨术效果会好吗?** HTO 治疗膝关节内侧骨关节炎的适应证主要包括以下三点:①相对年轻活跃的患者;②伴有胫骨内翻(内侧胫骨近端角<85°);③内侧骨关节炎,包括慢性半月板撕裂期,部分软骨磨损期和骨触碰期(kissing lesion,软骨全层磨损)的患者。有大量文献证实,术后症状的缓解与软骨存留的厚度无关。在适应证范围内,软骨磨损 Outbridge 分级为 0~ Ⅳ 级的患者术后都可以有令人满意的疗效,其中Ⅲ~ Ⅳ级的患者症状缓解更明显。

3. **做完截骨术,能坚持多少年,还需要再行全膝置换术吗?** 目前的 meta 分析显示,使用标准技术和 Tomofix 内固定的病例组,10 年有效率为 91.5%。在其他的多中心研究中,也有超过 85.0% 的患者可以用 10 年以上,该数据明显高于以往认为截骨术仅仅是 "买时间的手术" 的认识。美国医保中心发表的文章显示,高达 65% 的患者,在 HTO 术后,无论手术时的年龄如何,终身没有再接受关节置换术。

4. 做完截骨术,还能运动和劳动吗? 这是截骨术最大的优点——患者并没有失去自己的关节。同时,因为疼痛消除了,手术后患者基本可以恢复到患关节炎之前的状态,关节还完全是自己的关节,不仅可以满足生活中行走和活动的需要,HTO 术后 87% 的患者可以回到运动场进行运动,78% 的患者可以达到或超过术前的运动水平,54% 的运动员甚至可以回到竞技体育中去,不用担心出现人工关节相关的问题。

5. 做完截骨术,多长时间可以下地,多长时间恢复正常生活? 做完手术具体的下地时间,需要根据医师的嘱托。一般来说,术后第 1 天下地活动也是安全的,可以拄双拐,脚可以踩地,早期可以生活自理。具体踩地的轻重根据术后疼痛的情况来决定,以不引起明显疼痛为原则。手术 1 个月复查后可以改成扶单拐行走,术后 6 周后可以不用拐杖,逐渐恢复正常生活。

6. 做完截骨术,能蹲吗? 做完手术后膝关节完全可以恢复甚至超过术前的弯曲程度,因为完全是自己的关节,手术并没有干扰关节。截骨处恢复后,仍然可以下蹲,可以参加体育运动。

7. 磨损的软骨能够自我修复或再生吗? 通常来说,如果不改变关节内的局部高压状态,软骨是不能再生的。然而,截骨术后膝关节内侧压力得到释放,给软骨再生提供了空间,关节软骨可以自我修复和再生。研究发现,截骨术后 29%~91% 的患者存在软骨再生,80% 的患者半月板后角撕裂可以自行愈合,其中 50% 是完全愈合的。

8. 截骨术和全膝置换术治疗膝关节骨关节炎最大的区别是什么? 截骨术和全膝置换术治疗膝关节骨关节炎最大的区别就在于,前者能够完全保留自身的关节,功能更好,不用担心人工关节相关的并发症。从活动方面来看,90% 的患者截骨术后 1 年可以重返工作岗位,87% 的患者术后可以重返运动场,获得正常的生活,从事以前做过的各种活动和运动,但人工膝关节置换术后很难达到这种效果。另一方面,人工关节存在一些不可避免的问题,如衬垫的磨损、松动、感染、不明原因的疼痛等。对于 65 岁以下的患者,人工膝关节置换术后可能面临着再次翻修的问题,而且再次翻修费用和创伤都会更大。因此,截骨术对于年轻患者尤其适用,既可以满足其高强度的活动需求,即使日后随着病情进展需要进行关节置换术,常规行初次膝关节置换术也就可以满足需求。

临床上最常见的是膝内翻伴内侧 OA,但有另一种情况也相对多见,即膝外翻伴外侧 OA。膝外翻的主要原因有:股骨髁发育异常、外侧髁骨骺损伤、外侧半月板部分切除或完全切除后遗症、骨折创伤后遗症等。在膝关节外翻的情况下,外侧间室受力增高,造成外侧半月板退变性损伤和软骨进行性磨损,造成膝关节外侧骨关节炎的发生。笔者通常采用股骨远端截骨术(distal femur osteotomy,DFO)来纠正膝外翻畸形,同时达到治疗外侧骨关节炎的目的。

膝关节外侧 OA 和内侧 OA 不同：①由于人体重心的位置位于身体中央、膝关节的内侧，人类在直立行走时，膝关节始终承受内收力矩的作用，外侧间室负重性磨损和受力并不像膝内翻的内侧间室那样严重，因此患者往往症状较轻，发病较晚。②外侧间室的磨损特点是与活动相关的，磨损部位多位于胫骨平台的中后方，而对应的股骨侧磨损区位于屈曲45°左右时股骨与胫骨相接触的区域。而完全伸直位的股骨负重区和胫骨平台前方的软骨在外侧 OA 发生之后的相当一段时间里都保持完好。所以，外侧间室骨关节炎与内侧间室骨关节炎（前内侧骨关节炎）相对应，被称为后外侧骨关节炎。因此，判断外侧 OA 进展程度时，Rosenberg 位（膝关节屈曲45°负重后前位）X 线片比膝关节完全伸直的负重正位 X 线片更有价值。

临床上，DFO 患者的适应证有年龄阶段性特点。第一部分适应证人群为年轻活跃患者，一方面因运动后疼痛、活动受限或外侧半月板损伤等原因前来就诊；另一方面，该年龄段的患者，更希望的是改善自己的腿形和走路的步态，手术意愿强烈。由于这部分患者相对较多，所以拉低了 DFO 手术患者的平均年龄，根据北京积水潭医院统计，DFO 的平均年龄约为 36 岁。第二部分适应证人群为活跃的中年患者，因外侧半月板退变性撕裂前来就诊。外翻畸形并不会对他们产生大的心理影响，但当步入中年以后，外翻力线造成外侧半月板和软骨在活动过程中过度受力，发生退变性半月板撕裂，造成膝关节无法完全伸直和屈曲，导致关节肿胀、疼痛、活动受限。此时只是修补或部分切除半月板是无效的，应当在做关节镜探查的同时,截骨纠正膝关节外翻畸形,彻底去除病因。第三部分适应证人群为老年膝外翻伴严重外侧 OA 的患者。外侧 OA 进展较慢,而发病症状也比较轻。这部分患者来就诊时,通常 OA 已经发展到骨磨骨的状态。当患者比较活跃、外侧磨损范围不大、膝关节活动度好、拒绝接受关节置换术的情况下,笔者认为 DFO 仍然是一个好的选择。

DFO 主要可以分为两类,即内侧闭合楔形截骨技术和外侧开放截骨技术。由于股骨的生物力学环境与胫骨不同,需要承受更多的扭转力,因此股骨远端开放楔形截骨术(open wedge distal femur osteotomy,OWDFO)的失败率较之开放楔形 HTO 为高。在通常情况下,在进行 OWDFO 时要注意以下几点:①保留对侧合页;②双平面截骨;③使用锁定钢板;④植骨以促进短期内愈合;⑤髂胫束松解延长,防止和钢板摩擦。

股骨远端闭合楔形截骨术(closed wedge distal femur osteotomy,CWDFO)的应用更为广泛。早期的 CWDFO 采用股骨髁上水平截骨,用槽钢板进行固定。由于合页容易断裂,而且近端骨皮质容易插入远端股骨髁,再加上槽钢板本身无法提供角度支撑,所以容易出现矫正后角度丢失和骨折延期愈合的情况。因此,临床上目前多采用保留对侧合页的下斜式双平面 CWDFO,加锁定钢板固定技术。它的优点是:①合页位置较低,位于外侧髁上的骨松质区,因此合页不容易断裂;②双平面截骨结构更加稳定,而且在截骨线较低的情况下,不影响髌上囊,因此患者恢复更快;③下斜的楔形截骨块可以设计成等腰三角形,这样截骨线的远近端皮质可以实现加压,让整个结构更加稳定;④锁定钢板可以提供角度支撑,最大限度地防止角度丢失和不稳定。因为以上优势,CWDFO加锁定钢板技术,是目前临床上最常采用的技术(图2-36-2)。

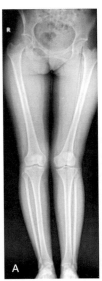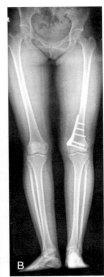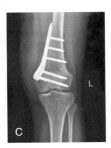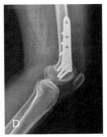

图 2-36-2　CWDFO 纠正膝外翻

A. 术前患者左下肢外翻畸形;B. 术后患者患肢力线矫正满意;C. 膝关节正位 X 线片示内固定位置良好,截骨线对合良好,无移位;D. 膝关节侧位 X 线片示内固定位置良好。

需要注意的是,DFO 并不需要像 HTO 治疗内侧 OA 那样矫枉过正。DFO 纠正膝外翻治疗外侧 OA,只需要把力线恢复到中立位或稍稍偏内即可。因为在膝关节中立位(下肢力线通过胫骨平台的中心)时,膝关节内侧负重已经达到外侧的 1.5~2.0 倍,大大减低了外侧压力,可以起到有效缓解外侧症状的效果。如果继续矫枉过正,加大内翻,则非常容易引发内侧膝关节的快速磨损和进展性 OA。

DFO 的满意度和长期生存率与 HTO 非常接近。长期随访显示:DFO 术后满意度评分,好或非常好的比例为 83.0%,表示可接受的比例为 6.7%。10 年生存率的报道为 87%~90%,15 年生存率仍然可到达 79%。

膝关节骨关节炎的发生发展是有阶段性的,因此关节外科医师所提供的治疗也应当是循序渐进的,力求给予处于不同阶段的患者以个体化、精准化、微创化的最佳治疗方案。有文章指出,在日常门诊中,每 4 例严重疼痛的膝关节骨关节炎患者中,只有 1 例适合行 TKA,其余 3 例都适合保膝治疗。以北京积水潭医院为例,运动医学科基本上只处理 45 岁以下的患者,而在关节外科接受全膝置换术的患者,平均年龄为 65 岁。这之间存在非常大的外科治疗真空地带,因此,只有关节镜和关节置换术这两种方式,无法满足广大膝关节骨关节炎患者的需求。未来膝关节骨关节炎的外科治疗一定会走向对"因"和对"果"治疗相结合、多元化和阶梯化治疗的方向。学习、实践和掌握新的 HTO 技术,是新时期对运动医学和关节外科医师提出的更高要求。

（黄 野）

参考文献

[1] COVENTRY M B. Osteotomy of the upper portion of the tibia for degenerative arthritis of the knee [J]. J Bone Joint Surg Am, 2001, 83A (9): 1462.

[2] RITTER M A. Proximal tibial osteotomy: a survivorship analysis [J]. J Arthroplasty, 1998, 3 (4): 309-311.

[3] BRINKMAN J M, LOBENHOFFER P, AGNESKIRCHNER

J D, et al. Osteotomies around the knee: patient selection, stability of fixation and bone healing in high tibial osteotomies [J]. J Bone Joint Surg Br, 2008, 90 (12): 1548-1557.

[4] Kim J H, Kim H J, Lee D H. Survival of opening versus closing wedge high tibial osteotomy: A meta-analysis [J]. Scientific Reports, 2017, 7 (1): 7296.

[5] SAITO T, KUMAGAI K, AKAMATSU Y, et al. Five-to ten-year outcome following medial opening-wedge high tibial osteotomy with rigid plate fixation in combination with an artificial bone substitute [J]. Bone Joint J, 2014, 96B (3): 339.

[6] AGNESKIRCHNER J D, HURSCHLER C, WRANN C D, et al. The Effects of Valgus Medial Opening Wedge High Tibial Osteotomy on Articular Cartilage Pressure of the Knee: A Biomechanical Study [J]. Arthroscopy, 2007, 23 (8): 852-861.

[7] AMIS A A. Biomechanics of high tibial osteotomy [J]. Knee Surg Sports Traumatol Arthrosc, 2013, 21 (1): 197-205.

[8] BRINKMAN J M, LOBENHOFFER P, AGNESKIRCHNER J D, et al. Osteotomies around the knee: patient selection, stability of fixation and bone healing in high tibial osteotomies [J]. J Bone Joint Surg Br, 2008, 90 (12): 1548-1557.

[9] BRINKMAN J M, LUITES J W, WYMENGA A B, et al. Early full weight bearing is safe in open-wedge high tibial osteotomy [J]. Acta Orthop, 2010, 81 (2): 193-198.

[10] BONASIA D E, DETTONI F, SITO G, et al. Medial opening wedge high tibial osteotomy for medial compartment overload/arthritis in the varus knee: prognostic factors [J]. Am J Sports Med, 2014, 42 (3): 690.

[11] FLOERKEMEIER S, STAUBLI A E, SCHROETER S, et al. Outcome after high tibial open-wedge osteotomy: a retrospective evaluation of 533 patients [J]. Knee Surg Sports Traumatol Arthrosc, 2013, 21 (1): 170-180.

[12] KIM J H, KIM H J, LEE D H. Survival of opening versus closing wedge high tibial osteotomy: A meta-analysis [J]. Scientific Reports, 2017, 7 (1): 7296.

[13] SPRENGER T R, DOERZBACHER J F. Tibial oste-

otomy for the treatment of varus gonarthrosis. Survival and failure analysis to twenty-two years [J]. J Bone Joint Surg Am, 2003, 85 (3): 469-474.

［14］ KOSHINO T, YOSHIDA T, ARA Y, et al. Fifteen to twenty-eight years'follow-up results of high tibial valgus osteotomy for osteoarthritic knee [J]. Knee, 2004, 11 (6): 439-444.

［15］ AKIZUKI S, SHIBAKAWA A, TAKIZAWA T, et al. The long-term outcome of high tibial osteotomy: a ten-to 20-year follow-up [J]. J Bone Joint Surg Br, 2008, 90 (5): 592-596.

［16］ KONOPKA J F, GOMOLL A H, THORNHILL T S, et al. The cost-effectiveness of surgical treatment of medial unicompartmental knee osteoarthritis in younger patients: a computer model-based evaluation [J]. J Bone Joint Surg Am, 2015, 97 (10): 807-817.

［17］ EKHTIARI S, HALDANE C E, DE S D, et al. Return to Work and Sport Following High Tibial Osteotomy: A Systematic Review [J]. J Bone Joint Surg Am, 2016, 98 (18): 1568-1577.

［18］ WITJES S, GOUTTEBARGE V, KUIJER P P, et al. Return to sports and physical activity after total and unicondylar knee arthroplasty: a systematic review and meta-analysis [J]. Sports Med, 2016, 46 (2): 269-292.

［19］ HOORNTJE A, WITJES S, KUIJER P P, et al. High Rates of Return to Sports Activities and Work After Oste-otomies Around the Knee: A Systematic Review and Meta-Analysis [J]. Sports Medicine, 2017, 47 (11): 2219-2244.

［20］ KIM C W, SEO S S, LEE C R, et al. Factors affecting articular cartilage repair after open-wedge high tibial osteotomy [J]. Knee, 2017, 24 (5): 1099-1107.

［21］ KUMAGAI K, AKAMATSU Y, KOBAYASHI H, et al. Factors affecting cartilage repair after medial opening-wedge high tibial osteotomy [J]. Knee Surg Sports Trau-matol Arthrosc, 2017, 25 (3): 779-784.

［22］ KOSHINO T, WADA S, ARA Y, et al. Regeneration of degenerated articular cartilage after high tibial valgus osteotomy for medial compartmental osteoarthritis of the knee [J]. Knee, 2003, 10 (3): 229-236.

［23］ CAMERON H U, BOTSFORD D J, PARK Y S. Prognostic factors in the outcome of supracondylar femoral osteotomy for lateral compartment osteoarthritis of the knee [J]. Can J Surg, 1997, 40 (2): 114-118.

［24］ HEERWAARDEN R V, WYMENGA A, FREILING D, et al. Distal medial closed wedge varus femur osteotomy stabilized with the Tomofix plate fixator [J]. Operat techn orthop, 2007, 17 (1): 12-21.

［25］ FINKELSTEIN J A, GROSS A E, DAVIS A. Varus osteotomy of the distal part of the femur. A survivorship analysis [J]. Bone Joint Aurg Am, 1996, 78 (9): 1348-1352.

［26］ STERNHEIM A, GARBEDIAN S, BACKSTEIN D. Distal femoral varus osteotomy: unloading the lateral compartment: long-term follow-up of 45 medial closing wedge osteotomies [J]. Orthopedics, 2011, 34 (9): 488-490.

［27］ JONES L D, BOTTOMLEY N, HARRIS K, et al. The clinical symptom profile of early radiographic knee arthritis: a pain and function comparison with advanced disease [J]. Knee Surgery Sports Traumatology Arthroscopy, 2016, 24 (1): 161-168.

第三十七节
下肢严重畸形矫正

【积水潭方案】

（一）正常下肢力线

1. 基本概念

（1）机械轴：长管状骨的机械轴一般定义为该骨

近端及远端关节中心点的连线。

(2)解剖轴:长管状骨的解剖轴一般定义为该骨骨干中点的连线。

2. **术语**

(1)成角旋转中心:center of rotation of angulation,CORA。

(2)成角旋转轴:angulation correction axis,ACA。

(3)机械轴偏移值:mechanical axis deviation,MAD。

(4)对线异常试验:malalignment test,MAT。

(5)关节线相交角:joint line convergence angle,JLCA。

(6)股骨近端外侧角:lateral proximal femoral angle,LPFA。

(7)内侧颈干角:medial neck shaft angle,MNSA。

(8)股骨远端解剖轴外侧角:anatomic lateral distal femoral angle,aLDFA。

(9)股骨远端机械轴外侧角:mechanical lateral distal femoral angle,mLDFA。

(10)股骨近端内侧角:medial proximal femoral angle,MPFA。

(11)胫骨近端内侧角:medial proximal tibial angle,MPTA。

(12)胫骨远端外侧角:lateral distal tibial angle,LDTA。

(13)前方颈干角:anterior neck shaft angle,ANSA。

(14)股骨远端后方角:posterior distal femoral angle,PDFA。

(15)股骨近端后方角:posterior proximal femoral angle,PPFA。

(16)胫骨近端后方角:posterior proximal tibial

angle，PPTA。

（17）胫骨远端前方角：anterior distal tibial angle，ADTA。

3. 正常力线值

（1）冠状面正常力线值见图 2-37-1、图 2-37-2。

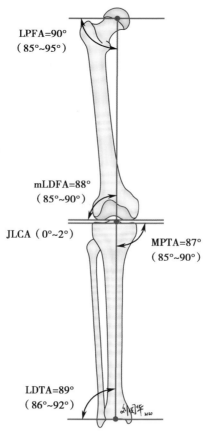

LPFA=90°
（85°~95°）

mLDFA=88°
（85°~90°）

JLCA（0°~2°）

MPTA=87°
（85°~90°）

LDTA=89°
（86°~92°）

图 2-37-1　冠状面正常力线值（机械轴）

LPFA：股骨近端外侧角；mLDFA：股骨远端机械轴外侧角；JLCA：关节线相交角；MPTA：胫骨近端内侧角；LDTA：胫骨远端外侧角。

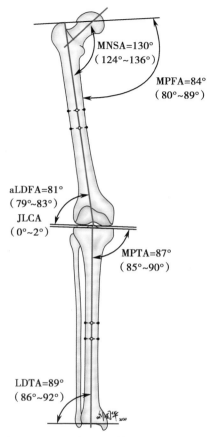

MNSA=130°
（124°~136°）

MPFA=84°
（80°~89°）

aLDFA=81°
（79°~83°）

JLCA
（0°~2°）

MPTA=87°
（85°~90°）

LDTA=89°
（86°~92°）

图 2-37-2 冠状面正常力线值（解剖轴）

MNSA：内侧颈干角；MPFA：股骨近端内侧角；aLDFA：股骨
远端解剖轴外侧角；JLCA：关节线相交角；MPTA：胫骨近端
内侧角；LDTA：胫骨远端外侧角。

（2）矢状面正常力线值见图 2-37-3。

（二）异常力线的分析方法

1. CORA 法 MAT：第零步（这一步为 CORA

的预备步骤,不是必需的,因此称为第零步),测量
MAD;第一步,测量 mLDFA;第二步,测量 MPTA;
第三步,测量 JLCA(图 2-37-4、图 2-37-5)。

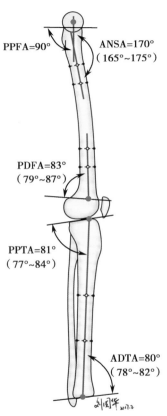

图 2-37-3 矢状面正常力线值(解剖轴)

PPFA:股骨近端后方角;ANSA:前方颈干角;PDFA:股骨远
端后方角;PPTA:胫骨近端后方角;ADTA:胫骨远端前方角。

通过以上四步,MAT 可以判断畸形属于内
翻还是外翻;畸形来源于股骨、胫骨,还是膝关节

间隙。

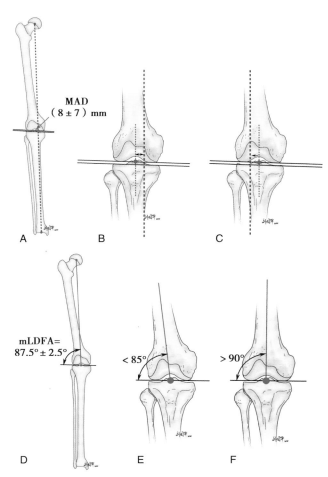

图 2-37-4 CORA 法 MAT 第零步和第一步

A~C. MAT 第零步：测量机械轴偏移值（MAD）；

D~F. MAT 第一步：测量股骨远端机械轴外侧角（mLDFA）。

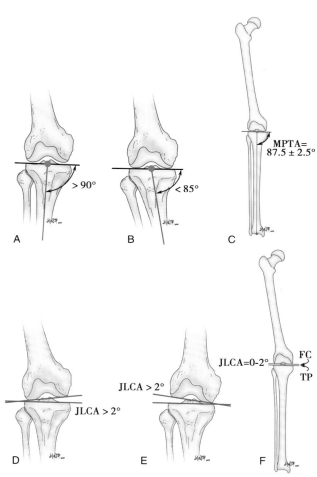

图 2-37-5 CORA 法 MAT 第二步和第三步

A~C. MAT 第二步：测量胫骨近端内侧角（MPTA）；
D~F. MAT 第三步：测量关节线相交角（JLCA）。

接下来可以通过机械轴计划方法或解剖轴计划方法寻找 CORA，下面以胫骨机械轴举例。

第一步：画胫骨近端机械轴。有三种情况。①情况一，如果同侧 LDFA 正常，可直接将股骨机械轴延长,即成为胫骨近端机械轴;②情况二,如果同侧 LDFA 不正常,则看对侧 MPTA,如果对侧 MPTA 正常,参考对侧 MPTA 值画出胫骨近端机械轴;③情况三,如对侧 MPTA 不正常,按正常值 87° 画(图 2-37-6)。

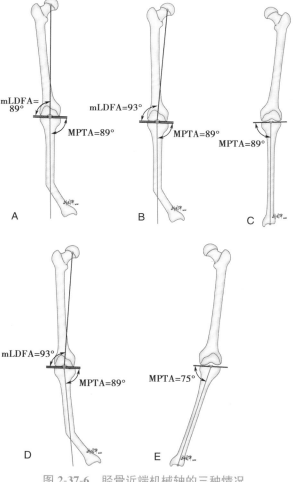

图 2-37-6　胫骨近端机械轴的三种情况

A. 情况一;B、C. 情况二;D、E. 情况三。

mLDFA:股骨远端机械轴外侧角;MPTA:股骨近端内侧角。

第二步:画胫骨远端机械轴,并检查 LDTA 是否正常。有三种情况。①情况一,如果胫骨远端无明显畸形,从踝关节中点引一条平行于解剖轴的线即为远端机械轴;②情况二,如果胫骨远端有畸形且对侧 LDTA 正常,则以对侧 LDTA 值参考踝关节面画出胫骨远端机械轴;③情况三,如对侧 LDTA 不正常,则以标准值 90° 做参考(图 2-37-7)。

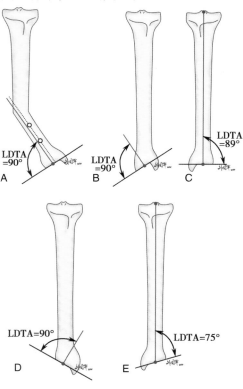

图 2-37-7 胫骨远端机械轴的三种情况

A. 情况一;B、C. 情况二;D、E. 情况三。

LDTA:股骨远端外侧角。

第三步:找到 CORA,观察是否存在多顶点畸形

（图 2-37-8）。

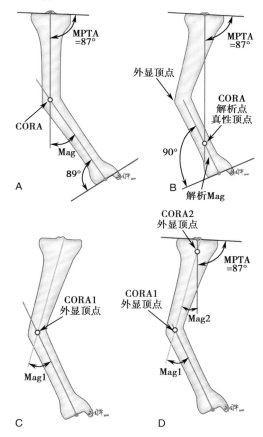

图 2-37-8　找到成角旋转中心，观察是否存在多顶点畸形
A. 成角旋转中心（CORA）与外显顶点相一致，属于单顶点
成角畸形；B. CORA 与外显顶点不一致，表明存在多顶点畸
形或存在位移畸形。对于多顶点畸形者，需进一步分析隐藏
顶点；C、D. 示意胫骨近端、远端机械轴分别与胫骨解剖轴的
交点，可分别标记出多顶点畸形的位置。本示意图描绘的
是双顶点畸形病例，即有两个成角旋转中心，即 CORA1 和
CORA2；也分别有两个远近端轴线夹角，即 Mag1 和 Mag2。
MPTA：胫骨近端内侧角。

2. Miniaci 法 以胫骨上端截骨为例(图 2-37-9)。

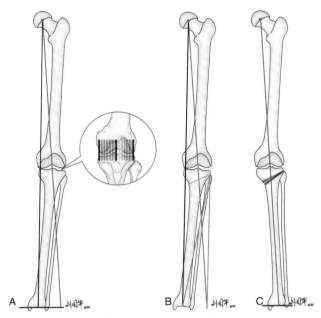

图 2-37-9 Miniaci 法

A. 设定好目标力线(绿)并找到合页点作为旋转轴(第一步);
B. 根据目标力线计算纠正角度(第二至四步);C. 完成截骨,
实现目标力线(第五步)。

黑线:初始力线;绿线:目标力线;蓝线构成的角度:踝关节
中心从原始力线移至目标力线对应位置的旋转角度。

第一步:设定好目标力线并找到合页点作为旋
转轴。

第二步:从合页点画线连接远端关节面中点,测
量长度。

第三步:从合页点画出同样长度的线段,另一端
刚好在目标力线上。

第四步:测量这两条线段之间的夹角即为需要

绕旋转轴纠正的角度。

第五步：在旋转轴画出截骨线，测量响应角度对应对侧皮质的长度。

(三) 截骨术的基本原则

1. 截骨原则 1　如果截骨线和 ACA 都通过同一个 CORA，当矫正度数正确时，远近端骨段轴线恢复共线，无侧向移位 (图 2-37-10)。

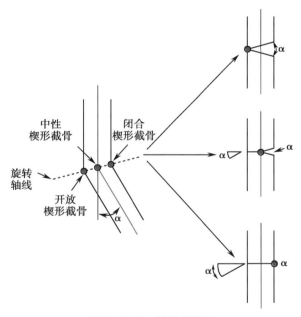

图 2-37-10　截骨原则 1

α 为畸形近、远端轴线夹角。

2. 截骨原则 2　如果 ACA 通过 CORA，截骨线并没有通过 CORA，当矫正度数正确时，远近端骨段轴线恢复共线，无侧向移位 (图 2-37-11)。

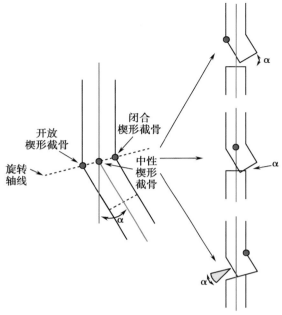

图 2-37-11　截骨原则 2

α 为畸形近、远端轴线夹角。

3. **截骨原则** 3　如果 ACA 没有通过 CORA，当矫正度数正确时，远近端骨段轴线恢复平行但不共线，有侧向移位（图 2-37-12）。

（四）截骨工具与方式

1. **电锯**　常用于内固定下开放或闭合楔形截骨术，优点是截骨线非常整齐，不容易出现蝶形骨块，使用预先放置好的克氏针或截骨模块可以非常准确地在需要的水平截除预先设计的骨量。缺点是发热较多，如不给予充分的流水降温或锯片较钝、动力不足时容易出现大量发热引起截骨端骨坏死，影响愈合时间。

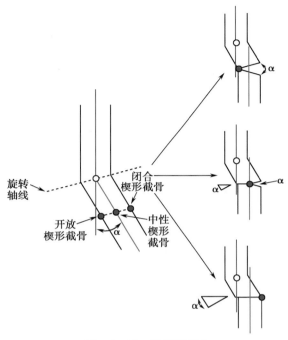

图 2-37-12　截骨原则 3

α 为畸形近、远端轴线夹角。

2. 骨刀

（1）皮质截骨术（corticotomy）：常用于外固定下胫骨近端微创截骨术，切口一般长 1cm，行骨膜下剥离，以 5mm 宽的骨刀沿胫骨前内侧皮质打入约 1/3 深度，然后拔出骨刀沿前外侧皮质打入约 1/3 深度，如此交替截开内侧及外侧皮质，后方皮质靠扭转远近端骨块打开，过程中不破坏骨松质中的髓内血供，外骨膜的血供也得以保留。在各种截骨方式中，这种方式保留截骨端的血供是最好的，也没有热损伤，所以愈合极快。缺点是技术要求非常高，容易造成蝶形骨块。

(2)用电锯进行的截骨都可以用骨刀替代,缺点是截骨线不太整齐,容易造成蝶形骨块,截骨量控制不够精确。

3. 钻孔 + 骨刀 这是外固定下截骨最常用的方式,可用于股骨近端、骨干、远端,胫骨近端、骨干、远端,腓骨,中后足和跖骨截骨术;在没有特殊弧形电锯的情况下,穿顶样截骨亦通常采用这种方式。一般使用 1cm 左右的切口,以 3.2mm 或 4.8mm 的钻头向不同方向钻孔,亦可使用特制的排形钻孔模块进行平行钻孔,然后用窄骨刀小心地将其余的皮质截开,可在打入骨刀后使用扭转动作帮助打开皮质。此方法的优点是切口小、软组织剥离少、外骨膜血供保留良好、产热较电锯及线锯少、愈合较快。缺点是也有可能产生蝶形骨块或垂直截骨线方向的骨折;可能造成截骨不全;方法使用不当时可能损伤血管神经。

4. 线锯 常用于中足、踝上及胫骨近端截骨,亦可用于股骨截骨。缺点是经过较厚的骨皮质时产热较多,所以在胫骨中段禁忌使用。另一个缺点是在弧形的骨端控制截骨线水平不如电锯和骨刀容易。优点是截骨线非常整齐,不会造成蝶形骨块,不会造成截骨不全,如果线锯置入时没有将血管、神经包入,通常不会造成血管、神经损伤。

（五）固定方式

1. 内固定 内固定方式一般用于急性矫正,优点是简单方便,不需要患者每天护理,生活及康复锻炼更方便,尤其是在股骨侧,对膝关节活动度的干扰小于外固定。缺点是调整较大畸形时发生神经损伤的风险高于外固定,不能像外固定那样在术后仍连续可调,对较复杂的畸形调整不如外固定精确。

(1)接骨板:最常选用角度稳定的锁定钢板,常用于畸形位于干骺端的病例或关节内截骨,优点是操作相对简单,对骨松质部位的截骨线控制力好,不容易造成矫正度数的丢失。

(2)髓内钉:常用于骨干部位的畸形,亦可用于干骺端截骨,轴心固定稳定性强,尤其适用于骨干部位骨折畸形愈合,也可用于佝偻病等弧形骨干需要多处截骨的情况下。缺点是对骨端的把持力弱,干骺端截骨一般需要置入阻挡钉。

2. **外固定** 适用于慢性或急性矫正或肢体延长,优点是术后仍连续可调,保证畸形矫正的精确性,降低神经损伤发生率,可纠正较大程度的下肢不等长;缺点是对患者的日常生活和功能锻炼有一定干扰,有针道感染的风险。

(1)环式外固定架

1)Ilizarov 架:伟大的俄罗斯骨科医师 Gavriil A Ilizarov 发现了骨和软组织的牵张法则,并发明了 Ilizarov 环式外架,可以治疗成角、短缩等各种畸形。

2)六轴环式外固定架:在 Ilizarov 环式外架的基础上,结合了航天技术里 Stewart 平台的原理(首尾连接的六根杆可以固定两个平面的相对位置,调整其中任何一根杆,可以连续改变两个平面的位置关系),出现了泰勒空间外固定架(Taylor spatial frame,TSF)、奥尔托夫架(Ortho-SUV)、TL-HEX 等六轴环式外固定,使用相同构型的外固定架可同时调整一个畸形部位的多平面畸形(图 2-37-13)。

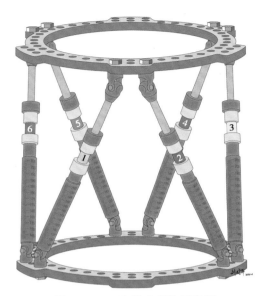

图 2-37-13 泰勒空间外固定架

图中数字为外固定架连接杆的序号。

(2) 单边式外固定架：单边式外固定架常用于肢体延长、骨搬运等，也可以纠正成角畸形，在股骨侧可给患者提供比环式外固定架更好的舒适性。

3. 内固定结合外固定

(1) 外固定架钢板联合固定（fixator assisted plating，FAP）：对于不能完整保留合页术中较难控制截骨端稳定性的截骨，尤其是在股骨侧，可使用远近端各置入钢针，用外固定架临时固定调整到所需力线后加压并透视确认，然后使用接骨板固定截骨端（图 2-37-14）。

(2) 外固定架髓内钉联合固定（fixator assisted nailing，FAN）：与 FAP 类似，可使用髓内钉代替接骨板,但要注意的是,如果截骨端靠近干骺端,需要置入阻挡钉以防止矫正度数的丢失(图 2-37-15)。

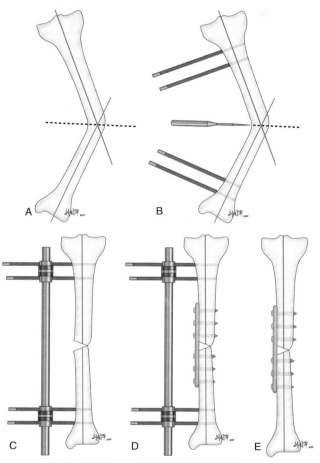

图 2-37-14　外固定架钢板联合固定

A. 设计截骨位置;B. 在截骨线远、近端分别置入钢针并完成截骨;C. 用外固定架临时固定,调整到所需力线;D. 使用接骨板固定截骨端;E. 去除临时外固定架。

绿线:胫骨近端轴线;蓝线:胫骨远端轴线。

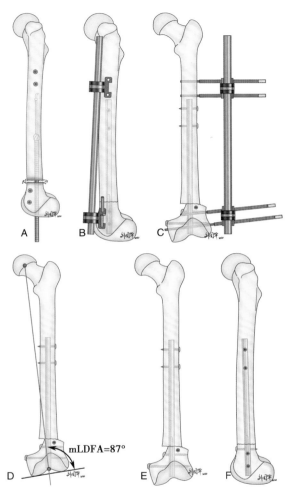

图 2-37-15 外固定架髓内钉联合固定

A. 设计截骨位置,在截骨线远、近端分别置入外固定架的钢针并完成截骨;B. 用外固定架临时固定,调整到所需力线后将髓内钉置入髓内,侧位透视矫正效果满意;C. 正位透视矫正效果满意;D. 去除临时外固定架;E. 正位透视髓内钉位置满意;F. 侧位透视髓内钉位置满意。

mLDFA:股骨远端机械轴外侧角。

（3）预置髓内钉骨延长（lengthening over nail，LON）：髓腔内预置髓内钉，只在其中一侧拧入锁钉，然后在截骨两端分别置入 2~3 枚半钉，使用外固定架牵拉，待骨痂具备一定强度后可以拧入另一侧的锁钉并拆除外固定架（图 2-37-16）。

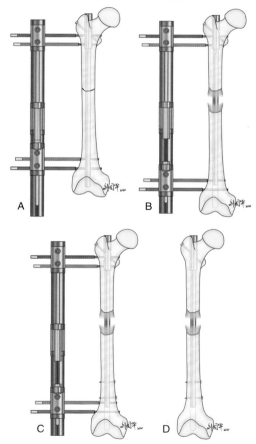

图 2-37-16　预置髓内钉骨延长

A. 髓腔内预置髓内钉联合外固定架固定；B. 外固定架牵拉延长；C. 待骨痂具备一定强度后拧入另一侧的锁钉；D. 拆除外固定架。

（4）延长后髓内钉固定（lengthening and then nailing，LATN）：先使用外固定架牵拉延长，待骨痂到达一定强度后再置入髓内钉并拆除外固定架，需尽量保证内固定与外固定架不接触。

（5）预置钢板骨延长（lengthening over plate，LOP）：与 LON 类似，先在骨表面预置入接骨板，截骨端另一侧不打螺钉，待延长后再置入螺钉拆除外固定架。

（6）延长后钢板固定（lengthening and then plating，LATP）：与 LATN 类似，在牵拉完成后拆除外固定架替换成接骨板。

LON、LOP、LATN、LATP 均可减少带架时间，减少拆架后骨折风险。

【证据】

下肢畸形矫正的并发症有以下几个方面。

1. 矫正不足或过度矫正　因术后无法调整，故在使用内固定进行的截骨矫形病例中更为常见，避免的方法是术中采用力线杆结合透视或导航等手段，也可以考虑使用外固定替代。

2. 截骨不愈合或延迟愈合　当固定方式不够坚强时，可以出现不愈合或延迟愈合。解决的方案是在条件允许的情况下，尽量在骨松质截骨、骨皮质截骨时采用髓内钉固定。

3. 肌肉挛缩　常见于骨延长手术，可出现跟腱、股四头肌或腘绳肌的挛缩，预防的方法是跨关节置环牵开关节间隙，如果已出现挛缩可以行松解手术。

4. 关节僵硬　可由于功能锻炼不足引起，也可能由于接骨板的边缘或外固定置入的针影响肌肉滑动引起活动疼痛造成，在股骨侧更常见，预防的方法是在外固定置针时屈膝位置入前方的针、伸膝位置入后方的针，对于股骨外侧接骨板如果摩擦髂胫束可行相应松解。

5. **关节脱位** 见于骨延长手术,当延长长度超过骨干总长度 20% 时后脱位风险会明显增加,预防方法是跨关节放置带铰链的环或者将延长分为两期进行。

6. **针道或深部感染** 外固定出现针道感染较为常见,一般加强针道护理或结合抗生素应用可以治疗。内、外固定都存在深部感染的可能。

7. **血管、神经损伤** 股骨截骨存在股动脉损伤风险,胫腓骨截骨存在腓总神经损伤风险。

8. **骨筋膜隔室综合征** 对于高危患者可以经皮行骨筋膜隔室预防性减张。

9. **骨延长部位变形或骨折** 延长后骨质不够坚强时可能出现延长部位变形或骨折,如果用 LON 或 LATN 等方法可以降低此风险。

(杜 辉)

第三十八节
人工关节置换术临床路径

【积水潭方案】

临床路径是指针对特定的患者人群,从入院到出院,提供一套标准、流畅的诊疗操作过程。临床路径通常以表单或流程图的形式呈现。临床路径旨在优化临床诊疗的质量和效率,其目的是标准化医疗服务,减少不必要的诊疗变异,提高医疗质量,减少住院时间,增加患者满意度并减少医疗费用。临床路径中的诊疗计划通常涵盖了住院前准备、住院期间诊疗过程和出院后管理各个环节,并使这些环节以适当的流程关联起来。推荐全髋置换术的临床路径见表 2-38-1,全膝置换术的临床路径见表 2-38-2。

表 2-38-1 全髋置换术临床路径

时间	住院前 3~14 天	术前	
		住院第 1~2 天	手术日
主要诊疗工作	□术者与患者和家属确定诊断和手术方案 □术前宣教 □术前检查 □主管医师术前评估 □必要时请相关科室会诊 □必要时康复科就诊 □开具住院证	□主管医师完成住院病历 □上级医师查房与术前评估 □必要时请相关科室会诊 □完成功能量表评分 □主管医师向患者和家属交代病情，并签署手术知情同意书、委托书、自费用品协议书 □开术前医嘱 □完成骨科术前计划	□麻醉医师与患者和家属交代麻醉注意事项，并签署麻醉知情同意书 □麻醉 □全髋置换术 □外周神经阻滞 □关节周围浸润 □开术后医嘱 □完成手术记录和术后病程记录 □向患者及家属交代手术情况

续表

时间	术前		手术日
	住院前 3~14 天	住院第 1~2 天	
重点医嘱	□血常规+血型分析、尿常规、凝血功能、生化、电解质、感染性疾病筛查 □胸部 X 线片 □心电图 □双髋正、侧位 X 线片 □双下肢全长 X 线片 □根据病情选择：双下肢深静脉彩超、超声心动图、动态心电图、肺功能、血气分析等	□骨科护理常规 □饮食 □内科疾病用药 □开手术医嘱	□骨科护理常规 □禁饮食 □内科疾病用药 □抗生素 □氨甲环酸 □抗凝血药 □镇痛药 □镇吐药
病情变异记录	□无 □有，原因： 1. 2.	□无 □有，原因： 1. 2.	□无 □有，原因： 1. 2.
医师签名			

续表

时间	术后第 1 天	术后 术后第 2~5 天	出院日
主要诊 疗工作	□主管医师查房 □完成病程记录 □伤口护理 □观察生命体征 □观察肢体感觉、运动和血供 □观察有无术后并发症 □24 小时内拔除引流管 □指导康复锻炼 □辅助下地活动 □交代患肢安全体位及禁忌动作	□主管医师查房 □完成病程记录 □伤口护理 □指导康复锻炼 □辅助下地活动 □训练生活自理活动	□出院医嘱 □出院诊断证明 □出院通知单 □完成出院病历 □交代出院注意事项 □交代随访计划

续表

时间	术后		
	术后第 1 天	术后第 2~5 天	出院日
重点医嘱	□骨科护理常规 □饮食 □内科疾病用药 □抗生素 □抗血凝药 □镇痛药 □镇吐药 □补液 □血常规	□骨科护理常规 □饮食 □内科疾病用药 □抗凝血药 □镇痛药 □镇吐药（必要时） □抗生素（必要时） □血常规（必要时） □复查 X 线片	□出院通知 □出院带药
病情变异记录	□无 □有，原因： 1. 2.	□无 □有，原因： 1. 2.	□无 □有，原因： 1. 2.
医师签名			

注：具体诊疗方案因患者和具体环境而定。

表 2-38-2 全膝置换术临床路径

时间	术前		手术日
	住院前 3~14 天	住院第 1~2 天	
主要诊疗工作	□本者与患者和家属确定诊断和手术方案 □术前宣教 □术前检查 □主管医师术前评估 □必要时请相关科室会诊 □必要时康复科就诊 □开具住院证	□主管医师完成住院病历 □上级医师查房与术前评估 □必要时请相关科室会诊 □完成功能量表评分 □主管医师向患者和家属交代病情并签署手术知情同意书、输血同意书，委托书、自费用品协议书 □开术前医嘱 □完成骨科术前计划	□麻醉医师与患者和家属交代麻醉注意事项，并签署麻醉知情同意书 □麻醉 □全膝置换术 □外周神经阻滞 □关节周围浸润 □开术后医嘱 □完成手术记录和术后病程记录 □向患者及家属交代手术情况

续表

时间	术前		手术日
	住院前 3~14 天	住院第 1~2 天	
重点医嘱	□血常规＋血型分析，尿常规，凝血功能，生化，电解质，感染性疾病筛查 □胸部X线片 □心电图 □双膝正、侧位＋髌骨切线位X线片 □双下肢全长X线片 □根据病情选择：双下肢深静脉彩超，超声心动图，动态心电图，肺功能，血气分析等	□骨科护理常规 □饮食 □内科疾病用药 □开手术医嘱	□骨科护理常规 □禁饮食 □内科疾病用药 □抗生素 □氨甲环酸 □抗凝血药 □镇痛药 □镇吐药
病情变异记录	□无 □有，原因： 1. 2.	□无 □有，原因： 1. 2.	□无 □有，原因： 1. 2.
医师签名			

续表

时间	术后		
	术后第 1 天	术后第 2~5 天	出院日
主要诊疗工作	□主管医师查房 □完成病程记录 □伤口护理 □观察生命体征 □观察肢体感觉、运动和血供 □观察有无术后并发症 □24 小时内拔除引流管 □指导康复锻炼 □辅助下地活动	□主管医师查房 □完成病程记录 □伤口护理 □指导康复锻炼 □辅助下地活动 □训练生活自理活动	□出院医嘱 □出院诊断证明 □出院通知单 □完成出院病历 □交代出院注意事项 □交代随访计划

续表

时间	术后		
	术后第 1 天	术后第 2~5 天	出院日
重点医嘱	□骨科护理常规 □饮食 □内科疾病用药 □抗生素 □抗凝血药 □镇痛药 □镇吐药 □补液 □血常规	□骨科护理常规 □饮食 □内科疾病用药 □抗凝血药 □镇痛药 □镇吐药(必要时) □抗生素(必要时) □血常规(必要时) □复查 X 线片	□出院通知 □出院带药
病情变异记录	□无 □有,原因: 1. 2.	□无 □有,原因: 1. 2.	□无 □有,原因: 1. 2.
医师签名			

注:具体诊疗方案因患者和具体环境而定。

【证据】

经过美国和欧洲多年的大样本实践证实,实施人工关节置换术临床路径可以减少住院时间、改善治疗预后、减少医疗费用。Kim 等对人工髋、膝关节置换术临床路径的有效性进行了文献综述,一共纳入了 11 项研究。结果发现,使用临床路径的人工关节置换术患者住院时间短、医疗费用低,而医疗质量并没有下降。Barbieri 等对 22 项研究(包含 6 316 位人工关节置换术患者)进行了 meta 分析。相对于传统诊疗组,临床路径组的术后并发症发生率减少、住院日减少、医疗费用降低。两组患者出院后直接回家的比例无明显差别。Featherall 等分析了 2013 年 1 月—2015 年 12 月一家大型医疗系统 6 090 例全髋置换术的数据,结果发现与未实施临床路径组相比,实施临床路径组减少了住院日,增加了出院后直接回家的比例;两组的术后 90 天内并发症发生率差异无统计学意义。经估算,实施全髋置换术临床路径每年可以减少全美医疗费用约 12 亿美元。此外,研究者对 6 760 例全膝置换术数据的分析得出了类似的结论:与未实施临床路径组相比,实施临床路径组减少了住院日,增加了出院后直接回家的比例;两组的术后 90 天内并发症发生率差异无统计学意义。估计实施全膝置换术临床路径每年可以减少全美医疗费用约 16 亿美元。

良好的临床路径可以给予患者安全、高质量和高效的临床诊疗。建立良好的人工关节置换术临床路径需要循证医学证据、多学科合作,要考虑到各医院的实际状况,还需要不断反馈和改进。

加拿大 Alberta 髋膝关节置换术项目涵盖了从术前转诊到术后居家康复的整个过程。术前转诊包括标准的转诊模板、转诊预约等。术前准备包括：专门的门诊、指派患者经理、患者教育、了解患者期望、门诊和手术预约等。住院和手术过程包括：标准化镇痛、预防血栓、镇吐、麻醉方案、出院计划、出院标准、专门的手术团队、髋膝关节置换病房、手术当天活动等。出院后处理包括：记录患者预后、理疗、职业治疗和居家护理等。

Featherall 等介绍了一家大型医疗系统的人工髋、膝关节置换术临床路径。术前评估和内科优化项目包括：控制血糖；使用氯己定、莫匹罗星；口腔检查；处理贫血；营养管理和减肥；戒烟；治疗尿路感染；调整类风湿关节炎药物；处理危险因素（如深静脉血栓、抑郁症、心脏病）；开展手术及院外康复相关宣教等。住院和手术项目包括：预防性规范使用抗生素；使用氨甲环酸；皮肤消毒；高危患者应用抗生素骨水泥、伤口敷料、手术室管理和无菌操作等。术后和出院后项目包括：术后标准医嘱、个体化内科管理、标准的术后宣教、多模式镇痛、控制血糖、管理引流管、康复锻炼、出院随访等。

Herck 等对人工关节置换术临床路径进行了系统综述，共纳入 34 项研究，分析了人工关节置换术临床路径的关键内容。这些关键内容包括：术前教育（关节课堂、宣教材料、知情同意、出院计划等），术前锻炼，术前检查和评估（内科医师、麻醉科医师、康复理疗师、护士评估），住院和手术（手术日住院、预防性抗生素、麻醉、手术技术等），术后锻炼（尽早锻炼和强化锻炼），减少有创操作（尽早移除导尿管和静脉输液），术后对症处理（镇吐和标准化镇痛方案），术后血栓预防，出院（出院计划和评估），出院后处理（抗凝治疗和伤口拆线），出院后锻炼（康复门诊和居家锻炼),定期随访。

Bozic 团队研究推出了优质的、以患者为中心的人工关节置换术临床路径。术前要点包括:鉴别诊断、评估和减少危险因素,多学科评估(如肺病、心脏病、糖尿病、肾病、凝血功能异常、抑郁症、感染),识别特殊患者(如高龄、肥胖、术前功能差),风险分析和处理计划,术前宣教(如书籍、网络、视频、谈话、关节课堂),鼓励家人参加,避免重复检查,知情同意(风险、收益、期望值、住院时间、出院计划等)。住院手术要点包括:遵循手术部位感染预防方案,遵循静脉血栓栓塞症预防方案,遵循手术安全方案,早期活动,分组康复锻炼,鼓励家人参加,内科会诊指征,出院指征。出院后要点包括:康复锻炼、伤口护理、静脉血栓栓塞症预防、定期随访、康复日记。

(唐杞衡)

参考文献

[1] KIM S, LOSINA E, SOLOMON D H, et al. Effectiveness of clinical pathways for total knee and total hip arthroplasty: literature review [J]. J Arthroplasty, 2003, 18 (1): 69-74.

[2] BARBIERI A, VANHAECHT K, VAN HERCK P, et al. Effects of clinical pathways in the joint replacement: a meta-analysis [J]. BMC Med, 2009, 7: 32.

[3] MACARIO A, HORNE M, GOODMAN S, et al. The effect of a perioperative clinical pathway for knee replacement surgery on hospital costs [J]. Anesth Analg, 1998, 86 (5): 978-984.

[4] PENNINGTON J M, JONES D P, MCINTYRE S. Clinical pathways in total knee arthroplasty: a New Zealand experience [J]. J Orthop Surg (Hong Kong), 2003, 11 (2):

166-173.

[5] HUSNI M E, LOSINA E, FOSSEL A H, et al. Decreasing medical complications for total knee arthroplasty: effect of critical pathways on outcomes [J]. BMC Musculoskelet Disord, 2010, 11: 160.

[6] FEATHERALL J, BRIGATI D P, FAOUR M, et al. Implementation of a total hip arthroplasty care pathway at a high-volume health system: effect on length of stay, discharge disposition, and 90-day complications [J]. J Arthroplasty, 2018, 33 (6): 1675-1680.

[7] FEATHERALL J, BRIGATI D P, ARNEY A N, et al. Effects of a total knee arthroplasty care pathway on cost, quality, and patient experience: toward measuring the triple aim [J]. J Arthroplasty, 2019, 34 (11): 2561-2568.

[8] COOK J R, WARREN M, GANLEY K J, et al. A comprehensive joint replacement program for total knee arthroplasty: a descriptive study [J]. BMC Musculoskelet Disord, 2008, 9: 154.

[9] MERTES S C, RAUT S, KHANDUJA V. Integrated care pathways in lower-limb arthroplasty: are they effective in reducing length of hospital stay？[J]. Int Orthop, 2013, 37 (6): 1157-1163.

[10] GOOCH K L, SMITH D, WASYLAK T, et al. The Alberta Hip and Knee Replacement Project: a model for health technology assessment based on comparative effectiveness of clinical pathways [J]. Int J Technol Assess Health Care, 2009, 25 (2): 113-123.

[11] GOOCH K, MARSHALL D A, FARIS P D, et al. Comparative effectiveness of alternative clinical pathways for primary hip and knee joint replacement patients: a pragmatic randomized, controlled trial [J]. Osteoarthritis Cartilage, 2012, 20 (10): 1086-1094.

[12] VAN HERCK P, VANHAECHT K, DENECKERE S, et al. Key interventions and outcomes in joint arthroplasty clinical pathways: a systematic review [J]. J Eval Clin

Pract, 2010, 16 (1): 39-49.

[13] VAN CITTERS A D, FAHLMAN C, GOLDMANN D A, et al. Developing a pathway for high-value, patient-centered total joint arthroplasty [J]. Clin Orthop Relat Res, 2014, 472 (5): 1619-1635.

第三十九节
人工关节中的金属离子毒性问题

经过百年的发展,人工关节置换术在治疗关节疾病中获得了巨大的成功,尤其是人工髋关节和人工膝关节的 20 年生存率已经可以达到 90% 以上。在假体 - 骨界面的固定、摩擦界面的问题相继获得极大改善后,人们也观察到一些人工关节置换术后的金属离子释放及其毒性问题。早在 1981 年 Lucas 就提出了人工关节假体使用合金材料可能带来腐蚀问题,并且在后期取出假体的研究中得到证实。总体来说,与金属离子毒性相关的症状性报道较为少见,直到 20 世纪末金属对金属人工髋关节摩擦界面的广泛应用才将该问题带入大众的关注中。

金属离子浓度升高是使用金属材料的必然结果。金属离子毒性研究中最主要的研究对象是钴离子和铬离子,因为钴铬钼合金是髋关节和膝关节假体最常用的材料,也是导致症状的主要相关金属。其释放来源包括物理磨损和化学电解两个主要部分。在金属对金属的摩擦界面中主要和假体设计、假体尺寸、安放位置等因素密切相关,西方各国如美国食品药品监督管理局(FDA)、英国国家医疗服务体系(National Health Service,NHS)已经相继召回数款金属对金属界面的人工关节,包括强生公司的 ASR 等,并且对于假体仍在使用中的患者颁布了相应的随访方案。目前只有少量品牌的金属对金属假体可以继续使用,其适应证的要求也更为严格。在非金属对金属摩擦界面中,其主要来源在于其他金属组件之间发生的微动,比如股骨柄与金属股骨头结合处的 Morse 锥度锁扣处,组配型假体两个金属部件之间。

钴铬金属磨屑及金属离子的释放会对全身脏器及局部组织产生不同程度的影响。目前还不能确定钴铬离子的致癌性和致畸性。全身毒性的报道相对较少,包括皮肤瘙痒、四肢水肿等,肾、甲状腺、心脏等器官的功能损害也见诸报道,多发生在如职业性暴露、陶瓷组件碎裂等高离子浓度、长时间作用的情况下。

关节液中钴铬金属离子浓度可以比外周血中的浓度高上千倍。钴铬离子对局部骨和软组织的刺激可以导致机体的非特异性免疫反应和特异性免疫反应。前者主要由巨噬细胞参与,进行金属碎屑的吞噬。后者为以淋巴细胞为主的Ⅳ型超敏反应,在病理上表现为无菌性淋巴细胞为主型血管炎相关病变(aseptic lymphocytic vasculitis-associated lesions,ALVAL)。虽然这些局部反应并非恶性,但可能会导致显著的局部软组织破坏和骨溶解,带来疼痛、假体松动、炎性假瘤、展肌失效、关节不稳定等后果。在翻修手术中可以看到关节液黑染、软组织纤维化、大片坏死出血病灶、坐骨神经变性等表现。

目前的研究资料还不能证实外周血的金属离子浓度升高对于炎性假瘤的发生、长大及临床功能评分低下有确切的统计学相关性。外周血的金属离子浓度只能作为临床工作中的一个提示点,机体对于金属离子的应答是发生局部严重不良反应的关键因素。

目前在临床处理上,可以参考欧美等国家金属对金属髋关节假体的随访方案。金属离子浓度对于单一个体的随访可能有一定意义,可以观察其有无离子浓度的异常升高。另外,还有研究通过金属离子的明显升高发现了组配型假体之间的扣锁失败。对于金属离子相关的问题,临床上主要的处理对象是全身炎症反应(肢体水肿、皮肤瘙痒及器官功能障碍)和局部的骨科并发症(骨溶解、假体松动、炎性假瘤、展肌损伤),而非仅依靠外周血的金属离子浓度来做出临床决策。

对于置入了可能有金属离子问题假体(金属对金属界面、组配型假体等)的患者,首先要了解患者使用的假体的历史记录,对于表现差的假体要给予特别关注。由于金属颗粒不良反应导致的髋翻修手术效果比一般的髋翻修手术差,其翻修手术后的并发症发生率也较高,所以一般建议更早进行翻修手术,避免严重的软组织损伤和骨溶解等问题。

如果患者有临床症状(关节功能评分持续下降)、假体位置不良、发现炎性假瘤、金属离子浓度异常升高,这些都提示医师要与患者充分沟通,来确定是否进行翻修手术。在具体流程上首先要除外感染。在有金属离子问题的假体失败病例中,患者的红细胞沉降率、C 反应蛋白也会升高,最主要的鉴别点在于关节液穿刺结果,细菌感染和离子问题的关节液白细胞计数都会升高,但是离子问题以淋巴细胞为主,细菌感染以多形核白细胞为主。复查 X 线片来比较和评估假体位置,判断有无骨溶解、假体松动。B 超作为一种无创的检测手段,可以作为怀疑金属不良反应的早期筛查工具,其技术要求比较高,小的病变和肿块容易被漏掉。对于可疑金属不良反应的无症状患者,减伪影磁共振成像可以更敏感地检出较小的组织块,以提供随访依据。对于有症状的患者,B 超提示髋关节局部有肿块时可以用减伪影磁共振成像进行检查,以确定肿块是否与金属不良反应相关并进行评分。

如果决定进行翻修手术,应当向患者充分交代手术的复杂性,术后效果的预后可能比其他类型摩擦界面预后更差,还有需要再次翻修的可能。关节翻修手术中应针对软组织损伤和骨缺损情况进行评分并进行清创处理,重建关节功能,术后对患者的功能及外周血金属离子浓度进行随访,并将假体失败信息上报国家药品监督管理局药品评价中心(国家药品不良反应监测中心)。

以下是美国 FDA 对于金属对金属髋关节假体的随访建议。

一、哪些患者应该接受金属离子浓度测试?

作为整体临床评估的一部分,骨科医师应该考虑对有症状的金属对金属(metal-on-metal,MOM)髋关节假体患者的金属离子水平进行检测。金属水平的连续测量结合临床评估有助于优化患者的个体化管理。

1. 如果使用 MOM 髋关节假体的患者出现任何髋关节功能异常的症状,骨科医师应该考虑对其进行检测。

2. 对于无症状或体征的 MOM 髋关节置换术

患者,若骨科医师认为髋关节功能正常且X线片正常,目前没有足够的证据推荐对其进行金属离子检测。

二、骨科医师在金属对金属人工髋关节表面置换术后的一般建议

1. 出院时,与患者或护理人员一起检查不良事件的症状或体征,安排患者常规门诊随访。

2. 美国FDA建议对行MOM髋关节置换术的患者常规进行长期随访,一般每1~2年进行一次。

3. 如果患者在术后3个月或更长时间内出现任何疼痛或髋关节功能下降,指导患者进行后续随访和检查。

4. **患者随访内容**

(1)体格检查及功能评估,包括仔细评估髋关节外展力量以排除展肌损伤。

(2)检查发现无症状的局部肿胀或肿块。

(3)评估器官和全身的变化,包括心血管、神经、内分泌(尤其是甲状腺)和肾脏系统的系统性不良事件。

(4)合适的放射学检查以检查假体位置和骨溶解情况。

5. 对某些具有较高的假体磨损或金属碎屑不良反应(adverse reactions to metal debris,ARMD)风险的患者进行更密切的随访。这些患者可能包括以下情况。

(1)行双侧置换术的患者。

(2)股骨头较小(≤44mm)的接受人工髋关节表面置换术的患者。

（3）女性患者。

（4）接受大剂量皮质类固醇治疗的患者。

（5）肾功能不全的患者。

（6）免疫系统受到抑制的患者。

（7）假体位置安装欠佳的患者。

（8）怀疑金属过敏的患者（如钴、铬、镍）。

（9）严重肥胖（BMI>40kg/m^2）的患者。

（10）高强度体力活动的患者。

6. 密切注意以下与 MOM 人工髋关节假体相关的局部及全身症状或并发症的迹象。

（1）局部症状或并发症：①过敏；②松动；③感染；④骨溶解；⑤软组织肿块或假瘤（经放射学诊断的人工关节周围充满液体或固体的软组织肿块）；⑥股骨颈骨折（人工髋关节表面置换术时）。

（2）全身症状或并发症：①一般过敏反应（皮疹）；②心肌病；③神经系统变化，包括感觉变化（听觉或视觉障碍）；④心理状态改变（包括抑郁或认知障碍）；⑤肾功能损害；⑥甲状腺功能损害（包括颈部不适、疲劳、体重增加或感觉寒冷）。

三、无症状患者的随访临床评估

1. 与其他人工髋关节置换术一样，如果 MOM 人工髋关节置换术患者无症状，髋关节功能良好，应定期随访（通常为 1~2 年）。

2. 请注意以下患者具有较高的假体磨损或金属碎屑不良反应（ARMD）风险，需要进行更密切的监测。

这些患者包括：①行双侧置换术的患者；②股骨头较小（≤44mm）的接受人工髋关节表面置换术的患者；③女性患者；④接受大剂量皮质类固醇

治疗的患者；⑤肾功能不全的患者；⑥免疫系统受到抑制的患者；⑦假体位置安装欠佳患者；⑧怀疑金属过敏的患者（如钴、铬、镍）；⑨严重肥胖（BMI>40kg/m²）的患者；⑩高强度体力活动的患者。

3. 患者随访内容

（1）体格检查及功能评估，包括仔细评估髋关节外展力量以排除展肌损伤。

（2）检查无症状的局部肿胀或肿块。

（3）评估器官和系统的变化，包括心血管、神经、内分泌（尤其是甲状腺）和肾脏系统的系统性不良事件。

（4）适当的放射学检查以检查假体位置和骨溶解情况。

四、有症状患者的随访

1. 临床评估

（1）如果患者在 MOM 人工髋关节置换术后 3 个月以上出现局部症状（例如，髋关节或附近的疼痛或肿胀，走路出现变化，如出现特伦德伦堡步态或髋关节有声音），应彻底进行评估，注意有无展肌无力和特伦德伦堡征，以鉴别展肌损伤。

（2）对有症状的 MOM 髋关节置换术患者的随访至少每 6 个月 1 次。

（3）根据症状和体征指导临床评估，包括评估常见的并发症，如关节感染、假体松动、假体周围骨折和脱位等。

（4）认识到与金属碎屑不良反应相关的局部损伤也可能导致疼痛或各种症状和体征，包括：①局部神经麻痹；②可触及的肿块；③局部肿胀；④关节脱位或半脱位；⑤展肌无力。

2. 有症状患者的其他检查

(1)在一些有症状的患者中,X 线片表现(如骨溶解、股骨颈狭窄、假体位置欠佳、骨折)结合其他非影像学信息,足以提示需要行翻修手术。

(2)对于其他有症状的患者,应该考虑使用横断面成像(如 CT)来诊断和评估假体周围软组织的情况。

(3)使用 MOM 髋关节假体的患者出现任何症状或体征,表明其人工关节可能无法正常使用,应考虑进行金属离子测试。需要注意的是,目前在美国,还没有足够的证据表明独立的金属离子水平与局部病变、临床结果和需要行翻修手术之间存在相关性。

3. 全身反应的评估

(1)由主治医师及专家共同评估出现新的全身症状的患者,以确定其症状和发生的原因。

(2)有假体过度磨损或局部组织不良反应(adverse local tissue reaction,ALTR)迹象的患者,应评估其暴露于金属离子的潜在全身作用。

1)由患者的医疗保健团队(包括主治医师和 / 或专家)进行全面的身体检查,重点关注心血管系统、神经系统、内分泌系统(尤其是甲状腺)和肾脏系统。

2)由于金属离子是通过肾脏清除的,因此肾功能不全的患者发生全身不良反应的风险可能更高。可以测量血尿素氮(blood urea nitrogen,BUN)和肌酐(creatinine,Cr)水平以评估患者的肾功能。

五、假体翻修手术

1. 目前,还没有足够的科学证据为血液中金属离子水平设定一个阈值,从而建议何时实施翻修手术。

2. 应根据整体的临床情况和诊断试验来决定是否翻修患者的 MOM 髋关节假体。

在极端情况下,局部组织不良反应(ALTR)可能严重损害假体周围的骨骼、肌肉和神经。因此,进行性 ALTR 患者,可以考虑更早地进行翻修,以防止广泛的损害。

3. 如果建议翻修,请告知患者翻修的手术风险及预期的结果。

(1)翻修手术过程很复杂,可能无法完全解决患者的疼痛问题,亦无法完全恢复功能。

(2)对于 ALTR,MOM 髋关节假体的预后可能比其他类型摩擦界面假体的预后更差,特别是术后髋关节脱位的风险更高。

(3)未来可能需要再翻修。

(4)金属离子水平在翻修后应该会降低。

4. 在选择翻修的组件时,需要注意以下事项。

(1)检查产品的标签,确保假体组件的兼容性。

(2)考虑每一种类型摩擦界面对患者个体的风险和收益。

(3)如果怀疑患者对金属过敏,请仔细选择翻修组件的材料(可以避免使用含镍或铬的材料)。

5. 为了更好地了解这些产品的性能和失败的原因,建议对取出的假体进行分析,特别是在没有明显失败原因的情况下(如位置欠佳等)。

(1)与患者商议归还假体,对取出的假体进行分析。取出假体的分析是制造商质量体系的重要组成部分,有利于制造商改进假体设计,优化制造过程。

(2)如果患者同意,在翻修手术前与制造商联系,了解如何归还假体进行分析。

（3）与假体一并提供有关患者的非识别信息，手术日期，翻修手术的观察结果，以及所有组织病理学报告。

6. 通过药品监督网（MedWatch）、美国食品药品监督管理局安全信息和不良事件报告程序，将任何与 MOM 系统有关的不良事件报告给美国 FDA。

（顾建明）

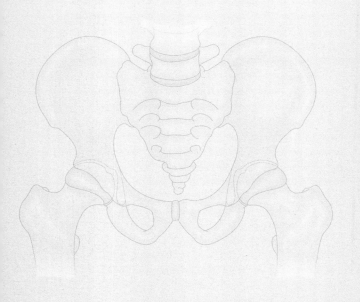

第三部分
术后管理

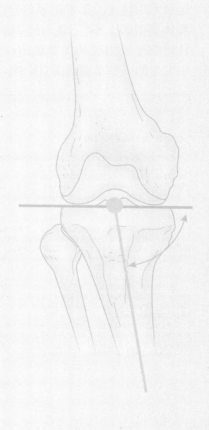

第一节
人工关节置换术手术记录的书写

【积水潭方案】

手术记录的书写应该及时、准确、真实、完整地记录术中情况。手术记录包含以下信息：手术切口、假体类型和大小、下肢力线/假体位置的确认信息、软组织平衡情况和关节稳定性的确认信息，以及术中发生的一些重要情况（图3-1-1、图3-1-2）。

积水潭医院矫形骨科手术记录

患者姓名：XXX　　姓别：X　年龄：XX岁　　　　住院号：XXXXX
病区：XXX　　　　　　　　　　　　　　　　　登记号：XXXXX

临床诊断：髋关节骨关节炎（左）
病理诊断：
手术适应证：缓解疼痛，改善功能，矫正畸形，保守治疗无效，患者要求手术治疗
手术时间：X年X月XX时XX分至XX时XX分
手术医生：XXX　　手术时长：XX小时XX分钟
麻醉医生：XXX　　麻醉方法：XX　　麻醉时间：X年X月XX时XX分至XX时XX分
术中出血量：XXXml　异帮异血：XXXml　输血浆：XXXml　输自体血：XXXml

手术过程：
　　麻醉成功后，右侧卧位，确认肢体及手术部位，常规消毒铺单，确认抗生素和氨甲环酸已输注。
　　采用后外侧切口，改良Gibson入路，逐层切开皮肤、皮下，深筋膜。顺肌纤维方向钝性分开臀大肌，沿大转子后方切断梨状肌等外旋肌群，L形切开髋关节关节囊，屈曲内旋脱位髋关节，髋关节有严重骨关节炎表现。比照截骨导向器行股骨颈截骨，显露髋臼，依次磨锉至49mm、骨床渗血满意，置入XX公司50mm非骨水泥型髋臼假体（髋臼假体具体名称），压配良好，髋臼假体外倾角40°，前倾角15°，2枚螺钉辅助固定。置入髋臼内衬试模。
　　股骨侧开髓，使用髓腔锉逐号磨锉至3号，压配满意，选用标准球头颈试试模，复位髋关节，检查髋关节的稳定性和下肢长度恢复满意。脱位髋关节，取出试模。冲洗，置入XX公司50/32聚乙烯内衬（内衬具体名称）。股骨侧置入XX公司3号标准颈长股骨柄（柄的具体名称），假体扭转试验阴性，置入32mm标准长度陶瓷股骨头假体。
　　复位髋关节，再次检查髋关节的稳定性和下肢长度是否等长。完成上述步骤之后进一步冲洗髋关节，留置引流管一根，清点器械敷料无误，然后缝合关节囊及其他组织。使用无菌敷料覆盖伤口，术后拍片示假体位置满意。
　　患者术中耐受良好，手术顺利、没有术中并发症发生。

术者签名：XXX

图 3-1-1　北京积水潭医院人工髋关节置换术手术记录

图 3-1-2 北京积水潭医院人工膝关节置换术手术记录

手术记录应由术者或第一助手书写,最好在手术结束后立即完成;有些医师会在一天所有的手术结束后再书写,因存在回忆性偏差,所以可能会降低所记内容的准确性,应力求避免。

Thomas Jefferson 大学医院方法:外科医师使用电话听写系统记录手术信息,采用听写模板,听写文件由专门的抄写人员将其转化为特定格式的文本文档,然后变成一个实际的手术记录,并被保存在患者的电子病历中。在电子签注之前,医师会检查这些信息,以确保信息被准确记录(图 3-1-3、图 3-1-4,由于 Rothman 医院隶属于 Thomas Jefferson 大学医院,因此图中手术记录中显示的是 Thomas Jefferson 大学医院)。

Thomas Jefferson 大学医院

患者姓名：
手术日期：11/25/2014
患者类型：住院患者
手术医师：Javad Parvizi.M.D

住院号：xxxxxx
账号：xxxxxx
出院日期：11/26/2014
病床号：xxxx

手术记录

术前诊断：退行性关节病，左髋
术后诊断：退行性关节病，左髋
手术名称：左侧全髋关节置换术
手术医生：Javad Parvizi.M.D FRCS
助手：Claudio Diaz-Ledezma，MD
麻醉方式：腰麻
手术过程：

　　在术前等候区接诊患者，确认即将手术的肢体，然后将患者带到手术室。麻醉准备完毕之后患者平卧位，所有的骨性标记可触及，静脉点滴完成。

　　采用前方切口，改良 Smith-Petersen 入路，显露髋关节关节囊，I 型切开关节囊，髋关节有严重的关节炎表现。比照截骨导向器行股骨颈截骨，取出股骨头，显露髋臼，次第磨锉至 53mm，置入 54mm 髋臼假体，固定良好。置入髋臼内衬。然后行股骨侧操作，适度松解软组织，显露股骨髓腔，开髓和磨锉股骨髓腔，直至置入合适大小的髓腔锉，连接股骨颈和股骨头试模，复位髋关节，检查关节的稳定性和下肢长度，股骨侧准备完毕。

　　脱位髋关节，取出所有试模，冲洗髋关节术野，置入最终的假体，复位髋关节，再次检查髋关节的稳定性和下肢长度是否等长。完成上述步骤之后进一步冲洗髋关节，然后缝合关节囊和其他组织。使用无菌敷料覆盖伤口，将患者转运至术后麻醉恢复室，患者手术耐受良好，没有术中并发症发生。

　　Dr.Parvizi 主刀或指导这例手术。

图 3-1-3　Rothman 医院全髋置换术手术记录样板

【证据】

　　从笔者的经验来看，一份好的手术记录应该包含所有手术相关信息，并能为将来翻修手术所用。准确描述假体的特点是非常重要的，假体的标签能提供最可靠的信息。其他重要的信息包括手术入路、假体固定的方式、所有术中意外发生的并发症、假体试模的稳定性，全髋置换术中还应记录肢体长度的差异及关闭伤口的方法。

　　笔者已经证明，高变异性和低质量的手术信息可能会对翻修手术计划造成不利影响，因此推荐标准化、流程化的手术记录，并应用于所有的病例中，从而减少记录内容的不完整性和不确定性，为未来的翻修手术提供足够的信息帮助。

Thomas Jefferson　大学医院

患者姓名：

手术日期：11/25/2014

患者类型：

手术医师：Javad Parvizi.M.D

住院号：04xxxxxxxx

账号：04xxxxxxxx

出院日期：11/30/2014

病床号：xxxxN9xx

手术记录

术前诊断：退行性关节病，双膝

术后诊断：退行性关节病，双膝

手术名称：双侧全膝关节置换术

手术医师：Javad Parvizi.M.D

助手：Claudio Diaz-Ledezma,MD

麻醉方式：复合麻醉，腰硬联合麻醉

手术过程：

在术前等候区接诊患者，确认即将手术的肢体，然后将患者带到手术室。麻醉准备完毕之后患者平卧位，所有的骨性标记可触及，静脉点滴完成。右下肢和左下肢同时准备，常规消毒铺单。

右下肢驱血，上止血带，术者开始行右侧膝关节置换术，采用前方切口，髌旁内侧入路，显露膝关节，膝关节有严重的骨关节炎表现和内翻畸形。使用合适的截骨导板截骨。截骨完成和适当的软组织松解后，放置假体试模，检查膝关节稳定性和屈伸间隙平衡情况，行髌骨置换，全程活动膝关节，检查膝关节稳定性和屈伸间隙平衡情况，广泛冲洗膝关节，使用骨水泥固定假体到适宜位置。骨水泥凝固后，逐层缝合关节囊和各层软组织。使用无菌敷料覆盖伤口。

结束后术者行左膝置换术，左膝手术同右膝。

患者手术耐受良好，没有术中并发症发生。

Dr.Parvizi 主刀或指导这例手术。

双侧都置入了 xxxx 膝关节后稳定型假体，右膝最终置入假体型号：股骨 6 号，胫骨 5 号，9mm 聚乙烯内衬，使用 36 号髌骨假体；左侧置入假体型号同右侧。所有假体均由 xxx 公司生产。

电子签名：

Dr.Parvizi MD 12/02/2014　08:00PM

主刀医师：Dr.Parvizi MD

图 3-1-4　Rothman 医院双侧全膝置换术手术记录样板

　　优化电子听写流程会提高手术记录的有效性和完整性，Rothman 医院已经在探索使用智能电话机来听写手术记录，这样就不再需要使用有线电话，但仍然需要将记录上传至数据服务中心。随着信息技术的发展和医疗管理方面的投入，智能化的电子手术记录将对临床实践和科学研究产生积极影响。

（黄德勇）

参考文献

GOYAL N, DIAZ-LEDEZMA C, TRIPATHI M, et al. Do previous operative reports provide the critical information necessary for revision total hip arthroplasty？[J]. J Arthroplasty, 2012, 27 (6): 1023-1026.

第二节
术后液体管理

【**积水潭方案**】

术后液体管理取决于手术失血量及患者的一般情况。一般情况良好的患者,术后常规输液以 125ml/h 的速度,连续静脉滴注 5% 的葡萄糖注射液。如果为糖尿病患者,可用生理盐水代替。如果患者存在透析后肾功能衰竭、心力衰竭或肝硬化等状况,不能耐受过多的液体摄入,术后应降低输液速度。所有静脉输液于术后第 2 天早上停止。所有患者均应尽可能口服液体(图 3-2-1)。

【**证据**】

围手术期液体管理对术后恢复至关重要,它可能与术后并发症有关,尤其是对于合并心血管疾病或肾功能不全的老年患者来说。然而,关于人工关节置换术(TJA)围手术期液体管理的文献十分有限。术后液体管理的目的是恢复正常的血流动力学,保障机体和损伤组织中有足够的血流量,尽量防止液体进入第三间隙造成间质水肿或肺水肿。

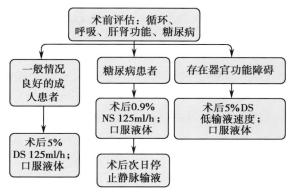

图 3-2-1 术后液体管理方法

DS：葡萄糖注射液；NS：氯化钠水溶液。

术前禁食期，并不改变血管内容积，液体丢失仅包含排尿和无感排汗。在 TJA 手术失血量的研究中，全膝置换术中血液的总丢失量（含隐性失血量）为 1 498ml（1 393~1 603ml），全髋置换术为 1 510ml（1 398~1 623ml）。因此，术后液体替代治疗应关注总的血管内液体丢失量，体积为 2~3L，其中包括术后排尿及无感排汗量。

在手术过程中，麻醉医师会根据手术和患者的情况给予患者输液，以保证患者的有效血容量。对于一般情况良好的成人患者，笔者术后使用高渗溶液（5% 的葡萄糖生理盐水注射液，渗透压为 560mOsm/kg，热量为 170kcal），输液速度为 125ml/h，持续 16~24 小时（体积 2~3L，热量 340~510kcal），其具有价格低廉、储存寿命长且容易获得的优势。在外伤及手术失血的患者中，应用晶体溶液与胶体溶液在病死率方面并不存在差异。然而，不当的晶体溶液使用可能会降低胶体渗透压，使患者易于出现肺水肿和周围组织水肿，从而影响组织氧合、延缓创面愈合。使用高渗溶液可通过更高的血浆胶体渗透压防止液体移位,同时避免过多的容量负荷。一篇关于围手术期应用高渗溶液液体管理的综述指出:治疗中,高渗溶液与等渗溶液比较,可减少输液($-2.4L$;95% 可信区间为 $-1.5\sim3.2L$;$P<0.000\ 01$),术中心脏指数升高[$0.6L/(min\cdot m^2)$;95% 可信区间为 $0.1\sim1.0$;$P=0.02$]。虽然该文并不推荐常规使用高渗溶液,但是结果表明,高渗溶液可能是一种较好的选择,以防止术后体液摄入过量。胶体溶液仅用于术中出血量较多的 TJA 及翻修手术中,或用于对晶体溶液反应不充分的患者。

术后输注 5% 葡萄糖溶液可部分减少糖异生的需要,补充更多的葡萄糖,促进肌肉功能恢复。一般情况良好的成人患者,围手术期注射葡萄糖,可以降低由交感神经激活引起的胰岛素抵抗及高血糖。然而,在糖尿病患者中,应避免使用葡萄糖,因为由此产生的高血糖可能会使其比一般情况良好的患者增加高达 2 倍的伤口感染风险。对糖尿病患者术后血糖升高的问题,应加强管理,积极使用胰岛素治疗和调整液体治疗方案。

合并其他疾病患者的液体管理,必须严密监控,因为其可能造成终末器官损伤或液体超负荷。终末器官损伤的风险因素包括:BMI 升高、术前血清肌酐升高、慢性阻塞性肺疾病、肝病、充血性心力衰竭、高血压和潜在的心脏病。这些患者需要更先进的设备及监测方法,采用围手术期目标导向优化个体容量状态治疗,以及终末器官灌注。个体目标应达到心率和血压在正常范围内(平均动脉压 $>80mmHg$,尿量 $>0.5ml/(kg\cdot h)$,中心静脉血氧饱和度($ScvO_2$)$>75\%$,食管多普勒超声(主动脉纠正血流)时间(FTc)>350毫秒。

以上这些策略可以改善患者的容量状态、组织灌注和细胞氧合,减少并发症,缩短住院时间,改善高危手术患者的预后。

(曾庆东)

参考文献

［1］ HOLTE K, KRISTENSEN B B, VALENTINER L, et al. Liberal versus restrictive fluid management in knee arthroplasty: a randomized, double-blind study [J]. Anesth Analg, 2007, 105 (2): 465-474.

［2］ BRAMMAR A, NICHOLSON A, TRIVELLA M, et al. Perioperative fluid volume optimization following proximal femoral fracture [J]. Cochrane Database Syst Rev, 2013 (9): CD003004.

［3］ JAFARI S M, HUANG R, JOSHI A, et al. Renal impairment following total joint arthroplasty: who is at risk？ [J]. J Arthroplasty, 2010, 25 (6 Suppl): 49-53.

［4］ CHAPPELL D, JACOB M, HOFMANN-KIEFER K, et al. A rational approach to perioperative fluid management [J]. Anesthesiology, 2008, 109 (4): 723-740.

［5］ SEHAT K R, EVANS R L, NEWMN J H. Hidden blood loss following hip and knee arthroplasty. Correct management of blood loss should take hidden loss into account [J]. J Bone Joint Surg Br, 2004, 86 (4): 561-565.

［6］ STANNARD D. Hypertonic saline for perioperative fluid management [J]. J Perianesth Nurs, 2012, 27 (2): 115-117.

［7］ HENRIKSEN M G, HESSOV I, DELA F, et al. Effects of preoperative oral carbohydrates and peptides on postoperative endocrine response, mobilization, nutrition and muscle function in abdominal surgery [J]. Acta Anaesthesiol Scand, 2003, 47 (2): 191-199.

[8] LJUNGQVIST O, NYGREN J, THORELL A. Insulin resistance and elective surgery [J]. Surgery, 2000, 128 (5): 757-760.

[9] MRAOVIC B, SUH D, JACOVIDES C, et al. Perioperative hyperglycemia and postoperative infection after lower limb arthroplasty [J]. J Diabetes Sci Technol, 2011, 5 (2): 412-418.

[10] MIRIC A, INACIO M C, NAMBA R S. Can total knee arthroplasty be safely performed in patients with chronic renal disease？ [J]. Acta Orthop, 2014, 85 (1): 71-78.

[11] TRINOOSON C D, GOLD M E. Impact of goal-directed perioperative fluid management in high-risk surgical procedures: a literature review [J]. AANA J, 2013, 81 (5): 357-368.

第三节
术后睡眠管理

【积水潭方案】

人工关节置换术后疼痛及其他不适，易导致患者出现不同程度的睡眠障碍，影响术后康复，增加心脑血管并发症的发生风险。有效的睡眠管理是人工关节置换术后管理的重要组成部分。睡眠管理遵循的基本原则是以镇痛为主、助眠药物为辅，尽可能避免使用助眠药物。有效的多模式镇痛可以改善患者的术后体验，避免睡眠障碍。助眠药物只适用于应用多模式镇痛后仍存在睡眠问题的少数患者。具体内容有以下方面。

1. 术后多模式镇痛是睡眠管理的重要内容，术后疼痛的减轻可以提高睡眠质量，而术后出现严重疼痛的患者会经历更多的睡眠障碍。

2. 如果患者因为严重疼痛或其他问题出现严重睡眠困难,可以使用地西泮等苯二氮䓬类药物,但对于高龄或严重肝肾功能障碍的患者,苯二氮䓬类药物可因药物蓄积导致谵妄、乏力等不良反应,使用时起始量应减半,短期服用,或改用唑吡坦等 Z 类药物。需要注意的是,助眠药物并没有镇痛作用,而许多术后镇痛药物却同时有镇静作用。所以,睡眠管理仍应以镇痛为主,尽可能避免使用助眠药物。

【证据】

优质的睡眠是健康的重要保障,睡眠障碍会损害精神及生理健康。许多研究发现,遭受失眠困扰的患者日常活动的表现差于睡眠质量良好的患者。髋膝关节疾病的患者由于疼痛及关节功能障碍,通常在术前就存在睡眠问题,对于此类患者,应重视睡眠管理,保证人工关节置换术后的良好睡眠,有助于术后的快速恢复,减少术后并发症,提高手术效果。

大多数镇静催眠药经肝脏和肾脏清除。合并肾脏或肝脏疾病患者的代谢性清除可能延迟,导致药物蓄积和过度镇静。许多镇静催眠药是呼吸抑制剂,可加重阻塞性睡眠呼吸暂停或通气不足。老年人发生催眠药物不良反应的风险升高,包括过度镇静、认知损害、谵妄、梦游、术后意识模糊、平衡问题,以及日常活动表现受损等。另有研究发现,老年人使用苯二氮䓬类和非苯二氮䓬类药物(如唑吡坦)时发生跌倒伴严重后果的风险均升高。另外,助眠药物无镇痛效果,对于严重疼痛引起的睡眠障碍,不改善镇痛效果反而使用药物助眠会导致不必要的副作用。因此笔者强调,镇痛是提高睡眠质量的关键,应避免常规使用助眠药物。

术后镇痛与睡眠质量息息相关,尤其在术后几天内,由于术后严重疼痛及肢体活动限制,患者通常会出现入睡困难及睡眠减少。术后严重疼痛的患者与术后疼痛控制良好的患者相比,更容易出现睡眠障碍。在疼痛缓解方面,应用多模式镇痛比单纯的静脉镇痛更加高效。需要注意的是,一些术后镇痛药物,如曲马多、普瑞巴林、阿片类药等,具有镇静作用,有助于睡眠。但使用这些镇痛药物也可能会导致嗜睡、呼吸抑制及呼吸障碍等,不应长期使用。

在一些特定情况下,如患者存在多模式镇痛无法改善的严重睡眠障碍,或术前已经经常使用助眠药物,可应用地西泮等苯二氮䓬类药物,而对于高龄或严重肝肾功能障碍的患者,可改用唑吡坦等非苯二氮䓬类药物。一项研究发现,术后使用唑吡坦的患者,其睡眠结构(睡眠分期)无显著改变,但大多数会有睡眠质量改善和疲劳缓解。使用唑吡坦的患者与未使用者相比,其术后疼痛程度无显著差异,因此仍不能忽视镇痛药物的应用。

人工关节置换术后2~3周,随着患者活动水平的增加及镇痛药物的减量,患者常出现疼痛反跳及睡眠质量下降,此时应暂时适当减少活动量,降低康复锻炼强度,同时在睡前1小时服用镇痛药物,睡眠质量通常会有显著改善。

人工关节置换术后临床效果和患者满意度与围手术期管理密切相关。医师应通过沟通使患者对手术及康复过程有合理的预期,重视并处理人工关节置换术后可能存在的疼痛及睡眠障碍。通过多模式镇痛、选择性使用助眠药物、术后活动水平调节等措施,确保术后随着疼痛减轻及药物停用,患者可以尽快恢复正常的睡眠习惯,回归活跃的生活状态。

(王兴山)

参考文献

[1] DURMER J S, DINGES D F. Neurocognitive consequences of sleep deprivation [J]. Semin Neurol, 2005, 25 (1): 117-129.

[2] LOWE C J, SAFATI A, HALL P A. The neurocognitive consequences of sleep restriction: A meta-analytic review [J]. Neurosci Biobehav Rev, 2017, 80: 586-604.

[3] KRAUSE A J, SIMON E B, MANDER B A, et al. The sleep-deprived human brain [J]. Nat Rev Neurosci, 2017, 18 (7): 404-418.

[4] KILLGORE W D. Effects of sleep deprivation on cognition [J]. Prog Brain Res, 2010, 185: 105-129.

[5] CUMMING R G, LE COUTEUR D G. Benzodiazepines and risk of hip fractures in older people: a review of the evidence [J]. CNS Drugs, 2003, 17 (11): 825-837.

[6] TOM S E, WICKWIRE E M, PARK Y, et al. Nonbenzodiazepine Sedative Hypnotics and Risk of Fall-Related Injury [J]. Sleep, 2016, 39 (5): 1009-1014.

[7] WYLDE V, ROOKER J, HALLIDAY L, et al. Acute postoperative pain at rest after hip and knee arthroplasty: severity, sensory qualities and impact on sleep [J]. Orthop Traumatol Surg Res, 2011, 97 (2): 139-144.

[8] CHEN A F, OROZCO F R, AUSTIN L S, et al. Prospective Evaluation of Sleep Disturbances After Total Knee Arthroplasty [J]. J Arthroplasty, 2016, 31 (1): 330-332.

[9] KRENK L, JENNUM P, KEHLET H. Sleep disturbances after fast-track hip and knee arthroplasty [J]. Br J Anaesth, 2012, 109 (5): 769-775.

[10] GONG L, WANG Z, FAN D. Sleep Quality Effects Recovery After Total Knee Arthroplasty (TKA)--A Randomized, Double-Blind, Controlled Study [J]. J

Arthroplasty, 2015, 30 (11): 1897-1901.

[11] GAFFNEY C J, PELT C E, GILILLAND J M, et al. Peri-operative Pain Management in Hip and Knee Arthro-plasty [J]. Orthop Clin North Am, 2017, 48 (4): 407-419.

[12] KRENK L, JENNUM P, KEHLET H. Postopera-tive sleep disturbances after zolpidem treatment in fast-track hip and knee replacement [J]. J Clin Sleep Med, 2014, 10 (3): 321-326.

第四节
术后胃肠道并发症

【积水潭方案】

人工关节置换术后胃肠道并发症包括肠梗阻、假性肠梗阻及消化道出血,发生率及致死率较高,需要制订完善的预防、处置策略。术前需详细采集病史,尤其需回顾消化道疾病病史,识别造成术后胃肠道并发症的危险因素。术后预防胃肠道并发症的措施包括适当补液、限制阿片类镇痛药物的使用、监测水电解质平衡、循序渐进恢复饮食,等等。如果患者出现肠梗阻、假性肠梗阻或消化道出血,此类措施也是支持治疗的一部分。

1. **术后肠梗阻** 关节置换术患者术后肠梗阻的发生率为 0.3%~4.0%,翻修患者的发生率更高。常见的支持治疗措施包括:禁食、水;静脉补液;限制阿片类镇痛药物使用;纠正水、电解质平衡;早期下地;胃肠减压及肛管排气减压等,通常可以有效纠正术后胃肠道低动力。肠梗阻或假性肠梗阻患者若在 24~48 小时内对症支持治疗后仍不缓解,或腹部 X 线片显示盲肠扩张直径超过 12cm,则需进一步干预,包括药物治疗(静脉注射新斯的明)、结肠镜减压或手术治疗。

2. **假性肠梗阻**　为结肠的功能性梗阻,没有机械性梗阻的证据,可能是由于结肠蠕动活跃性的自身调控平衡被破坏,表现为肠蠕动减弱或消失,肠管扩张积气。人工关节置换术后假性肠梗阻属于致命性并发症,如果肠管扩张不及时诊治,易出现穿孔等严重并发症。保守治疗通常有效,原则与术后肠梗阻的对症治疗相同。如果可排除小肠梗阻的诊断,对保守治疗效果不佳或具有穿孔高危因素的患者则需积极干预。干预措施包括新斯的明、甲基纳曲酮、结肠镜诊断或减压;对出现腹膜炎、肠穿孔或药物治疗、内镜治疗均无效的患者,需开腹探查、减压。

3. **消化道出血**　患者同样需要对症治疗,包括液体复苏或输血,以及监测水、电解质平衡及血红蛋白浓度。另外,术后抗凝用的低剂量阿司匹林需暂停使用,并使用质子泵抑制剂(proton pump inhibitor,PPI)保护胃肠道黏膜。如果消化道持续出血,需通过胃镜或结肠镜探查止血。

【证据】

人工关节置换术后胃肠道并发症并不少见。文献显示,初次人工关节置换术后肠梗阻的发生率为0.3%~4.0%,髋翻修手术后为5.6%。假性肠梗阻在人工髋、膝关节置换术后的发生率分别为1.30%和0.65%。术后胃肠道并发症与围手术期镇痛、麻醉、术后活动减少、术后过早进食、男性、术前合并胃肠道疾病及双侧TKA等因素有关。

目前,学术界对假性肠梗阻的认识仍然不足。假性肠梗阻最典型的症状表现为术后平均3~5天发生腹胀,其他症状包括腹痛(80%)、恶心呕吐(60%)、发热、固定点压痛及白细胞计数升高(特别是肠缺血或穿孔的患者）。约 40% 的患者有排气、排便，但恢复排气、排便不可作为完全恢复胃肠道功能的依据，任何术后持续腹痛的患者都应拍摄腹部 X 线片。无并发症的小肠梗阻通常可在 24 小时内缓解，结肠梗阻在 48~72 小时内缓解。如果术后梗阻超过 48 小时，则应怀疑假性肠梗阻。肠穿孔属于假性肠梗阻的致命并发症之一，常见于盲肠直径超过 12cm 或梗阻持续存在 6 天以上的患者。自发性穿孔见于 3%~15% 的患者，病死率高达 50%。假性肠梗阻的治疗原则与其他胃肠道并发症相似，关键在于是否能够及时、正确地识别。

若人工关节置换术后采用阿司匹林作为预防性抗凝血药，发生有症状性消化道出血的风险会随之增加。Lalmohamed 等研究表明，人工关节置换术后 2 周内若使用阿司匹林，消化道出血的发生率在髋、膝关节置换术中分别为低分子量肝素抗凝治疗的 6.0 倍和 2.3 倍。及时应用 PPI 类药物是预防低剂量阿司匹林相关消化道出血的关键。

（郑汉龙）

参考文献

[1] PARVIZI J, HAN S B, TARITY T D, et al. Postoperative Ileus After Total Joint Arthroplasty [J]. Journal of Arthroplasty, 2008, 23 (3): 360-365.

[2] BEDERMAN S S, BETSY M, WINIARSKY R, et al. Postoperative ileus in the lower extremity arthroplasty patient [J]. Journal of Arthroplasty, 2001, 16 (8): 1066-1070.

[3] CLARKE H D, BERRY D J, LARSON D R. Acute Pseudo-Obstruction of the Colon as a Postoperative

Complication of Hip Arthroplasty [J]. J Bone Joint Surg Am, 1997, 79 (11): 1642-1647.

[4] NELSON J D, URBAN J A, SALSBURY T L, et al. Acute Colonic Pseudo-Obstruction (Ogilvie Syndrome) After Arthroplasty in the Lower Extremity [J]. J Bone Joint Surg Am, 2006, 88 (3): 604-610.

[5] LALMOHAMED A, VESTERGAARD P, JAVAID M K, et al. Risk of Gastrointestinal Bleeding in Patients Undergoing Total Hip or Knee Replacement Compared With Matched Controls: A Nationwide Cohort Study [J]. Am J Gastroenterol, 2013, 108 (8): 1277-1285.

第五节
术后常规实验室检查

【积水潭方案】

人工关节置换术后常用的实验室检查项目有全血细胞计数、基础代谢组合和生化组合。

全血细胞计数检查主要包括：红细胞计数、血红蛋白、红细胞比容、白细胞计数、血小板计数等。基础代谢组合检查主要包括：血糖、尿素氮、肌酐、钙、钠、钾、氯、二氧化碳等。

人工关节置换术后应根据患者情况选择相关的实验室检查。

【证据】

人工关节置换术后实验室检查的相关研究较少。已有的研究基于实验室检查的临床意义和经济学考量，建议人工关节置换术后的实验室检查最好根据患者的个体情况（如合并症、手术复杂程度、失血量等）选择性检查。

Halawi 等评估了初次全髋置换术后常规实验室检查的意义,他们回顾性分析了 351 例初次单侧全髋置换术患者的病历资料,结果发现 21% 的患者术后实验室检查异常。异常的实验室检查中,电解质异常占 82.4%,肾功能异常占 2.0%,有症状的贫血需要输血的占 2.3%。96% 的患者没有因为实验室结果而改变临床路径。异常的实验室检查与住院日延长或再住院没有明显关联。研究表明,初次单侧全髋置换术后,实验室检查并不是必需的,应根据患者的危险因素决定。

Shaner 等评估了部分人工膝关节置换术后常规实验室检查的意义。研究纳入了 322 例部分人工膝关节置换术患者。只有 5 例(1.6%)患者术后实验室检查异常(低血钾或高血糖)需要治疗,没有患者需要输血。研究认为,部分人工膝关节置换术后无须常规实验室检查。该组患者可能节省的总检查费用为 85 839 美元。

Kildow 等回顾分析了 767 例初次人工关节置换术(髋关节置换术或膝关节置换术)患者术后基础代谢组合检查,并研究了异常术后检查的相关危险因素。结果发现,糖尿病与异常血糖相关,慢性肾病与异常肌酐和钾相关,术前异常实验室检查与术后内科处理相关。术后没有内科处理的患者花费的总实验室检查费用为 472 372.56 美元。研究者建议,对于术前实验室检查正常和没有严重内科并发症的人工关节置换术患者,术后常规基础代谢组合检查价值不大。对于合并糖尿病、慢性肾病或术前实验室检查异常的患者,术后应行基础代谢组合检查。

Kildow 等还做了一项初次人工髋关节置换术

患者术后全血细胞计数检查的研究,研究纳入了352例初次人工髋关节置换术患者,调查术后全血细胞计数检查并研究了异常检查结果的相关因素。结果发现,15.3%的患者术后需要输血,术前血红蛋白低和没有使用氨甲环酸的患者输血风险增大。研究者建议,对于术前血红蛋白正常并使用氨甲环酸的全髋置换术患者,术后行常规全血细胞计数检查的价值不大;对于术前贫血或不使用氨甲环酸的患者,术后应行全血细胞计数检查。

(唐杞衡)

参考文献

［1］ BOOKMAN J S, ROMANELLI F, HUTZLER L, et al. The Utility and Cost Effectiveness of Immediate Post-operative Laboratory Studies in Hip and Knee Arthroplasty [J]. Bull Hosp Jt Dis, 2019, 77 (2): 132-135.

［2］ HALAWI M J, PLOURDE J M, COTE M P. Routine Postoperative Laboratory Tests Are Not Necessary After Primary Total Hip Arthroplasty [J]. J Arthroplasty, 2019, 34 (3): 538-541.

［3］ SHANER J L, KARIM A R, CASPER D S, et al. Routine Postoperative Laboratory Tests Are Unnecessary After Partial Knee Arthroplasty [J]. J Arthroplasty, 2016, 31 (12): 2764-2767.

［4］ KILDOW B J, KARAS V, HOWELL E, et al. The Utility of Basic Metabolic Panel Tests After Total Joint Arthroplasty [J]. J Arthroplasty, 2018, 33 (9): 2752-2758.

［5］ KILDOW B J, HOWELL E P, KARAS V, et al. When Should Complete Blood Count Tests Be Performed in Primary Total Hip Arthroplasty Patients？[J]. J Arthroplasty, 2018, 33 (10): 3211-3214.

第六节
围手术期血液管理

【积水潭方案】

围手术期血液管理一直是接受人工关节置换术的患者在住院期间的重点监护和管理项目。随着手术技术的进步、手术时间的缩短、输血指征的把控及止血药物的使用,术中、术后患者的输血率、输血量显著降低。更为严格的输血指征把控,并未造成患者心脑血管并发症发生率、病死率、住院时间的增加,反而有效控制了因输血造成的相关并发症和不良反应。笔者将围手术期血液管理分为术前、术中和术后管理方案,进行全流程、个体化、精细化管理。术前分析患者病情、病因、手术方案,评估围手术期输血的可能性,对输血可能性高的患者术前足量配血;通过个体化的循环控制、准确的出血量监测、合理的止血药应用、适当的引流管放置与维护,达到完善的术中血液管理;术后的血液管理重点在于准确把控输血指征,北京积水潭医院矫形骨科异体输血的绝对指征是血红蛋白浓度<70g/L。对于血红蛋白为 70~90g/L 的患者,如有明显的贫血相关临床表现和高危的缺血性合并症,可适当放宽输血指征。

【证据】

(一) 术前血液管理

人工关节置换术后患者血红蛋白水平可发生显著性降低,全膝置换术后平均降低(30 ± 12)g/L,全髋置换术后平均降低(31 ± 16)g/L。因此,术前需针对每位患者进行输血可能性评估,对于围手术期输血概率较高的患者,术前提前与输血科沟通血源储备情况,术前 1 天完成异体血源配血。髋关节置换术患者如无明显禁忌,可同时准备自体血回输装置,以降低术后输血的可能性及输血量。

结合文献报道和北京积水潭医院矫形骨科临床工作经验,以下几类情况的患者围手术期有较高的输血可能性。

1. 高龄患者 年龄超过 75 岁的患者往往因合并不同程度的心脑血管疾病,同时重要脏器对于缺血状态的耐受和代偿能力差,容易出现循环灌注不足相关并发症。因此,高龄人群围手术期输血率和输血量均高于平均水平,需术前备血。

2. 严重缺血性合并症患者 严重缺血性合并症患者,特别是 2 年内曾有急性冠脉综合征(acute coronary syndrome,ACS)病史、脑卒中病史、心血管疾病手术史、肝肾功能不全病史的,术后循环灌注不足可造成原有疾病急性加重,因此术前需备血,围手术期可适当放宽输血指征,以免诱发或加重合并症。

3. 贫血患者 术前部分患者因不同原因,如类风湿关节炎、肾功能不全、营养不良状态,可造成血红蛋白水平低于 100g/L,严重者甚至可到达中度贫血状态。此类患者人工关节置换术后血红蛋白水平有极高概率会低于 80g/L,因此术前需提前备血。

4. 凝血功能异常患者 凝血功能异常患者术中及术后早期出血量多于一般患者,因此血红蛋白变化也相应增加,术前需提前备血。同时术前应对患者凝血功能异常的原因进行个体化分析,对症治疗。如患者凝血功能受术前服用抗凝血药的影响,则围手术期尽量改为半衰期较短的药物临时替代治疗；如为血友病等特殊凝血功能障碍疾病的患者，在备血的同时应与血液科积极协作，评估病情，指导围手术期治疗，必要时需推迟手术时间。

5. **复杂人工髋、膝关节置换术**　复杂的人工髋、膝关节置换术因手术时间长、操作复杂、创伤大、术中血管相关并发症风险高，围手术期出血量明显高于一般人工关节置换术，部分患者甚至术中即需要输血治疗。同时，此类患者术后血红蛋白水平波动大，因此围手术期需进行更为细致及严密的血液管理。严格完善术前配血、充足备血，尽可能术中联合应用自体血回输装置。

（二）术中血液管理

严密的术前计划、细致的术中操作可有效缩短手术时间，减少手术相关创伤及血管损伤并发症，从而有效减少出血量。仅从手术角度减少术中出血并不能完全规避围手术期异体输血风险，因此，应该从以下角度多维度进行术中出血量的监测及控制，有效维持循环平稳，降低输血概率，减少异体输血量。

1. **合理控制血压**　术中低血压可造成重要脏器灌注不足，引发严重缺血性并发症的出现，影响预后，甚至危及生命。而过高的血压与术中出血量的增加有明显相关性，因此在维持有效灌注的同时，可酌情降低血压。

2. **监测出血量**　术中出血量的计算，特别是血红蛋白的变化直接影响血液管理的决策，对手术预后、麻醉方案的调整乃至手术安全都有直接影响。目前，术中较为准确的出血量监测主要是通过血液引流量的计量，血气分析中血红蛋白的测量值也可较为准确地评估患者的出血程度。少量失血可通过增加补液量和自体血回输来补充,异体血输血指征与术后相同。

3. 应用止血药物 随着氨甲环酸的应用,围手术期的出血量、贫血程度及输血率有了明显改善。结合文献指南及北京积水潭医院矫形骨科的经验,氨甲环酸采用术前 30 分钟静脉输注 10g 联合术中缝合时关节腔内注射 20g 的方案。

4. 放置引流管 目前大部分文献报道,对于初次关节置换术,无论放置引流与否,术后功能恢复、并发症风险均无明显差异,但是引流管放置会增加患者术后输血的可能性。对于翻修手术后引流管放置的利弊,尚无明确定论。因此,如术后需放置引流,则需将引流管夹闭 4~6 小时。一方面,适时夹闭可增强氨甲环酸的止血效果;另一方面,关节内在夹闭时所形成的腔内压力可有效减少术后进一步出血。同时,引流管开放后,负压吸引的压力不宜过高。

(三)术后血液管理

异体输血并非完全无害,因输血造成疾病感染、过敏等并发症并不少见。因此,严格把控输血指征,可有效降低输血相关并发症,减少医疗花费,避免血源浪费。在术前血液管理内容中笔者曾提及,部分合并症可造成患者有较高的输血概率,如高龄、缺血性疾病史等,但这并不意味着可无限放宽高危患者的输血指征。结合科室经验、文献和指南建议,目前认为明确的异体输血指征是血红蛋白浓度<70g/L。对于血红蛋白为 70~90g/L 的患者,如有明显的贫血相关临床表现和高危的缺血性合并症,可适当放宽输血指征。文献中报道,即便是在高龄、心血管合并症、转入重症监护病房等高危人群中,输血指征分别

定为 70g/L 和 100g/L,对于患者的预后、围手术期病死率均无明显影响。

　　围手术期血液管理看似内容简单,实际需要紧密结合不同患者的临床特点,个体化定制管理内容和策略,既要保障患者循环稳定、脏器有效灌注,同时更应该严格把控输血指征,避免血源浪费,避免增加输血相关风险。

(周新华)

参考文献

[1] KURTZ S, ONG K, LAU E, et al. Projections of primary and revision hip and knee arthroplasty in the United States from 2005 to 2030 [J]. J Bone Joint Surg Am, 2007, 89 (4): 780-785.

[2] PRASAD N, PADMANABHAN V, MULLAJI A. Blood loss in total knee arthroplasty: an analysis of risk factors [J]. Int Orthop, 2007, 31 (1): 39-44.

[3] FRISCH N B, WESSELL N M, CHARTERS M A, et al. Predictors and Complications of Blood Transfusion in Total Hip and Knee Arthroplasty [J]. J Arthroplasty, 2014, 29 (9 Suppl): 189-192.

[4] BARON D M, HOCHRIESER H, POSCH M, et al. Preoperative anaemia is associated with poor clinical outcome in non-cardiac surgery patients [J]. Br J Anaesth, 2014, 113 (3): 416-423.

[5] TAHMASEBI M N, BASHTI K, GHORBANI G, et al. Intraarticular Administration of Tranexamic Acid Following Total Knee Arthroplasty: A Case-control Study [J]. Arch Bone Jt Surg, 2014, 2 (3): 141-145.

[6] STRUIJK-MULDER M C, HORSTMANN W G, VERHEYEN C C, et al. Ten-year follow-up on Dutch orthopaedic blood management (DATA Ⅲ survey)[J]. Arch

Orthop Trauma Surg, 2014, 134 (1): 15-20.

［7］ MCGRORY B, WEBER K, LYNOTT J A, et al. The American Academy of Orthopaedic Surgeons Evidence-Based Clinical Practice Guideline on Surgical Management of Osteoarthritis of the Knee [J]. J Bone Joint Surg Am, 2016, 98 (8): 688-692.

［8］ MELVIN J S, STRYKER L S, SIERRA R J. Tranexamic Acid in Hip and Knee Arthroplasty [J]. J Am Acad Orthop Surg, 2015, 23 (12): 732-740.

［9］ SAMUJH C, FALLS T D, WESSEL R, et al. Decreased blood transfusion following revision total knee arthroplasty using tranexamic acid [J]. J Arthroplasty, 2014, 29 (9 Suppl): 182-185.

［10］ SMIT K M, NAUDIE D D, RALLEY F E, et al. One dose of tranexamic acid is safe and effective in revision knee arthroplasty [J]. J Arthroplasty, 2013, 28 (8 Suppl): 112-115.

［11］ ABOLGHASEMIAN M, HUETHER T W, SOEVER L J, et al. The Use of a Closed-Suction Drain in Revision Knee Arthroplasty May Not Be Necessary: A Prospective Randomized Study [J]. J Arthroplasty, 2016, 31 (7): 1544-1548.

［12］ CARLESS P A, HENRY D A, CARSON J L, et al. Transfusion thresholds and other strategies for guiding allogeneic red blood cell transfusion [J]. Cochrane Database Syst Rev, 2010 (10): CD002042.

第七节
术后发热

【积水潭方案】

　　术后发热是人工关节置换术后常见的不适症状之一。尽管感染是需要特别警惕的一大原因,但是人工关节置换术后的发热多数情况并非由感染所引起。因此,针对术后发热,尤其是术后早期的发热,北京积水潭医院矫形骨科并不常规开展针对发热的检查。只有当体温高于38.5℃,或术后较晚期(术后第4天后)发热,才进行发热的相关检查,包括血液学检查(血常规、C反应蛋白)、病原学检测(血培养、痰培养及尿培养)、胸部X线片及下肢血管超声检查。需要指出的是,开具相应的检查前,需全面地问诊查体,寻找可能的感染灶来源,并及时评估术后切口情况。

应根据发热合并的不同的临床表现开具相关检查,如下列情况。

1. 尿频、尿急、尿痛等泌尿系统症状,或尿液浑浊时——尿液分析/尿培养。

2. 咳嗽、咳痰时——胸部X线片。

3. 小腿腓肠肌疼痛,单侧下肢肿胀,Homans征(直腿伸踝试验)阳性时——多普勒超声。

4. 气短、呼吸急促和指氧饱和度低时——胸部CT。

5. 关节发红及关节周围触痛,或者活动后疼痛增加或关节肿胀加剧时——伤口分泌物或关节液培养。

6. 静脉置管周围发红或触痛时——静脉导管培养。

7. 高热(>38.5℃或合并寒战)时——血常规及血培养,即刻检查。

【证据】

术后发热是全人工关节置换术后发热的常见表现,其发生率可高达50%。既往研究表明,这种发热多为术后的生理性炎症反应,是手术创伤使血清、组织和关节液中炎症指标升高所导致的,仅少数患者的发热与感染相关。

在 Shaw 等的研究中,人工关节置换术后正常发热反应的 200 例患者中,体温的最高点多出现在术后第 1 天,并多在术后第 5 天恢复正常体温。这一体温变化趋势,在进一步的研究中也得到了证实。针对临床更为关注的假体周围感染而言,术后前 2 天或前 3 天出现的发热和假体周围感染的相关性很低。体温>38℃作为诊断假体周围感染的指标时,仅有很低的灵敏度和特异度。

同时,既往研究发现,发生假体周围感染的患者发热多在术后第 4 天出现,并且最高体温多持续 3~4 天。当患者体温持续 3 天以上且高达 38.5℃时,则需要采取措施评估这种长时间的发热。术后发热可能来自非感染因素,如肺栓塞或深静脉血栓,也可以来自感染因素,其中常见的主要是呼吸系统感染和泌尿系统感染,手术切口感染及假体周围感染等则相对更少发生。因此,相关的检查主要包括尿液分析、尿培养、胸部 X 线片、多普勒超声、胸部 CT、静脉导管培养、伤口分泌物或关节液培养、血培养或相关药物筛查。Yoo 等的研究中发现,对发热出现在术后 3 天以后、体温高于 39℃、多次热峰或翻修手术的患者,这些情况临床检验具有更高的阳性比例。因此,针对患者开具合适的检验、检查项目,可减少不必要的医疗花费。结合检查结果,针对这些可能导致术后发热的原因采取适宜的治疗方案,如应用抗生素或抗凝血药、手术治疗或停用相关药物。

传统临床操作过程中,当体温高于 38.5℃时,需要行血培养。然而,既往研究指出,在评估术后发热的过程中,血培养的作用很低。一项研究表明,在全人工关节置换术后行血培养的 364 例患者中,仅有 2 例培养阳性,并且考虑阳性结果来源于污染。尽管血培养在获取样本方面相对简便,但其结果回报等待时间较长,临床价值相对有限。

　　开具相关检查应当基于完善的病史采集及查体所带来的高度临床疑诊,总体而言,以下三类患者仍可以从检查中获益:①体温>38.5℃;②尽管体温≤38.5℃但持续 3 天及以上的发热并有相关表现;③术后体温最高点出现延迟的患者。北京积水潭医院矫形骨科对术后发热的诊疗流程见图 3-7-1。

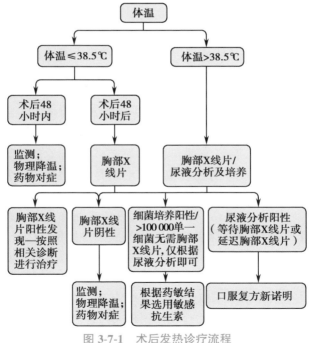

图 3-7-1　术后发热诊疗流程

(邓　旺)

参考文献

[1] GHOSH S, CHARITY R M, HAIDAR S G, et al. Pyrexia following total knee replacement [J]. Knee, 2006, 13 (4): 324-327.

[2] SUMMERSELL P C, TURNBULL A, LONG G, et al. Temperature trends in total hip arthroplasty: a retrospective study [J]. J Arthroplasty, 2003, 18 (4): 426-429.

[3] SHAW J A, CHUNG R. Febrile response after knee and hip arthroplasty [J]. Clin Orthop Relat Res, 1999 (367): 181-189.

[4] LU X, JIN J, LIN J, et al. Course of fever and potential infection after total joint replacement [J]. Knee Surg Sports Traumatol Arthrosc, 2015, 23 (6): 1870-1876.

[5] YOO J H, RESTREPO C, CHEN A F, et al. Routine Workup of Postoperative Pyrexia Following Total Joint Arthroplasty Is Only Necessary in Select Circumstances [J]. J Arthroplasty, 2017, 32 (2): 520-525.

[6] ANDRES B M, TAUB D D, GURKAN I, et al. Postoperative fever after total knee arthroplasty: the role of cytokines [J]. Clin Orthop Relat Res, 2003 (415): 221-231.

[7] ATHANASSIOUS C, SAMAD A, AVERY A, et al. Evaluation of fever in the immediate postoperative period in patients who underwent total joint arthroplasty [J]. J Arthroplasty, 2011, 26 (8): 1404-1408.

[8] CZAPLICKI A P, BORGER J E, POLITI J R, et al. Evaluation of postoperative fever and leukocytosis in patients after total hip and knee arthroplasty [J]. J Arthroplasty, 2011, 26 (8): 1387-1389.

[9] TAI T W, CHANG C W, LIN C J, et al. Elevated temperature trends after total knee arthroplasty [J]. Orthopedics, 2009, 32 (12): 886.

[10] ISHII Y, NOGUCHI H, TAKEDA M, et al. Charac-
teristics and significance of fever during 4 weeks after
primary total knee arthroplasty [J]. Arch Orthop Trauma
Surg, 2014, 134 (5): 707-712.

[11] BINDELGLASS D F, PELLEGRINO J. The role
of blood cultures in the acute evaluation of postop-
erative fever in arthroplasty patients [J]. J Arthro-
plasty, 2007, 22 (5): 701-702.

第八节
术后低氧合状态

【积水潭方案】

关于术后氧饱和度的管理,对于低风险患者,笔者推荐间断指氧饱和度监测联合护士规律检查生命体征的方式。对于术前合并呼吸、循环系统疾病的患者或术后下肢深静脉血栓、肺栓塞风险高的患者,推荐连续使用指氧饱和度监测。如果在鼻导管吸氧2L/min 的情况下,患者氧饱和度持续低于90%,需及时联系内科医师会诊,并完善胸部 CT 及下肢多普勒超声检查。

【证据】

人工关节置换术作为下肢手术,其潜在的下肢深静脉血栓、肺栓塞风险较高,加之部分患者高龄,内科合并症多,使得术后氧饱和度这一指标在临床工作中得到广泛关注。

导致患者血氧饱和度低的原因有不少,需仔细评估患者的病史,针对患者情况,优先排除最有可能的病因。其原因可能来自慢性疾病,如病理性肥胖、哮喘、慢性阻塞性肺疾病(COPD)或心力衰竭;也可能由急性疾病所导致,如肺栓塞、肺炎或阿片类药的呼吸抑制作用。

尽管进行指氧饱和度监测有助于发现患者低氧情况或相关的呼吸系统并发症,但并无证据表明该方案可以降低围手术期病死率及住院时长,甚至部分假阳性结果会使患者承受过多的检查。既往研究证明,不同患者术后发生低氧或肺部并发症的风险是不同的。因此笔者推荐,对于低风险患者,采用间断指氧饱和度监测联合护士规律检查生命体征的方式进行术后血氧饱和度管理,而对于合并呼吸循环系统疾病或术后肺栓塞(下肢深静脉血栓)的术后低氧高风险患者,连续使用指氧饱和度监测(图 3-8-1)。

同时,当患者术后出现呼吸急促,即呼吸频率>20 次 /min,和 / 或合并低氧,心动过速(>100 次 /min),突发心律失常,意料外的或突然的咯血和胸痛,也是连续使用指氧饱和度监测的其他指征。

90% 的 SpO_2 是能够保证患者组织免受缺氧损伤的最低要求,而在此水平以上,组织可免受缺氧损伤。如果 SpO_2 持续低于 90%,则应当首先给予患者 2L/min 的鼻导管吸氧,持续 10 分钟。如果 SpO_2 上升至 90% 以上,则应当继续连续检查脉搏血氧及生命体征。如果在鼻导管吸氧 2L/min 的情况下,SpO_2 仍处于 90% 以下,则应当行 CT 及下肢多普勒超声检查。此外,需根据内科会诊意见,完善如心电图、胸部 X 线片和心肌酶谱等检查,决定下一步治疗策略。

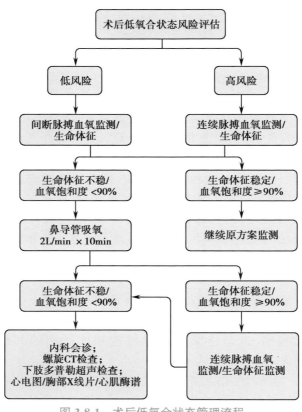

图 3-8-1 术后低氧合状态管理流程

（邓 旺）

参考文献

[1] HANNING C D, ALEXANDER-WILLIAMS J M. Pulse oximetry: a practical review [J]. BMJ, 1995, 311 (7001): 367.

[2] BOOTH R E JR. Total knee arthroplasty in the obese patient: tips and quips [J]. J Arthroplasty, 2002, 17

(4 Suppl 1): 69.

［3］ PAUWELS R A, BUIST A S, CALVERLEY P M, et al. Global strategy for the diagnosis, management, and prevention of chronic obstructive pulmonary disease. NHLBI/WHO Global Initiative for Chronic Obstructive Lung Disease (GOLD) Workshop summary [J]. Am J Respir Crit Care Med, 2001, 163 (5): 1256.

［4］ BOHL D D, SALTZMAN B M, SERSHON R A, et al. Incidence, Risk Factors, and Clinical Implications of Pneumonia Following Total Hip and Knee Arthroplasty [J]. J Arthroplasty, 2017, 32 (6): 1991.

［5］ PEDERSEN T, MOLLER A M, HOVHANNISYAN K. Pulse oximetry for perioperative monitoring [J]. Cochrane Database Syst Rev, 2009 (4): CD002013.

［6］ PRETTO J J, ROEBUCK T, BECKERT L, et al. Clinical use of pulse oximetry: official guidelines from the Thoracic Society of Australia and New Zealand [J]. Respirology, 2014, 19 (1): 38.

［7］ GRAU L, OROZCO F R, DUQUE A F, et al. A Simple Protocol to Stratify Pulmonary Risk Reduces Complications After Total Joint Arthroplasty [J]. J Arthroplasty, 2019, 34 (6): 1233.

［8］ NAM D, NUNLEY R M, JOHNSON S R, et al. The Effectiveness of a Risk Stratification Protocol for Thromboembolism Prophylaxis After Hip and Knee Arthroplasty [J]. J Arthroplasty, 2016, 31 (6): 1299.

［9］ American Society of Anesthesiologists Task Force on Perioperative Management of patients with obstructive sleep apnea. Practice guidelines for the perioperative management of patients with obstructive sleep apnea: an updated report by the American Society of Anesthesiologists Task Force on Perioperative Management of patients with obstructive sleep apnea [J]. Anesthesiology, 2014, 120 (2): 268-286.

［10］ PARVIZI J, HUANG R, RAPHAEL I J, et al. Symptom-

atic pulmonary embolus after joint arthroplasty: stratifica-
tion of risk factors [J]. Clin Orthop Relat Res, 2014, 472
(3): 903.

[11] O'DRISCOLL B R, HOWARD L S, DAVISON A G, et
al. BTS guideline for emergency oxygen use in adult patients
[J]. Thorax, 2008, 63 (Suppl 6): vi1-68.

[12] KIM H J, WALCOTT-SAPP S, LEGGETT K, et
al. The use of spiral computed tomography scans for the
detection of pulmonary embolism [J]. J Arthroplasty,
2008, 23 (6 Suppl 1): 31.

[13] IORIO R, DHUPAR S, HEALY W L, et al. Routine
duplex ultrasound screening after TKA is not neces-
sary [J]. Clin Orthop Relat Res, 2006, 452: 171.

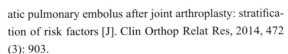

第九节
术后精神与神经系统并发症

【积水潭方案】

神经系统并发症在人工关节置换术后并不少见,关键在于手术团队能否早期识别患者精神状态的改变及局灶性神经系统症状。一旦发生,需要严密观察,同时寻找可去除的诱因;若症状不缓解或加重,特别是如果出现局灶性神经系统症状,需及时行颅脑影像学检查,并请相关科室协同诊治。

【证据】

在择期髋关节置换术患者中,术后神经系统出现异常的患者可高达 15%,而在因创伤导致需要接受髋关节置换术的患者中,术后神经系统异常可高达 40%。医师需重视神经系统异常及局灶性神经系统病变,应做到快速识别、妥善处理。

造成神经系统异常的危险因素包括术前认知功能异常、感觉异常、脱水、营养不良、术前长期使用导尿管、近期新增药物治疗、远端感染及代谢异常。采用全身麻醉的患者术后更易发生神经系统并发症。

骨科医师团队需对认知功能改变的患者保持警觉。精神状态改变可表现为多种形式,如躁动、易激惹、攻击性增强等高活动表现,也可表现为活动减低、嗜睡、迷失方向感等低活动表现,或二者兼有。总之,凡是与术前精神状态不符的患者,均需密切关注。

一旦发现患者出现异常行为,需进一步评估。首先需保证患者生命体征平稳,并通过神经系统查体判断患者症状属于神经系统异常还是局灶性神经系统病变。神经系统查体包括精神状态评估、脑神经查体及外周神经感觉、运动、反射等。人工关节置换术后怀疑局灶性神经系统病变的患者中,约有29%存在脑卒中或一过性脑缺血,是严重且致命的并发症,一旦怀疑,立即请神经内科医师会诊,并进行头颅 CT 检查,若条件允许,也应进行颅脑 MR 检查。Wong 等研究显示,头颅 CT 对人工关节置换术后神经系统异常患者的诊断作用有限,主要对局灶性神经症状的诊断较为敏感,还需根据规范化诊疗流程来处理。

在未合并局灶性神经系统病变的神经系统异常中,常见的病因包括术前未识别的认知功能障碍、感染、肺栓塞、新发房颤,以及药物副作用,需查血白细胞、钙、磷、镁、血糖、血气、尿常规及培养、胸部 X 线片、心电图等,查看手术切口,并查看当前用药情况,仔细询问患者既往用药史。若患者症状持续或恶化,请神经内科医师会诊,并做颅脑影像学检查。

总而言之,对神经系统异常,特别是存在局灶性神经系统病变的患者,需在术前识别危险因素,一旦发生,骨科团队应尽早识别、及时诊治,避免错过最佳的治疗时机。

(郑汉龙)

参考文献

[1] GALANAKIS P, BICKEL H, GRADINGER R, et al. Acute confusional state in the elderly following hip surgery: incidence, risk factors and complications [J]. International journal of geriatric psychiatry, 2001, 16 (4): 349-355.

[2] INOUYE S K. Delirium in hospitalized older patients: recognition and risk factors [J]. J Geriatr Psychiatry Neurol, 1998, 11 (3): 118-125.

[3] INOUYE S. Precipitating factor for delirium in hospitalized elderly persons: Predictive model and interrelationship with baseline vulnerability [J]. JAMA, 1996, 275 (11): 852-857.

[4] AMADOR L F, GOODWIN J S. Postoperative Delirium in the Older Patient [J]. J Am Coll Surg, 2005, 200 (5): 767-773.

[5] ROBINSON T N, EISEMAN B. Postoperative delirium in the elderly: diagnosis and management [J]. Clin Interv Aging, 2008, 3 (2): 351-355.

[6] WONG J C, GOYAL N, MCBRIDE W C, et al. Head Computed Tomography Is Not Useful for Evaluating Patients Change in Mental Status Following Total Joint Arthroplasty [J]. Journal of Arthroplasty, 2014, 29 (6): 1114-1118.

第十节

术后负重

【积水潭方案】

在进行初次全髋置换术（THA）和初次全膝置换术（TKA）当天，脊髓麻醉恢复肢体控制后即可开始进行下肢肌肉功能锻炼，术后第 1 天开始利用辅助工具进行完全或部分负重行走。

TKA 术后主动进行股四头肌、小腿肌群力量的锻炼，并于术后第 1 天开始进行膝关节的伸直和屈曲锻炼，使用助行设备完全负重行走。大部分 TKA 翻修手术后允许部分负重行走，但在术中骨折或使用同种异体骨重建的情况下，应借助助行设备和健侧肢体进行非负重行走，这部分患者于第 6 周复查后，根据植入物愈合情况进行部分负重行走，于第 12 周复查后，根据植入物愈合情况开始完全负重行走或进行下一步行走训练。

THA 术后主动进行股四头肌、臀部肌群及小腿肌群力量的锻炼，使用双拐部分负重行走，6~8 周后可完全负重行走。THA 翻修手术后，根据截骨和植骨的情况进行点地负重行走，4~6 周后可逐渐增加负重量，使用双拐进行部分负重行走。患者于第 12 周复查后，根据置入物愈合情况开始完全负重行走或进行下一步行走训练。

患者在点地负重行走及部分负重行走期间，具体负重量应取决于术中情况及手术医师的建议。

在插入抗生素间隔物对 TJA 术后感染进行治疗的首个手术阶段内，在等待进行最终再置入的同时,可进行保护性负重行走或完全负重行走,具体取决于患者的实际情况与手术医师的建议。

【证据】

(一)初次全髋置换术与全膝置换术

对于初次人工关节置换术,步态训练通常在术后第 1 天开始,并搭配理疗和 / 或康复治疗,从而完成日常生活活动。部分老年患者可能需要在术后 4 周内使用助行器以帮助保持平衡与稳定,年轻患者一般仅需要使用数日助行器或可以使用拐杖或手杖辅助行走。辅助设备的使用在初次 TJA 后 4 周结束。通常情况下,建议持续使用手杖,直至跛行幅度极小或消失为止。

手术后肢体负重量的决定因素有多个。若为骨水泥假体,允许早期完全负重。若为非骨水泥型多孔涂层骨长入假体,则鼓励术后尽早进行负重行走,无须任何限制和注意事项。Woolson 与 Adler 评估了非骨水泥型 THA 术后部分负重和完全负重的临床和放射学结果。他们得出的结论是,使用全多孔涂层非骨水泥假体实现术中牢固的初步固定后,两种情况下都会持续出现骨长入固定的现象。同样的,最近对相关文献的系统性回顾研究也支持在塌陷或骨整合不足风险极低的非骨水泥型 THA 术后立即进行无限制的负重行走。改良 Hardinge 入路 THA 术后即刻完全负重并不会影响展肌修复或临床疗效。Boden 等在一项对 20 名手术患者的前瞻性研究中,使用羟基磷灰石涂层的假体进行全髋置换术。他们发现,即刻负重对假体柄周围的骨密度,特别是远端的骨密度有积极的影响。骨水泥型 TKA 术后也可以进行完全负重行走。同样的,非骨水泥型 TKA 术后也可以立即进行没有限制的负重行走。如果使用非骨水泥假体进行 TKA 置入没有达到良好的初步固定效果,则应当使用高聚合骨水泥进行固定。

(二)全髋与全膝翻修手术

全髋与全膝翻修手术后允许的负重量是不同的,其具体负重量需要根据固定的方法、假体应力、结构性植骨及是否进行了转子或股骨截骨术等因素决定。一般来说,大多数 TJA 翻修手术后 8~12 周内停止使用任何辅助设备,具体取决于非骨水泥假体的骨长入情况,以及结构性植骨在影像学上的表现。

在 THA 翻修手术中,如果进行了转子截骨,如果因大量骨质丢失而需要使用同种异体骨移植,或如果存在髋臼杯固定不牢的情况,则建议术后 6 周后进行保护性负重。脚趾触地式负重产生的髋关节应力要少于非负重行走。

TKA 翻修手术后,大多数情况下都是允许进行无限制负重的。使用非骨水泥垫管、钛合金垫块和袖套进行手术后,均可进行完全负重行走。然而,当同种异体骨移植用于大量骨丢失时,则建议术后进行为期 6 周的无负重行走,随后渐次进行为期 6 周的部分负重行走,术后 3 个月才可逐渐进行完全负重行走。

对于进行了胫骨结节截骨或伸膝装置重建的 TKA 翻修手术,术后 8 周内,在可屈曲支具固定在 0° 的情况下,允许完全负重行走。如果在网笼结构里进行了打压植骨,则术后的负重情况将取决于外科医师对于置入物稳定性的评估。如果置入物较为稳定,则建议使用拐杖或助行器作为支撑和稳定,在术后的前 6 周内进行可以承受的完全负重行走。

（李春敏）

参考文献

［1］ WOOLSON S T, ADLER N S. The effect of partial or full weight bearing ambulation after cementless total hip arthroplasty [J]. J Arthroplasty, 2020, 17 (7): 820-825.

［2］ HOL A M, VAN GRINSVEN S, LUCAS C, et al. Partial versus unrestricted weight bearing after an uncemented femoral stem in total hip arthroplasty: recommendation of a concise rehabilitation protocol from a systematic review of the literature [J]. Arch Orthop Trauma Surg, 2010, 130 (4): 547-555.

［3］ BERNASEK T L, THATIMATLA N K, LEVERING M, et al. Effect of immediate full weight bearing on abductor repair and clinical function after THA through a modified Hardinge approach [J]. Orthopedics, 2013, 36 (3): e266-e270.

［4］ BODEN H, ADOLPHSON P. No adverse effects of early weight bearing after uncemented total hip arthroplasty: a randomized study of 20 patients [J]. Acta Orthop Scand, 2004, 75 (1): 21-29.

［5］ FREYLER K, WELTIN E, GOLLHOFER A, et al. Improved postural control in response to a 4-week balance training with partially unloaded bodyweight [J]. Gait Posture, 2014, 40 (2): 291-296.

［6］ GOKHALE S, SOLIMAN A, DANTAS J P, et al. Variables affecting initial stability of impaction grafting for hip revision [J]. Clin Orthop Relat Res, 2005 (432): 174-180.

第十一节
术后尿潴留的处理

【积水潭方案】

人工关节置换术后尿潴留的处理首先是预防。笔者会指导所有入院患者在术前进行卧床排尿训练。患有前列腺增生的老年男性患者是术后出现尿潴留的高危人群。针对这类患者,笔者会在术前留置导尿,待麻醉完全恢复后去除(通常在术后第1天)。其他患者不常规进行导尿,但其排尿情况会被密切关注。返回病房后,随着麻醉作用的消退,患者能逐渐感觉到尿意,此时应鼓励患者排尿。若排尿困难,可以做下腹部热敷、按摩,如病情允许,可以帮助患者采用站姿或坐姿排尿。如患者术后感到切口部位明显疼痛,可给予强效镇痛药物。

一旦术后诊断为急性尿潴留,需要尽快进行导尿并留置尿管,如果导尿困难,为尽快缓解患者痛苦,避免严重并发症,可以在耻骨联合上方两横指正中线位置进行膀胱穿刺,抽出尿液。如膀胱内充盈有大量尿液,导尿时应间歇缓慢放出尿液,避免快速排空膀胱,导致膀胱内压力骤降而引起膀胱内大量出血。导尿后通常留置导尿管2天,2天后拔除。如果患者发生尿潴留时导尿量超过1 000ml,或者拔除尿管后再次出现尿潴留,笔者将保留导尿管1周。如果患者伴有前列腺增生,保留导尿管的同时还需口服 α_1 肾上腺素受体拮抗药。

【证据】

尿潴留是指由于各种原因导致的膀胱内尿

液不能自行排出。文献报道,B 超测定膀胱内尿量>500ml,且观察 30 分钟后仍不能自行排尿即可诊断为急性尿潴留。在实际临床工作中,患者术后诉下腹胀痛不适,难以忍受,于下腹部耻骨上区可触及胀大的膀胱,压之有疼痛及尿意,于耻骨上区叩诊为浊音,即使没有 B 超测定膀胱尿量,也应诊断为急性尿潴留。

在椎管内麻醉下进行人工关节置换术后,部分病例由于膀胱平滑肌麻痹,导致排尿动力障碍,可以出现急性尿潴留。文献报道在人工关节置换术后,尿潴留的发生率为 10.7%~84.0%。研究认为,老年男性、前列腺增生是导致人工关节置换术后发生急性尿潴留的高危因素。

一旦出现术后急性尿潴留,需要导尿并留置导尿管,这类操作可能导致尿路感染,继而有引起假体周围感染的风险。有研究报道,人工关节置换术后留置导尿管将使假体周围感染发生率从<2.0%增加到<6.2%。

综上所述,由于人工关节置换术后急性尿潴留发生率较高,且可能降低患者满意度、推迟出院时间、出现尿路感染甚至假体周围感染,所以首先应该尽可能降低其发生率。所有患者应在入院之前进行筛查,对于存在尿潴留危险因素的患者,应留置导尿管至术后 24 小时。如果男性患者有前列腺增生病史,且已有排尿困难症状,应在术前口服 α_1 肾上腺素受体拮抗药,以降低术后发生尿潴留的风险。对于男性患者,国际前列腺症状评分(international prostate symptoms score,IPSS)是一项简单可靠的筛查指标。Elkhodair 等应用国际前列腺症状评分来预测人工关节置换术后急性尿潴留的发生率,结果发现评分中等及以上（>8分）的患者有55%~100%的概率出现术后急性尿潴留。

急性尿潴留一经诊断，应尽快进行膀胱减压。按创伤程度从小到大依次为：留置Foley导尿管、留置Coudé导尿管、膀胱穿刺造瘘。Foley导尿管是临床最常用的导尿管，尖端带气囊、质地柔软，操作简单，通常容易成功。如果导尿失败，可以选择质硬的、头端成角的弯头导尿管（Coudé导尿管）。如果仍然置管失败，则需要行膀胱穿刺造瘘。后两项操作建议请泌尿外科专科医师操作完成。膀胱减压应缓慢进行，过快排尿可能导致膀胱内出血、低血压等并发症。

留置导尿管可能引起尿路感染，甚至出现假体周围感染。尽管如此，有研究认为急诊导尿患者不应常规应用抗生素预防感染，常规预防性应用抗生素对患者无益，并可导致耐药菌的增生。但对于感染高危患者可考虑使用抗生素治疗。另外，留置导尿管时间长短与尿路感染等并发症之间存在相关性，所以一般留置导尿管1~3天后应试行拔除，也有文献报道发生尿潴留时可以给予单次导尿，不留置导尿管，若连续两次导尿仍出现尿潴留再留置导尿管。已有文献证实，试行拔除尿管成功与否与留置尿管时间长短有关。Djavan等将急性尿潴留患者（非人工关节置换术后患者）分为三组：单次导尿排空膀胱、保留导尿2天、保留导尿7天。拔管后，三组分别有44%、51%、62%的患者恢复自主排尿。置管时膀胱引流尿量>1 300ml的患者延长导尿管保留时间最为受益，但延长时间可能使尿路感染的发生率增加。

（张 纪）

参考文献

[1] WATERHOUSE N, BEAUMONT A R, MURRAY K, et al. Urinary retention after total hip replacement [J]. J Bone Joint Surg Br, 1987, 69: 64-66.

[2] OISHI C S, WILLIAMS V J, HANSON P B, et al. Perioperative bladder management after primary total hip arthroplasty [J]. J Arthroplasty, 1995, 10: 732-736.

[3] WROBLEWSKI B M, DEL SEL H J. Urethral instrumentation and deep sepsis in total hip replacement [J]. Clin Orthop Relat Res, 1980, 146: 209-212.

[4] STAMM W E. Catheter-associated urinary tract infections: epidemiology, pathogenesis, and prevention [J]. Am J Med, 1991, 91 (3B): 65S-71S.

[5] CUMMING D, PARKER M J. Urinary catheterisation and deep wound infection after hip fracture surgery. Int Orthop, 2007, 31 (4): 483-485.

[6] FERNANDEZ M A, KARTHIKEYAN S, WYSE M, et al. Identification of risk factors for urinary retention following total knee arthroplasty [J]. Ann R Coll Surg Engl, 2014, 96 (6): 462-465.

[7] SCHUBERT M F, THOMAS J R, YASHAR J, et al. Postoperative urinary retention after lower extremity arthroplasty and the peri-operative role of selective alpha-1 adrenergic blocking agents in adult male patients: a propensity-matched retrospective cohort study [J]. Int Orthop, 2020, 44 (1): 39-44.

[8] ELKHODAIR S, PARMAR H V, VANWAEYEN-BERGH J. The role of IPSS (International Prostate Symptoms Score) in predicting acute retention of urine in patients undergoing major joint arthroplasty [J]. Surgeon, 2005, 3 (2): 63-65.

[9] BALDERI T, MISTRALETTI G, D'ANGELO

E, et al. Incidence of postoperative urinary retention (POUR) after joint arthroplasty and management using ultrasound-guided bladder catheterization [J]. Minerva Anestesiol, 2011, 77 (11): 1050-1057.

［10］ FITZGERALD R H. Total hip arthroplasty sepsis. Prevention and diagnosis [J]. Orthop Clin North Am, 1992, 23: 259-264.

［11］ WROBLEWSKI B M, DEL SEL H J. Urethral instrumentation and deep sepsis in total hip replacement [J]. Clin Orthop Relat Res, 1980, 146: 209-212.

［12］ DJAVAN B, SHARIAT S, OMAR M. Does prolonged catheter drainage improve the chance of recovering voluntary voiding after acute retention of urine (AUR)? [J]. Eur Urol, 1998, 33: 110.

第十二节

围手术期心律失常的管理

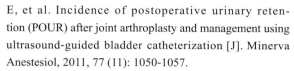

【积水潭方案】

心律失常的管理取决于心律失常是心源性的还是心脏外因素造成的,应当进行诊断性检查,包括:十二导联心电图,血液分析(血常规、电解质、甲状腺功能,甚至心肌坏死标志物),胸部 X 线检查,必要时行经胸超声心动图及动态心电图检查。所有的治疗应当依据患者病情是否稳定来决定是否需要药物治疗,甚至是射频消融治疗。

人工关节置换术前有心律失常的患者应该由住院总医师,甚至心内科医师会诊,针对心律失常的性质和患者的既往史,决定是否需要进一步评估除外心肺疾病、新发的心肌缺血,或者心肌梗死、药物中毒或代谢紊乱。

无论是单发的室性期前收缩还是非持续性室性心动过速,如果没有结构性心脏病和遗传性电异常,或者心律失常没有引起血流动力学不稳定,则无须特殊治疗和评估。

对于室性期前收缩的治疗主要在于识别和纠正可逆的因素,如低氧血症、低钾血症、低镁血症等。

高危患者容易出现室性心律失常,包括室性期前收缩及室性心动过速,这些患者可能需要进一步的评估,包括超声心动图,或者进一步行冠状动脉CT或冠状动脉造影来评估血管情况,甚至选择一些患者进行有创的电生理检查也是合理的。

对于心室颤动、持续性多形性室性心动过速及血流动力学不稳定的持续性单形性室性心动过速应给予电复律治疗。血流动力学稳定的持续性单形性室性心动过速初始可以给予胺碘酮静脉治疗,β受体拮抗剂和胺碘酮可以用于复发患者,考虑与心肌缺血相关的患者首选β受体拮抗剂,若应用胺碘酮需除外长 Q-T 间期综合征。

室上性心律失常和心房颤动在围手术期常见且病因多样,建议术前继续服用抗心律失常药。新发室上性心律失常,应先纠正可使之恶化的因素,如呼吸衰竭或电解质紊乱,不建议使用药物来抑制室上性期前收缩。室上性心动过速的治疗:若血流动力学稳定,推荐迷走神经刺激法或抗心律失常药治疗(如腺苷);一旦出现血流动力学不稳定,立即行电复律治疗。对于持续性或反复发作的室上性心动过速,预防性用药可以选择β受体拮抗剂、钙通道阻滞剂和胺碘酮。

既往有明确心房颤动病史正在进行治疗且临床状况稳定者,除了需要调整抗凝治疗策略外,不需要特殊的治疗和评估。围手术期新发心房颤动患者的治疗目标通常是室率控制,一般患者可以选择 β 受体拮抗剂、钙通道阻滞剂,针对心力衰竭患者可以选择胺碘酮。针对持续性心房颤动患者可能需要选择抗凝治疗。

围手术期发生的心动过缓通常对药物反应良好,很少需要心脏起搏治疗,人工关节置换术前通常不需要预防性使用起搏治疗。术前行临时起搏器治疗的适应证与永久起搏器相同。建议医院委派专人负责围手术期起搏器管理。若患者存在双束支或三束支传导阻滞但无症状,不推荐将术前临时起搏作为常规治疗。二度Ⅱ型房室传导阻滞或三度房室传导阻滞的患者应当在术前进行经静脉起搏器置入治疗。术后发生的缓慢型心律失常往往继发于药物(尤其麻醉药物)、电解质或酸碱失衡、低氧血症或心肌缺血,甚至是疼痛刺激,需注意排除。

人工关节置换术前若患者有置入型心脏电子设备,应由骨科团队、麻醉团队和内科随访的医师共同管理患者。对于围手术期计划暂停心律失常治疗的有置入型心律转复除颤器(implantable cardioverter defibrillator,ICD)的患者,暂停期间应持续心电监测,保证体外除颤仪随时可用,在停止心电监测和出院前,应保证 ICD 重新激活开始工作。

【证据】

全人工关节置换术(TJA)术后心律失常是最常见的并发症之一,尤其随着患者年龄的增加,发生率达 2.3% 以上,与围手术期不良事件的发生率和病死率增加相关。由于对围手术期一些特殊生理变化引起的心律失常缺乏相关的研究,所以目前缺少对此类心律失常的针对性治疗,主要的治疗建议还是参考已有的心律失常方面的临床实践指南。

TJA 术后患者心动过缓或心动过速的风险同样增加。术后快速型心律失常，最常见的就是心房颤动，可能归因于以下因素：疼痛刺激、低氧、低体温或低血糖引起交感神经活性增加；低氧、贫血、低容量导致的心肌损伤；感染和系统性炎症反应。快速型心律失常的危险因素包括高龄、男性、修复手术、双侧人工关节置换术、心律失常病史、心力衰竭、哮喘、美国麻醉医师协会分级为 3 级或 4 级的高血压。心律失常的诊断和治疗应根据高级心血管生命支持方案进行，也依赖于患者的血流动力学状况、心律失常的类型和诱因。存在血流动力学障碍的患者非常少，20%~30% 的患者能自动转复为窦性心律。如果患者状况不稳定或有室性心动过速，甚至心室颤动，则有必要行电复律。对于血流动力学稳定的患者，寻找和治疗病因是最重要的，因为超过 80% 的新发心律失常的患者会在出院前自动转复为窦性节律。

缓慢型心律失常定义为心率<60 次 /min，或者低于预期心率（相对性心动过缓），可以是窦性心动过缓、窦性停搏、心搏骤停或窦房传导阻滞。在围手术期，心动过缓往往是由脊椎麻醉或硬膜外麻醉或药物的副作用所致。之前因为窦房结功能障碍而有心动过缓的患者可以通过术前置入起搏器获益。无症状的患者可能不需治疗，而有症状的患者往往会对阿托品或 β 受体激动剂有反应。

安装起搏器或置入型心律转复除颤器的患者，在暴露于单极电刀的电磁干扰（electromagnetic interference，EMI）下时有装置出现故障的风险。最常见、有潜在生命危险的 EMI 的副作用是：抑制心脏起搏导致严重心动过缓或心脏停搏；如果 ICD 误将 EMI 引起的心率改变识别为需要激发治疗的更快心率,或导致意外电击。另外,如果 EMI 变得很强烈,如电刀烧灼部位距离装置 8cm 内,那么装置可能暂时性关闭,当它重启后转为默认设置,起搏电极尖端会烧灼心肌,可能会烧毁电子装备和导致装置功能丧失。为了避免或最小化这些风险,可以通过应用双极电刀矫正。而人工膝关节置换术或人工髋关节置换术为下肢手术,只要保持距离起搏器和导线 15cm 以上、电烙的能量尽可能低、使用时间尽可能短、连续电烙次数尽可能少,也是可以使用单极电刀的。必要时,短时间关闭起搏器,暂由药物维持患者心率。

(王继红)

参考文献

[1] SINGH J A, JENSEN M R, HARMSEN W S, et al. Cardiac and thromboembolic complications and mortality in patients undergoing total hip and total knee arthroplasty [J]. Ann Rheum Dis, 2011, 170 (12): 2082-2088.

[2] JANUARY C T, WANN L S, CALKINS H, et al. 2019 AHA/ACC/HRS Focused Update of the 2014 AHA/ACC/HRS Guideline for the Management of Patients With Atrial Fibrillation: A Report of the American College of Cardiology/American Heart Association Task Force on Clinical Practice Guidelines and the Heart Rhythm Society [J]. J Am Coll Cardiol, 2019, 74 (1): 104-132.

[3] BLPMSTRÖM-LUNDQVIST C, SCHEINMAN M M, ALIOT E M, et al. ACC/AHA/ESC guidelines for the management of patients with supraventricular arrhythmias-executive summary. a report of the American College of Cardiology/American Heart Association Task Force on Practice Guidelines and the European Society of Cardiology Committee for Practice Guidelines (writing

committee to develop guidelines for the management of patients with supraventricular arrhythmias)[J]. J Am Coll Cardiol, 2003, 42 (8): 1493-1531.

[4] TRACY C M, EPSTEIN A E, DARBAR D, et al. 2012 ACCF/AHA/HRS focused update of the 2008 guidelines for device-based therapy of cardiac rhythm abnormalities: a report of the American College of Cardiology Foundation/ American Heart Association Task Force on Practice Guide-lines [J]. J Am Coll Cardiol, 2012, 60 (14): 1297-1313.

[5] PULIDO L, PARVIZI J, MACGIBENY M, et al. In Hospital Complications After Total Joint Arthroplasty [J]. J Arthroplasty, 2008, 23 (6Suppl 1): 139-145.

[6] BASILICO F C, SWEENEY G, LOSINA E, et al. Risk factors for cardiovascular complications following total joint replacement surgery [J]. Arthritis Rheuma-tism, 2008, 58 (7): 1915-1920.

[7] WALSH S R, TANG T, WIJEWARDENA C, et al. Postop-erative arrhythmias in general surgical patients [J]. Ann R Coll Surg Engl, 2007, 89 (2): 91-95

[8] BRATHWAITE D, WEISSEMAN C. The new onset of atrial arrhythmias following major noncardiothoracic surgery is associated with increased mortality [J]. Chest, 1998, 114 (2): 462-468.

[9] ATLEE J L. Perioperative cardiac dysrhythmias: diagnosis and management [J]. Anesthesiology, 1997, 86 (6): 1397-1424

[10] FANELLI G, CASATI A, BERTI M, et al. Incidence of hypotension and bradycardia during integrated epidural/ general anaesthesia. An epidemiologic observational study on 1200 consecutive patients. Italian Study Group on Integrated Anaesthesia [J]. Minerva Aneste-siol, 1998, 64 (7/8): 313-319.

[11] CROSSLEY G H, POOLE J E, ROZNER M A, et al. The Heart Rhythm Society Expert Consensus State-ment on the perioperative management of patients with implantable defibrillators, pacemakers and arrhythmia

monitors: facilities and patient management [J]. Heart Rhythm, 2011, 8 (7): 1114-1154.

第十三节
术后下肢深静脉血栓的处理

【积水潭方案】

针对深静脉血栓形成,笔者建议应用治疗量低分子量肝素进行治疗。低分子量肝素推荐的治疗剂量为 100U/kg,每日 2 次,建议用药疗程为 3 个月,可以单一应用低分子量肝素皮下注射。如需改为口服华法林治疗,华法林需与低分子量肝素重叠 2~3 天,建议剂量为 2.5~6.0mg/d,同时监测凝血指标中的 INR 值,使其稳定在 2.0~2.5 时停用低分子量肝素。服药期间应定期监测 INR。不建议使用利伐沙班、阿哌沙班这类口服抗凝血药,因为这类药物的抗凝效果不能在停药后马上消失。

置入下腔静脉滤器可以有效防止肺栓塞,但是对于下肢深静脉血栓形成的患者,不推荐常规应用。在以下情况,笔者通常会选择置入下腔静脉滤器:①人工关节置换术后股静脉、髂静脉、下腔静脉存在漂浮血栓;②人工关节置换术后急性下肢深静脉血栓形成,且存在抗凝禁忌;③人工关节置换术后急性下肢深静脉血栓形成,经抗凝治疗后持续进展至腘静脉及以上;④人工关节置换术后已经发生 PE,且仍存在下肢深静脉血栓。

【证据】

下肢深静脉血栓形成(deep venous thrombosis, DVT)是人工关节置换术后常见的并发症之一,其发生率可高达 50%，而血栓脱落导致的肺栓塞（PE）则有致命风险，Mayo Clinic 报道了一组 30 714 例的人工髋关节置换病例，因肺栓塞导致的病死率为 0.04%，为第三大死亡原因，仅次于心肌梗死和心肺衰竭，所以在围手术期，针对下肢深静脉血栓和肺栓塞的预防和治疗是非常重要的环节。

一旦出现诊断明确的下肢深静脉血栓形成，其治疗目的分为两个方面：①控制血栓进展；②防止出现肺栓塞。

所有深静脉急性血栓形成都有可能逐渐进展，尤其是在术后早期。所以治疗目标应当是使用合适的抗凝血药及合适的剂量，在足够的疗程内防止血栓进展，同时避免术后出血。抗凝血药种类和剂量的选择取决于血栓位于浅静脉还是深静脉系统。浅静脉血栓形成指发生于大隐静脉或小隐静脉的血栓，且未累及股总静脉和腘静脉。浅静脉血栓形成应用预防剂量抗凝血药即可，如阿司匹林 100mg/d。深静脉血栓形成又可以分为远端和近端两类，但两者治疗方案相同，即足量抗凝，除非患者有应用抗凝血药的禁忌证。远端深静脉血栓形成，即小腿部位深静脉血栓形成，是指发生于腓肠肌、比目鱼肌、肌肉分支、腓静脉或胫后静脉的血栓。近端深静脉血栓形成是指发生于腘静脉、股静脉、股总静脉、髂静脉及下腔静脉的血栓。发生于近端的深静脉血栓通常更易引起肺栓塞，其致病率和致死率更高。一旦出现深静脉血栓形成，通常建议应用治疗量低分子量肝素进行治疗。低分子量肝素属于短效抗凝血药，一旦出现出血倾向，其抗凝作用可以在停药后很快消失，所以安全性高。即便如此，应用低分子量肝素后仍应密切关注患者有无出血征象，最好同时监测血常规和部分凝血活酶时间（partial thromboplastin time, PTT)。可以单一应用低分子量肝素皮下注射, 为方便起见, 也可以后期改为华法林口服。

（张 纪）

参考文献

[1] DECOUSUS H, PRANDONI P, MISMETTI P, et al. Fondaparinux for the treatment of superficial-vein thrombosis in the legs (CALISTO Trial)[J]. N Engl J Med, 2010, 363 (13): 1222-1232.

[2] Superficial Thrombophlebitis Treated by Enoxaparin Study Group. A pilot randomized double-blind comparison of a low-molecular-weight heparin, a nonsteroidal anti-inflammatory agent, and placebo in the treatment of super-ficial vein thrombosis (STENOX Trial)[J]. Arch Intern Med, 2003, 163 (14): 1657-1663.

[3] DI NISIO M, WICHERS J M, MIDDELDORP S. Treatment for superficial thrombophlebitis of the leg [J]. Cochrane Database Syst Rev, 2013, 30 (4): CD004982.

[4] DI NISIO M, MIDDELDORP S. Treatment of lower extremity superficial thrombophlebitis [J]. JAMA, 2014, 311 (7): 729-730.

[5] COSMI B, FILIPPINI M, TONTI D, et al. A random-ized double-blind study of low-molecular-weight heparin (Parnaparin) for superficial vein throm-bosis: STEFLUX (Superficial ThromboEmbolism and Fluxum)[J]. J Thromb Haemost, 2012, 10 (6): 1026-1035.

[6] PRANDONI P, TORMENE D, PESAVENTO R. High vs. low doses of low-molecular-weight heparin for the treatment of superficial vein thrombosis of the legs: a double-blind, randomized trial [J]. J Thromb Haemost, 2005, 3 (6): 1152-1157.

[7] PATTERSON B M, MARCHAND R, RANAWAT

C. Complications of heparin therapy after total joint arthroplasty [J]. J Bone Joint Surg Am, 1989, 71 (8): 1130-1134.

第十四节
术后肺栓塞的处理

【积水潭方案】

(一) 处理要点

1. 术后一旦确诊肺栓塞 (PE),最重要的治疗是抗凝,根据凝血指标调整抗凝血药用量以减少出血风险。

2. 抗凝治疗开始后应进一步评估血流动力学是否稳定。血流动力学不稳定以休克和低血压为主要表现,即体循环收缩压 <90mmHg,或较基础值下降幅度 ≥40mmHg,持续 15 分钟以上,并除外新发生的心律失常、低血容量或感染中毒血症所致的血压下降。血流动力学不稳定者入住 ICU,密切监测呼吸、循环系统功能,可以考虑经导管局部溶栓。

3. 若存在下肢深静脉血栓形成 (DVT)、血流动力学不稳定而出血风险大,不能耐受抗凝治疗者,可以放置下腔静脉临时滤器。

4. 综合临床资料、影像学检查、血清学指标对 PE 进行危险分层。临床评估推荐使用肺栓塞严重程度指数 (pulmonary embolism severity index,PESI) 或简化版肺栓塞严重程度指数 (simplified pulmonary embolism severity index,sPESI) (表 3-14-1);经胸超声心动图和血清脑钠肽 (BNP 或 NT-ProBNP) 可以评估右心室功能;血清肌钙蛋白升高反映心肌损伤,也是 PE 危险分层的指标之一。

表 3-14-1 肺栓塞严重程度指数(PESI)及简化版肺栓塞
严重程度指数(sPESI)

参数	PESI	sPESI
年龄	以年龄为分数(1 年 =1 分)	1 分(年龄> 80 岁)
男性	+10 分	—
恶性肿瘤	+30 分	1 分
慢性心力衰竭	+10 分	1 分
慢性肺疾病	+10 分	
脉率 ≥ 110 次 / min	+20 分	1 分
收缩压< 100mmHg	+30 分	1 分
呼吸频率> 30 次 /min	+20 分	—
体温<36℃	+20 分	—
精神状态改变	+60 分	—
动脉血氧饱和度<90%	+20 分	1 分
风险分层	Ⅰ级:≤65 分,极低的 30 天死亡风险(0~1.6%) Ⅱ级:66~85 分,低死亡风险(1.7%~3.5%) Ⅲ级:86~105 分,中等死亡风险(3.2%~7.1%) Ⅳ级:106~125 分,高死亡风险,(4.0%~11.4%) Ⅴ级:>125 分,极高死亡风险(10.0%~24.5%)	0 分:30 天死亡风险 1.0% (95% 可信区间为 0~2.1%) ≥ 1 分:30 天死亡风险 10.9%(95% 可信区间为 8.5%~13.2%)

(二) 处理流程

1. 首先判断血流动力学是否稳定,血流动力学不稳定(图 3-14-1)和稳定者(图 3-14-2)按照不同流程处理。

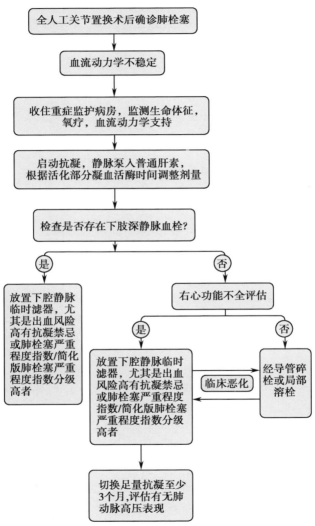

图 3-14-1　术后血流动力学不稳定的肺栓塞处理流程

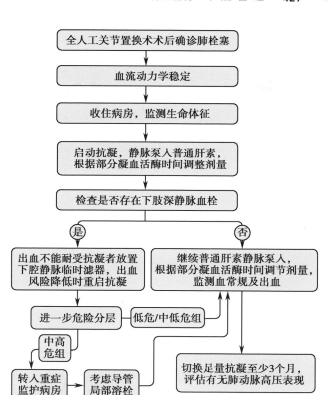

图 3-14-2 术后血流动力学稳定的肺栓塞处理流程

2. **迅速启动抗凝治疗** 持续静脉泵入普通肝素,并根据活化部分凝血活酶时间(activated partial thromboplastin time,APTT)调整普通肝素泵入速度。

3. 明确是否存在下肢深静脉血栓形成(DVT),酌情放置下腔静脉滤器。

4. 根据临床资料、影像学检查、血清学指标综合判断 PE 严重程度,对 PE 进行危险分层(表 3-14-2)。

表 3-14-2　肺栓塞严重程度和早期(住院期间或
发病 30 天内)死亡风险分级

早期死亡风险分级	风险指标			
	血流动力学不稳定	PE 严重程度和 / 或合并症的临床参数: PESI Ⅲ ~ Ⅴ级或 sPESI ≥ 1 分	TTE 或 CTPA 显示 RV 功能不全	心肌钙蛋白升高
高风险	+	+	+	+
中风险 中高风险	–	+	+	+
中低风险	–	+	一个(+)或无(+)	
低风险	–	–	–	(–)或未查

注:PE,肺栓塞;PESI,肺栓塞严重程度指数;sPESI,简化版肺栓塞严重程度指数;TTE,经胸超声心动图;CTPA,CT肺动脉造影;RV,右心室。

5. 急性期应用普通肝素抗凝后切换为口服华法林或皮下注射低分子量肝素长期抗凝至少 3 个月(表 3-14-3)。3 个月后权衡血栓风险和出血风险决定是否继续抗凝治疗。

表 3-14-3　切换为长期抗凝治疗的方法

方法	说明
静脉普通肝素切换为口服华法林,PT-INR 目标值 2.0~2.5	适用于肾功能不全患者
低分子量肝素切换为口服华法林,PT-INR 目标值 2.0~2.5	适用于肌酐清除率(Ccr)>30ml/min 患者,低分子量肝素 100U/kg,皮下注射,每 12 小时 1 次

注:由于术后早期出血风险高,缺乏特异性的拮抗剂,不推荐使用其他抗凝血药,如新型口服抗凝血药(阿哌沙班、达比加群、利伐沙班)及磺达肝癸钠。

【证据】

PE 一旦确诊即应开始普通肝素抗凝治疗。首选普通肝素是由于其半衰期短,发生出血时可以鱼精蛋白快速终止抗凝。早期开始抗凝时 APTT 目标值维持于治疗水平的低值,并动态观察血红蛋白水平以便及时发现出血。密切监测生命体征,一旦有血流动力学不稳定应及时转入 ICU,给予氧疗及生命支持措施。

启动抗凝后行超声检查明确有无下肢深静脉血栓,并根据临床表现及合并症评估 PE 临床严重程度。对血流动力学不稳定或有抗凝禁忌者放置可回收下腔静脉滤器。术后早期血流动力学不稳定的 PE 患者进行溶栓治疗应慎重,1 周以内发生的 PE 不建议行全身溶栓治疗,可以考虑经导管碎解抽吸血栓,或同时进行局部小剂量溶栓。

PE 临床严重程度评估可以采用 PESI 或 sPESI。PESI 包括年龄、性别、合并症、临床状况等 11 项参数,分为 Ⅰ~Ⅴ级,Ⅲ级以上 30 天死亡风险明显增高。sPESI 仅包含 6 个参数,分 0 分和 ≥1 分两个等级,≥1 分者 30 天病死率达 10%。sPESI 应用简便,与 PESI 一样能有效地识别低风险患者。

TJA 术后 PE 抗凝至少 3 个月,可以由普通肝素或低分子量肝素切换为华法林,也可以单用低分子量肝素长期抗凝,低分子量肝素不需要频繁监测凝血酶原时间(PT-INR)。抗凝治疗 3 个月后应重新评估患者的血栓风险和出血风险,如果患者有肺动脉高压或遗传性/获得性高凝状态(蛋白 C 缺乏、蛋白 S 缺乏、抗磷脂抗体综合征)则应继续抗凝治疗。

近年来已有多种新型口服抗凝血药用于临床，阿哌沙班、利伐沙班已被批准用于非手术相关 PE 的初始抗凝治疗。由于围手术期抗凝治疗的出血风险高，目前除达比加群有拮抗药物艾达赛珠单抗（Idarucizumab）外，其他新型口服抗凝血药缺乏特异性拮抗剂。因此，TJA 术后 PE 早期抗凝不推荐使用新型口服抗凝血药。

（张运剑）

参考文献

[1] 中华医学会呼吸病学分会肺栓塞与肺血管病学组. 肺血栓栓塞症诊治与预防指南 [J]. 中华医学杂志, 2018, 98 (14): 1060-1087.

[2] KONSTANTINIDES S V, MEYER G, BECATTINI C, et al. 2019 ESC Guidelines for the diagnosis and management of acute pulmonary embolism developed in collaboration with the European Respiratory Society (ERS): The Task Force for the diagnosis and management of acute pulmonary embolism of the European Society of Cardiology (ESC)[J]. Eur Respir J, 2019, 54 (3): 1901647.

第十五节
全膝置换术后物理与作业康复治疗

【积水潭方案】

北京积水潭医院采用加速康复外科（enhanced recovery after surgery, ERAS）理念，提倡"以患者为中心 - 多学科小组共同参与"的工作模式，强调术前教育、超前镇痛、术中术后多模式镇痛、术前术后物理与作业康复治疗干预,以及指导患者如何进行家庭康复。小组成员通常包括:术前登记和术后随访人员、外科医师、护士、护理人员、康复治疗师。当患者合并有其他疾病时,还需要有内科、麻醉科、呼吸科、药剂科及营养科医师的共同参与。多学科共同努力,确保患者平稳度过围手术期。术后鼓励膝关节置换术患者进行早期活动,尽早恢复肢体功能,回归家庭和社会。

(一)康复方案

康复方案详见表 3-15-1。

表 3-15-1　全膝置换术术后康复方案

阶段(0)	阶段(1)	阶段(2)	阶段(3)
① 术后初次评估 ② 小幅度屈伸活动 ③踝泵运动	①转移训练 ②利用辅助器具进行耐受下步行训练 ③ ADL 训练 ④ ROM 训练:主、被动 ⑤肌力训练:股四头肌、臀肌、小腿肌群 ⑥冷敷、抬高患肢	①如果运动量可以耐受,继续前一天的训练 ②2 次/d ③ 屈 曲 达 到≥90°,伸 直 达到≤10° ④台阶训练	①出院计划 ②家庭康复计划

注:ADL 训练,日常生活功能训练;ROM 训练,关节活动度训练。

(二)目标

1. 辅助或无辅助下独立转移。
2. 辅助下平地行走、上下台阶。
3. 屈曲 ≥90°,伸直 ≤10°。

4. 理解并能够完成家庭训练方案。

（三）注意事项

1. 避免长时间坐、站立、行走。
2. 禁止暴力训练。
3. 如有特殊情况应听从手术医师建议。

（四）训练要点

1. 预防伸膝迟滞，告知患者不要在膝关节下方垫枕头或气垫以防发生挛缩，建议垫在足跟下使膝关节被动伸直。

2. 鼓励患者多进行主动活动（踝泵、直腿抬高、臀肌训练等），预防血栓，增强术后肌肉力量和行动能力。

3. 在辅助下步行，日常活动，出院后须坚持锻炼（康复中心或家中）。

4. 出院时屈曲应达到 90° 或更好，伸直时尽量达到完全伸直，术后 1~2 个月逐渐达到 0°~120° 活动范围。

【证据】

加速康复外科（ERAS）理念的提出是现代医学进步的一个里程碑，自 1997 年由 Henrik Kehlet 首次提出后，目前已成功在包括关节置换术在内的多个学科领域中应用，是基于循证医学而采取的一系列围手术期的优化措施。针对不同手术和术式，ERAS 临床路径需要个体化、定制化。ERAS 理念的目的是减少并发症，达到快速康复。近些年来，许多研究证实了其与传统治疗相比的优势，即患者对手术相关的认知度更好、住院日缩短、花费降低、并发症更少、输血率降低、病死率下降、休息和运动时疼痛减轻，以及功能恢复更快等。尽早开始离床活动，可以有效地降低肺栓塞、下肢深静脉血栓、泌尿系统感染等并发症的发生率,尤其对老年患者有重要意义。同时,麻醉、镇痛药物的合理应用降低了患者术后的疼痛和不适感,使患者在训练关节活动度、肌肉力量、日常生活动作时配合度更好,增强了康复的信心,达到快速康复的目的。

多模式镇痛的应用保证了患者在进行康复训练时,疼痛可以耐受。人工膝关节置换术后的疼痛通常可以达到中度甚至重度,并持续数周,高度焦虑的情绪状态也会加重疼痛,影响整体恢复进程。强效镇痛药物的使用确保了患者在术后 0~4 天急性期内能够很好地配合功能锻炼。den Hertog A 等观察了147 例接受快速康复计划的全膝关节置换术患者,术后当天即开始小幅度肢体活动,第 1 天开始一对一肢体功能训练,与传统治疗路径相比,患者在出院前关节活动度更好,住院日更短。

患者在出院前会接受完整的康复指导,包括关节活动度训练、肌力训练、日常生活动作训练、行走及楼梯训练等,Raphael M 等的研究证明了其有很好的效果。患者越早了解康复计划越好。康复治疗师会根据患者具体情况制订个性化的家庭康复方案,但笔者还是建议有条件的患者到专业的康复机构进行门诊指导或住院治疗。

在训练中一定要禁止暴力,应循序渐进,依据组织自然恢复周期合理进行康复训练。

持续被动活动(continuous passive motion,CPM)训练设备的使用存在争议,目前很多机构已不再使用。一些文献指出,在改善关节活动度、减轻疼痛等方面,CPM 并没有明显效果。

(钟 珊)

参考文献

［1］KHAN F, NG L, GONZALEZ S, et al. Multidisciplinary rehabilitation programmes following joint replacement at the hip and knee in chronic arthropathy. Cochrane Database Syst Rev, 2008, 2008 (2): CD004957.

［2］QUACK V, IPPENDORF A V, BETSCH M, et al. Multidisciplinary Rehabilitation and Fast-track Rehabilitation after Knee Replacement: Faster, Better, Cheaper？ A Survey and Systematic Review of Literature. Rehabilitation (Stuttg), 2015, 54 (4): 245-251.

［3］NYGREN J, THACKER J, CARLI F, et al. Guidelines for perioperative care in elective rectal/pelvic surgery: Enhanced Recovery After Surgery (EARS) Society recommendations. Clin Nutr, 2012, 31 (8): 801-816.

［4］BATCHELOR T J P, RASBURN N J, ABDELNOUR-BERCHTOLD E, et al. Guidelines for enhanced recovery after lung surgery: recommendations of the Enhanced Recovery After Surgery (ERAS) Society and European Society of Thoracic Surgeons (ESTS). Eur J Cardiothorac Surg, 2019, 55 (1): 91-115.

［5］NELSON G, ALTMAN A D, NICK A, et al. Guidelines for pre-and intraoperative care in gynecologic/oncology surgery: Enhanced Recovery After Surgery (ERAS) Society recommendations-Part Ⅰ. Gynecol Oncol, 2016, 140 (2): 313-322.

［6］周宗科, 翁习生, 曲铁兵, 等. 中国髋、膝置换术加速康复围手术期管理策略专家共识. 中华骨与关节外科杂志, 2016, 9(1): 1-9.

［7］KUMAR L, KUMAR A H, GRANT S A, et al. Updates in Enhanced Recovery Pathways for Total Knee Arthroplasty. Anesthesiol Clin, 2018, 36 (3): 375-386.

［8］CHRISTELIS N, WALLACE S, SAGE C E, et al. An enhanced recovery after surgery program for hip and knee arthroplasty. Med J Aust, 2015, 202 (7): 363-368.

［9］AUYONG D B, ALLEN C J, PAHANG J A, et al. Reduced Length of Hospitalization in Primary Total Knee Arthroplasty Patients Using an Updated Enhanced Recovery After Orthopedic Surgery (ERAS) Pathway. J Arthroplasty, 2015, 30 (10): 1705-1709.

［10］SOFFIN E M, YADEAU J T. Enhanced recovery after surgery for primary hip and knee arthroplasty: a review of the evidence. Br J Anaesth, 2016, 117 (suppl 3): iii 62- iii 72.

［11］STOWERS M D, MANUOPANGAI L, HILL A G, et al. Enhanced Recovery After Surgery in elective hip and knee arthroplasty reduces length of hospital stay. ANZ J Surg, 2016, 86 (6): 475-479.

［12］JIANG H H, JIAN X F, SHANGGUAN Y F, et al. Effects of Enhanced Recovery After Surgery in Total Knee Arthroplasty for Patients Older Than 65 Years. Orthop Surg, 2019, 11 (2): 229-235.

［13］DENG Q F, GU H Y, PENG W Y, et al. Impact of enhanced recovery after surgery on postoperative recovery after joint arthroplasty: results from a systematic review and meta-analysis. Postgrad Med J, 2018, 94 (1118): 678-693.

［14］VENDITTOLI P A, PELLEI K, DESMEULES F, et al. Enhanced recovery short-stay hip and knee joint replacement program improves patients outcomes while reducing hospital costs. Orthop Traumatol Surg Res, 2019, 105 (7): 1237-1243.

［15］王思群, 夏军, 魏亦兵, 等. 全膝置换术围手术期疼痛综合控制的临床研究. 中华关节外科杂志 (电子版), 2008, 2(3): 280-286.

［16］THOMAS T, ROBINSON C, CHAMPION D, et al. Prediction and assessment of the severity of post-

operative pain and of satisfaction with manage-
ment. Pain, 1998, 75 (2/3): 177-185.

[17] DEN HERTOG A, GLIESCHE K, TIMM J, et
al. Pathway-controlled fast-track rehabilitation after
total knee arthroplasty: a randomized prospective
clinical study evaluating the recovery pattern, drug
consumption, and length of stay. Arch Orthop Thauma
Surg, 2012, 132 (8): 1153-1163.

[18] RAPHAEL M, JAEGER M, VAN VLYMEN J. Easily
adoptable total joint arthroplasty program allows
discharge home in two days. Can J Anaesth, 2011, 58 (10):
902-910.

[19] LEACH W, REID J, MURPHY F. Continuous passive
motion following total knee replacement: a prospective
randomized trial with follow-up to 1 year. Knee Surg
Sport Traumatol Arthrosc, 2006, 14 (10): 922-926.

[20] DENIS M, MOFFET H, CORON F, et al. Effectiveness
of continuous passive motion and conventional physical
therapy after total knee arthroplasty: a randomized clin-
ical trial. Phys Ther, 2006, 86 (2): 174-185.

[21] BEAUPRÉ L A, DAVIES D M, JONES C A, et al. Exer-
cise combined with continuous passive motion or slider
board therapy compared with exercise only: a random-
ized controlled trial of patients following total knee
arthroplasty. Phys Ther, 2001, 81 (4): 1029-1037.

第十六节
全髋置换术后物理与作业康复治疗

【积水潭方案】

与人工膝关节置换术一样,北京积水潭医院
人工髋关节置换术后也采用加速康复外科理念,提倡"以患者为中心 - 多学科小组共同参与"的工作模式,小组成员通常包括:术前登记和术后随访人员、外科医师、护士、护理人员、康复治疗师。当患者合并有其他疾病时,还需要有内科、麻醉科、呼吸科、药剂科及营养科医师的共同参与。多学科共同努力,确保患者平稳度过围手术期。在术前,对患者进行充分的手术和康复相关健康教育;在术后,由于髋关节解剖结构和手术方式的特殊性,笔者更多关注患者对良肢位摆放的理解和学习。超前镇痛、术后多模式镇痛确保患者术后疼痛程度降低,更好地配合康复训练。康复治疗师在术前和术后对患者进行物理和作业康复治疗指导,在出院前为患者制订家庭康复方案。多学科共同努力帮助患者尽快达到出院标准,改善肢体功能,提升术后满意度。

(一)康复方案

具体康复方案详见表 3-16-1。

(二)目标

1. 辅助或无辅助下独立转移。
2. 使用辅助器具平地行走、上下台阶。
3. 了解全髋置换术后注意事项。
4. 理解并能够完成家庭训练方案。

(三)注意事项

1. 避免长时间坐、站立、行走。
2. 禁止暴力训练。
3. 如有特殊情况应听从手术医师建议。

表 3-16-1 全髋置换术术后康复方案

阶段（0）	阶段（1）	阶段（2）	阶段（3）
1. 床边评估术后情况 2. 小范围屈膝滑动 3. 踝泵	1. 转移训练（上下床/座椅/如厕） 2. 利用辅助器具进行耐受下步行训练（如有截骨，应遵从手术医师建议减轻负重） 3. ADL 训练 4. ROM 训练：足跟不离床屈膝滑动，避免屈髋>90°，避免内收内旋（后外侧入路） 5. 肌力训练：股四头肌、臀肌等长训练、踝泵、坐位伸膝训练 6. 冷敷	1. 如果运动量可以耐受，继续前一天的训练 2. 2 次/d 3. 辅助上下台阶训练 4. 复习髋部注意事项	1. 出院评估 2. 出院计划 3. 家庭康复计划

注：ADL 训练，日常生活功能训练；ROM 训练，关节活动度训练。

（四）训练要点

1. 避免将气垫置于膝关节下方以防止髋关节屈曲挛缩，翻身时应将气垫置于两腿之间。

2. 进行关节活动度训练时避免屈髋>90°，避免内收内旋超过中立位（后外侧入路）。

3. 鼓励患者多进行主动活动，踝泵、股四头肌和臀肌训练，预防血栓，增强术后肌肉力量和行动能力。

4. 辅助下步行,日常活动,出院后须坚持锻炼(康复中心或家中)。

【证据】

加速康复外科(ERAS)是针对一系列围手术期治疗措施的优化和提升,目前在关节置换领域,与传统临床路径相比优势已非常明显,包括:患者疼痛大幅度降低、并发症更少、住院日缩短、花费降低、康复训练依从性更高、功能恢复更快。

人工髋关节置换术后进行康复训练的主导思想是减轻疼痛、增强肌力及灵活性、恢复行动能力。疼痛管理是完成康复目标必不可少的组成部分。与传统髋关节置换术临床路径相比,采用多模式镇痛的加速康复外科理念可以大幅度提升疼痛管理效果,患者可以更早地进行肢体活动、肌力和行走训练,同时减少并发症发生、降低花费、更快达到出院标准,整体恢复进程更安全、更有效。

人工髋关节置换术后指导患者如何预防脱位是非常重要的。后外侧入路是常用的手术入路之一,笔者建议患者 6 周内屈髋不大于 90°,不做内收内旋动作,这个指导原则自 20 世纪 70 年代开始实施以来,随着手术技术和假体设计及材料的不断改进,可能有些标准会有所改变,但还需要更多临床研究的证据支持。目前笔者采用的指导策略可以很好地预防术后脱位的发生。直接前方入路(DAA)由于对髋关节外旋肌群的损伤较小,因此术后并不限制屈曲和内收角度。

步行训练是康复方案中非常重要的一部分,长期随访结果显示:术后早期负重并不影响非骨水泥假体的稳定性,但当患者有严重骨质疏松、术前严重发育异常或融合、术中截骨等复杂情况时,应听从手术医师的建议。

术后早期功能恢复还应加强肌肉力量和灵活性训练。肌肉训练以股四头肌、臀肌为主,应用等长、等张训练模式,通过使用合适的助行设备进行上下台阶等复合性训练。

训练中应注意循序渐进,依据组织自然恢复周期合理进行康复锻炼。

(钟 珊)

参考文献

[1] KHAN F, NG L, GONZALEZ S, et al. Multidisciplinary rehabilitation programmes following joint replacement at the hip and knee in chronic arthropathy [J]. Cochrane Database Syst Rev, 2008 (2): CD004957.

[2] QUACK V, IPPENDORF A V, BETSCH M, et al. Multi-disciplinary Rehabilitation and Fast-track Rehabilitation after Knee Replacement: Faster, Better, Cheaper？ A Survey and Systematic Review of Literature [J]. Rehabilitation (Stuttg), 2015, 54 (4): 245-251.

[3] EANNUCCI E F, BARLOW B T, CARROLL K M, et al. A Protocol of Pose Avoidance in Place of Hip Precautions After Posterior-Approach Total Hip Arthroplasty May Not Increase Risk of Post-operative Dislocation [J]. HSS Journal, 2019, 15 (3): 247-253.

[4] CHRISTELIS N, WALLACE S, SAGE C E, et al. An enhanced recovery after surgery program for hip and knee arthroplasty [J]. Medical Journal of Australia, 2015, 202 (7): 363.

[5] STOWERS M D J, MANUOPANGAI L, HILL A G, et al. Enhanced Recovery After Surgery in elective hip and knee arthroplasty reduces length of hospital stay [J]. Anz

Journal of Surgery, 2016, 86 (6): 475-479.

［6］DENG Q F, GU H Y, PENG W Y, et al. Impact of enhanced recovery after surgery on postoperative recovery after joint arthroplasty: results from a systematic review and meta-analysis [J]. Postgrad Med J, 2018, 94 (1118): 678-693.

［7］VENDITTOLI P A, PELLEI K, DESMEULES F, et al. Enhanced recovery short-stay hip and knee joint replacement program improves patients outcomes while reducing hospital costs [J]. Orthop Traumatol Surg Res, 2019, 105 (7): 1237-1243.

［8］CIOPPA M J, CAHILL B J, CAVANAUGH J T, 等. 骨科术后康复指南. 陆芸, 周谋望, 李世民, 译 [M]. 天津：天津科技翻译出版公司, 2009: 7-9.

［9］MEERMANS G, KONAN S, DAS R, et al. The direct anterior approach in total hip arthroplasty: a systematic review of the literature [J]. Bone Joint J, 2017, 99B (6): 732-740.

［10］RAO R R, SHARKEY P F, HOZACK W J, et al. Immediate weightbearing after uncemented total hip arthroplasty [J]. Clin Orthop Relat Res, 1998 (349): 156-162.

第十七节
出院后去向

【积水潭方案】

在北京积水潭医院，绝大部分人工关节置换术后患者出院后直接返回家庭继续居家康复。对于一些高风险患者，医院可能会让患者进入康复中心或其他具备康复治疗条件的机构继续治疗。国内尚无普适的转诊机制可让有需求的患者术后即进入康复中心治疗，北京积水潭医院也尚无有住院条件的康复中心。如患者有后续住院康复治疗的必要,笔者常考虑将患者转入医疗联合体或患者就近的基层医院。出院后去向的决定,取决于患者有无并发症高风险或康复困难高风险因素,如因基础内科疾病需继续住院、切口需长时间密切察看、关节活动度锻炼困难、高龄或独居等难以配合康复训练等。

【证据】

人工关节置换术后患者出院后直接返回家庭还是进一步到医疗机构继续进行康复,主要取决于对并发症和康复效果的综合预测。多项研究提出了影响出院后去向的因素,导致出院后并发症发生率更高和康复效果更差的一系列高危因素包括:女性、肥胖、吸烟、糖尿病、原发性高血压、肺部疾病、慢性激素使用、术前关节功能和生活质量评分低、ASA评分 3 分或 4 分、住院时间长、术后自主疼痛评分高、出院前出现严重并发症和出院前康复效果差等。Halawi 等的研究指出,对于出院后去向,患者预期是众多因素中最重要的预测因素。一项风险评估和预测工具(risk assessment and prediction tool,RAPT)在文献中被广泛报道使用,并被部分学者根据文化差异改良使用。该评估工具包含的主要危险因素有年龄、性别、行走距离、辅助器具应用、通勤方式、是否独居几个方面,英文原版见图 3-17-1,供参考,但目前尚无经过验证的汉化版本,笔者建议汉化后需经过验证才适合科学推广。

出院后直接返回家庭进行康复,对患者的康复有利。家庭为患者熟悉的环境,可提供最舒适的康复条件,能鼓励患者早日回归日常生活。有研究表明,居家康复可以获得与专业护理机构同样甚至更快的康复速度。决定患者术后是否居家康复,主要取决于患者的预期，这在国内专业康复机构尚未普及的情况下更为突出。少数高风险的患者，需要关节外科医师识别，并指导患者进入专业医疗机构继续进行康复。

Risk Assessment and Prediction Tool (RAPT)

	Value	Score
1. What is your age group?	50-65 years 66-75 years > 75 years	=2 =1 =0
2. Gender?	Male Female	=2 =1
3. How far, on average, can you walk? (a block is 200 meters)	Two blocks or more (+/- rests) 1-2 blocks (the shopping centre) Housebound (most of the time)	=2 =1 =0
4. Which gait aid do you use? (more often than not)	None Single point stick Crutches/frame	=2 =1 =0
5. Do you use community supports? (home help, meals-on wheels, district nurse)	None or one per week Two or more per week	=1 =0
6. Will you live with someone who can care for you after your operation?	Yes No	=3 =0
	Your score (out of 12)	

KEY:Scores < 6 high risk…… prediction: discharge extended inpatient rehabilitation
Scores > 9 low risk……… prediction: discharge directly home
Scores 6-9 medium risk ….prediction: additional intervention to discharge directly home

图 3-17-1 英文原版风险评估和预测工具

（杨德金）

参考文献

[1] SHARAREH B, LE N B, HOANG M T, et al. Factors determining discharge destination for patients undergoing total joint arthroplasty [J]. J Arthroplasty, 2014, 29 (7): 1355-1358.

[2] SHAH C K, KESWANI A, CHI D, et al. Nonelective Primary Total Hip Arthroplasty: The Effect of Discharge Destination on Postdischarge Outcomes [J]. J Arthroplasty, 2017, 32 (8): 2363-2369.

[3] KESWANI A, TASI M C, FIELDS A, et al. Discharge Destination After Total Joint Arthroplasty: An Analysis of Postdischarge Outcomes, Placement Risk Factors, and

Recent Trends [J]. J Arthroplasty, 2016, 31 (6): 1155-1162.

[4] HALAWI M J, VOVOS T J, GREEN C L, et al. Patient expectation is the most important predictor of discharge destination after primary total joint arthroplasty [J]. J Arthroplasty, 2015, 30 (4): 539-542.

[5] CIZMIC Z, FENG J E, ANOUSHIRAVANI A A, et al. The Risk Assessment and Prediction Tool Is Less Accurate in Extended Length of Stay Patients Following Total Joint Arthroplasty [J]. J Arthroplasty, 2019, 34 (3): 418-421.

[6] COUDEYRE E, ESCHALIER B, DESCAMPS S, et al. Transcultural validation of the Risk Assessment and Predictor Tool (RAPT) to predict discharge outcomes after total hip replacement [J]. Ann Phys Rehabil Med, 2014, 57 (3): 169-184.

[7] DAUTY M, SCHMITT X, MENU P, et al. Using the Risk Assessment and Predictor Tool (RAPT) for patients after total knee replacement surgery [J]. Ann Phys Rehabil Med, 2012, 55(1): 4-15.

[8] DIBRA F F, SILVERBERG A J, VASILOPOULOS T, et al. Arthroplasty Care Redesign Impacts the Predictive Accuracy of the Risk Assessment and Prediction Tool [J]. J Arthroplasty 2019, 34 (11): 2549-2554.

[9] SCONZA C, RESPIZZI S, GRAPPIOLO G, et al. The Risk Assessment and Prediction Tool (RAPT) after Hip and Knee Replacement: A Systematic Review [J]. Joints, 2019, 7 (2): 41-45.

[10] OLDMEADOW L B, MCBURNEY H, ROBERTSON V J. Predicting risk of extended inpatient rehabilitation after hip or knee arthroplasty [J]. J Arthroplasty, 2003, 18 (6): 775-779.

[11] TIWARI V, PARK C K, LEE S W, et al. Does Discharge Destination Matter after Total Knee Arthroplasty ? A Single-Institution Korean Experience [J]. Knee surgery & related research, 2018, 30 (3): 215-226.

第十八节
术后居家康复治疗

【积水潭方案】

居家康复治疗的总体原则是阶梯化、模块化、个体化。根据不同时段康复治疗目的的不同制订阶梯化康复方案,根据肌力、活动度、综合运动训练及并发症预防设计模块化康复方法,根据个体疾病特征制订个体化调整方案。初次全髋置换术和初次全膝置换术后居家康复治疗的方案不同。阶梯化方案的制订,主要考虑切口愈合时间、骨与假体整合时间、关节活动度锻炼窗口期等因素。全髋置换术的方案常包括早期预防脱位和负重程度控制两个主要模块,大部分医师不会建议患者如何康复治疗,而是鼓励患者尽早恢复日常活动以恢复髋关节功能;全膝置换术后的康复方案常包括关节活动度训练、肌力训练两个主要模块,而且针对每个模块医师常会教给患者多种锻炼方法。若有术中假体周围骨折、特别严重的骨质疏松等特殊情况,会根据手术医师的判断,适当调整康复进度和康复方法。

一般在开始居家康复开始前,医务人员需要教会患者一些基本康复动作,并确保患者熟练使用行走辅助器具(助行器或拐杖)。对于接受膝关节手术患者,需特别强调关节活动度训练及避免屈曲挛缩畸形,而且要强调其功能康复窗口期。笔者所在中心一般向患者强调术后 2 周内要实现膝关节完全伸直,4 周内是膝关节获得最大术后活动度的最佳窗口期,3 个月是获得最大活动度的最后期限。

人工关节置换术患者,特别是人工膝关节置换术患者,平均年龄大,部分患者可能存在视力、听力、记忆力受损,甚至患有阿尔茨海默病,在进行居家康复指导时,通常通过口头、手册、视频等多渠道全方位指导患者。

【证据】

北京积水潭医院矫形骨科对人工膝关节置换术后患者满意度进行了调查,发现中国人接受全膝置换术后最常导致患者不满意的前 3 名的项目是:不能坐位交叉腿、不能下蹲、不能快走或慢跑。患者认为最重要的前 6 名的项目是:缓解疼痛、平地行走、上下楼梯、家务劳动、减轻跛行、下蹲。这些结果提示,居家康复锻炼需重视膝关节活动度、肌力和综合生活能力训练,而且在术后早期疼痛较重时须循序渐进、量力而行。Anouchi 等的研究指出,康复指导需要特别强调关节活动度训练和如何避免屈曲挛缩畸形。对于膝关节置换术而言,须强调康复训练窗口期。一方面,疼痛和术后恶心呕吐、虚弱感等不适是限制快速康复的主要因素,控制疼痛是居家康复的前提,需要在患者无痛的情况下进行锻炼,不能一味强调快速康复而忽略患者体验。另一方面,早期功能训练才能有效改善膝关节活动度。Mehta 等研究了 559 例全膝关节置换术患者,发现膝关节活动度在术后前 12 周变化最大,此后至 26 周是平台期。

对于髋关节置换术而言,北京积水潭医院矫形骨科研究发现,影响患者术后满意度的最重要的 3 个因素是活动度、肌肉力量和肢体长度。随着个体化术前计划的制订和手术技术的提高,人工髋关节置换术后不稳定的发生率可大幅降低。北京积水潭医院矫形骨科通常不向患者强调术后早期禁忌动作,鼓励患者早期进行各项日常生活所需的活动训练。

关于居家康复的具体方法,各中心习惯不同,也需要根据患者的文化程度、居住环境和家人陪护能力做出适当调整。

(杨德金)

参考文献

[1] DU H, TANG H, GU J M, et al. Patient satisfaction after posterior-stabilized total knee arthroplasty: a functional specific analysis [J]. Knee, 2014, 21 (4): 866-870.

[2] ANOUCHI Y S, MCSHANE M, KELLY F, et al. Range of motion in total knee replacement [J]. Clin Orthop Relat Res, 1996 (331): 87-92.

[3] SJOVEIAN A K H, LEEGAARD M. Hip and knee arthroplasty-patient's experiences of pain and rehabilitation after discharge from hospital [J]. Int J Orthop Trauma Nurs, 2017, 27: 28-35.

[4] 周一新, 杨德金. 髋膝关节置换快优临床路径及康复指南 [M]. 北京 : 人民军医出版社, 2015.

[5] RANAWAT A S, RANAWAT C S. Pain management and accelerated rehabilitation for total hip and total knee arthroplasty [J]. J Arthroplasty, 2007, 22 (7 Suppl 3): 12-15.

[6] MEHTA S, RIGNEY A, WEBB K, et al. Characterizing the recovery trajectories of knee range of motion for one year after total knee replacement [J]. Physiotherapy theory and practice, 2020, 36 (1): 176-185.

[7] TANG H, DU H, TANG Q, et al. Chinese patients' satisfaction with total hip arthroplasty: what is important and dissatisfactory ？ [J]. J Arthroplasty, 2014, 29 (12): 2245-2250.

第十九节
出院后镇痛药的应用

【积水潭方案】

在北京积水潭医院,出院后的疼痛管理方案侧重于持续的多模式镇痛方法,使用针对引起疼痛通路不同部位的药物组合,并积极进行急性期后的康复训练及恢复功能性活动,被证明有益于间接降低失控性疼痛的可能性(表 3-19-1)。

表 3-19-1 出院后镇痛药服用方案

药物名称	剂量	备注
曲马多	50mg,口服,每 6 小时 1 次	用于中度疼痛
羟考酮 / 对乙酰氨基酚	7.5mg/325mg,口服,每 4 小时 1 次	用于重度疼痛
羟考酮	5~10mg,口服,每 6 小时 1 次	用于重度疼痛
塞来昔布	200mg,口服,每天 1 次	服用 7 天;若磺胺类药物过敏,则服用萘普生,1 天口服 500mg
普瑞巴林	75mg,口服,每天 2 次	按需要治疗神经性疼痛
加巴喷丁	300mg,口服,每天 3 次	按需要治疗神经性疼痛

北京积水潭医院关注影响患者治疗反应的潜在因素,并通过询问各项健康相关问题进行排查。

全人工关节置换术(TJA)后的疼痛管理方案是一项医学领域的难题,往往受制于医疗条件和棘手的临床状况,如阿片类药诱发的痛觉过敏、对阿片类药高度耐受的慢性疼痛患者、药物滥用、镰状细胞贫血、不佳的代谢及生理状况。阻塞性睡眠呼吸暂停患者、老年人和认知障碍者更有可能发生阿片类药诱导的副作用。因此,这些患者须避免使用阿片类药。各种代谢和神经系统疾病,如肾功能衰竭、肝功能衰竭和多发性硬化症,可改变药物的新陈代谢,导致患者在治疗过程中有伴随疼痛的风险。

【证据】

随着 TJA 技术的不断进步,包括微创手术技术,使用多模式镇痛的急性围手术期疼痛管理,以及加速康复计划,使得患者能够经历更短时和更成功的住院治疗。尽管以上进展可以有效控制患者术后初期的疼痛程度,但出院后的疼痛及其对功能的影响仍然存在。术后的长期疼痛,也称为慢性术后疼痛,会影响患者的恢复进程及日常活动,令患者的术后满意度降低。术后疼痛管理是针对手术患者的一个实质性问题,其控制不佳与不良预后的发生密切有关,如冠状动脉缺血和心肌梗死、肺功能不佳、麻痹性肠梗阻、免疫功能下降、伤口愈合不良、尿潴留、静脉血栓形成、患者不必要的心理负担和焦虑。由 McCartney 等发表的综述表明,心理社会预测因素,如灾难性疼痛,以及术前和术后的抑郁和焦虑,是术后持续性疼痛的重要独立因素。此外,其他部位伴随的疼痛问题将间接加剧 TJA 后的疼痛。

术后持续性疼痛在全膝置换术(TKA)患者中高达 20%,在全髋置换术(THA)患者中占 8%。

Wylde 等的研究发现,44% 经 TKA 治疗的患者和
27% 经 THA 治疗的患者在手术后 3~4 年内出现
持续性疼痛。然而,大部分患者仅为轻微且不频繁
的不适感,并且与术前疼痛相比有显著改善,证实
TJA 是消除或减轻关节炎疼痛的有效手段。尽管
如此,仍有 15% 经 TKA 治疗的患者及 6% 经 THA
治疗的患者出现重度到极度的疼痛感,故全球有大
量 TJA 患者在承受着手术不良疗效带来的不便。
Andersen 等研究了经 TKA 和 THA 治疗的患者在
明确定义的快速康复方案中的疗效,该方案使用多
模式镇痛,并且患者在不到 3 天的时间内提前出
院,>95% 的经 THA 治疗的患者在亚急性术后疼痛
方面取得良好疗效,然而 2/3 的经 TKA 治疗的患者
表示在术后 1 个月步行时出现中至重度疼痛感。

　　围手术期使用多模式镇痛改善了 TJA 后急性
住院期间的镇痛效果。通过在出院后继续使用类似
药物治疗来维持多模式镇痛方案,成功减少了术后
持续性疼痛。五项独立的前瞻性研究报道了出院
后持续疼痛管理的长期效果,证明其使用的药物为
多项成功的多模式镇痛方案的有效组成部分,对普
加巴林和 COX-2 抑制剂如塞来昔布和罗非昔布进
行了专项研究,研究人员在患者出院后的 2~6 周继
续进行不同剂量的治疗,术后随访 2 周至 1 年。大
多数研究在若干术后时间段进行报道。每项研究的
结论均表明,围手术期和延长术后镇痛药的使用对
患者有益,其疼痛、生理功能和关节活动范围均有改
善。此外,患者还减少了阿片类药的使用,并减少了
呕吐和睡眠障碍等副作用。

　　罗斯曼研究学院采用的出院镇痛药物治疗方案
遵循阶梯性管理法,根据疼痛的严重程度和类型(伤

害性与神经病理性)建议一系列药物治疗。非阿片类药、佐剂和用于神经病理性疼痛的加巴喷丁类药物通常由主治外科医师酌情添加于患者的疼痛管理方案中。曲马多是一种效力较弱的阿片类药,其效力仅为吗啡的 1/10,通常首先加到患者的出院镇痛方案中。羟考酮或羟考酮-对乙酰氨基酚可用于中重度镇痛治疗。以上药物与非药物疗法一起进行以便从源头减轻疼痛,从而实现多元性照护。

近期经 TJA 治疗的患者由于在住院过程中取得了良好的疗效而缩短了住院时间,因此将完善的镇痛管理更早地转移到了患者自身和社区医疗服务者身上。建议医疗机构关注出院后的管理教育,解决出院后疼痛管理不足的相关问题,包括患者对药物副作用和成瘾的担忧,以及对口服药物的厌恶。不幸的是,许多临床医师经常忽视完善的镇痛管理及出院后患者教育的重要性,使疼痛得不到有效控制。医师的重点应放在多模式镇痛方案的持续改进及出院后长期镇痛管理上,以提高患者的功能、康复和总体满意度。

(张昊华)

参考文献

[1] CHAN E Y, BLYTH F M, NAIRN L, et al. Acute postoperative pain following hospital discharge after total knee arthroplasty [J]. Osteoarthritis Cartilage, 2013, 21 (9): 1257-1263.

[2] BARATTA J L, GANDHI K, VISCUSI E R. Perioperative pain management for total knee arthroplasty [J]. J Surg Orthop Adv, 2014, 23 (1): 22-36.

[3] GANDHI K, HEITZ J W, VISCUSI E R. Chal-

lenges in acute pain management [J]. Anesthesiol Clin, 2011, 29 (2): 291-309.

[4] MCCARTNEY C J, NELLIGAN K. Postopera-tive pain management after total knee arthroplasty in elderly patients: treatment options [J]. Drugs Aging, 2014, 31 (2): 83-91.

[5] WYLDE V, HEWLETT S, LEARMONTH I D, et al. Persistent pain after joint replacement: preva-lence, sensory qualities, and postoperative determi-nant [J]. Pain, 2011, 152 (3): 566-572.

[6] PARVIZI J, PORAT M, GANDHI K, et al. Postopera-tive pain management techniques in hip and knee arthro-plasty [J]. Instr Course Lect, 2009, 58: 769-779.

[7] ANDERSEN L, GAARN-LARSEN L, KRISTENSEN B B, et al. Subacute pain and function after fast-track hip and knee arthroplasty. Anaesthesia, 2009, 64 (5): 508-513.

[8] STRASSELS S A, MCNICOL E, WAGNER A K, et al. Persistent postoperative pain health-related quality of life, and functioning 1 month after hospital discharge [J]. Acute Pain, 2004, 6: 95-104.

[9] JOSHI G P, OGUNNAIKE B O. Consequences of inadequate postoperative pain relief and chronic persis-tent postoperative pain [J]. Anesthesiol Clin North Am, 2005, 23 (1): 21-36.

[10] BUVANENDRAN A, KROIN J S, TUMAN K J, et al. Effects of perioperative administration of a selective cyclooxygenase 2 inhibitor on pain management and recovery [J]. JAMA, 2003, 290 (18): 2411-2418.

[11] CARMICHAEL N M, KATZ J, CLARKE H, et al. An intensive perioperative regimen of pregabalin and celecoxib reduces pain and improves physical func-tion scores six weeks after total hip arthroplasty: A prospective randomized controlled trial [J]. Pain Res Manag, 2013, 18 (3): 127-132.

[12] SCHROER W C, DIESFELD P J, LEMARR A R, et

al. Benefits of prolonged postoperative cyclooxygenase-2 inhibitor administration on total knee arthroplasty recovery: a double-blind, placebo-controlled study [J]. J Arthroplasty, 2011, 26 (6 Suppl): 2-7.

［13］ BUVANENDRAN A, KROIN J S, DELLA VALLE C, et al. Perioperative oral pregabalin reduces chronic pain after total knee arthroplasty: a prospective, randomized, controlled trial [J]. Anesth Analg, 2010, 110 (1): 199-207.

［14］ SAWAN H, CHEN A F, VISCUSI E R, et al. Pregabalin reduces opioid consumption and improves outcome in chronic pain patients undergoing total knee arthroplasty [J]. Phys Sportsmed, 2014, 42 (2): 10-18.

［15］ LEE C R, MCTAVISH D, SORKIN E M, et al. A preliminary review of its pharmacodynamic and pharmacokinetic properties, and therapeutic potential in acute and chronic pain states [J]. Drugs, 1993, 46 (2): 313-340.

［16］ BREMNER M S, WEBSTER F, KATZ J, et al. Older adults' postoperative pain medication usage after total knee arthroplasty: a qualitative descriptive study [J]. J Opioid Manag, 2012, 8 (3): 145-152.

第二十节
全髋置换术后活动

人工髋关节置换术是晚期髋关节疾病的重要治疗手段之一，可以有效缓解疼痛、改善功能。为使患者尽快及最大限度地恢复正常生活能力，达到忘掉做过手术（forgotten hip）的状态，笔者推荐以下活动方案。

【积水潭方案】

在北京积水潭医院，最多采用后外侧入路进行全髋置换术,部分术者采用直接前入路(DAA)。笔者会在术中尽可能获得各个范围的最大活动度,以期获得术后髋关节的最大活动。一般除了后脱位动作在其他方向不应有脱位或撞击,否则应在术中做出调整或处理。一旦患者麻醉清醒,可以立即开始一些比较温和的运动,包括股四头肌和臀肌的等长收缩、踝泵运动,可以用弹力袜减轻下肢水肿及促进血液回流,防止静脉血栓形成。麻醉完全过后患者可以在床边或椅子上坐起。可以尽早练习足跟在床上滑动的髋关节屈伸练习。对于术后无并发症的初次全髋关节置换术患者,允许在术后第 2 天扶拐或助行器下地活动。接受初次全髋关节置换术且无并发症的患者可以在 1 个月甚至更短的时间内离开辅助器具正常活动,但对于合并有重度骨质疏松症、初始稳定性不够、术中出现骨折或大转子截骨的患者,需根据骨折愈合时间酌情延长辅助器具的使用时间。后外侧入路的患者因为对髋关节后方软组织结构有破坏,在术后 4 周内应避免屈髋超过 90°,避免跷二郎腿。6 周之后软组织修复完成,患者可没有任何活动的限制,但不推荐比较剧烈的活动和冲击性比较强的运动,如打网球、羽毛球等。对于髋关节有手术史的患者,因为软组织顺应性受到影响,是术后脱位的高危因素之一,需要给予更多的关注。

【证据】

好的康复方案可以加速患者运动能力和患肢功能的恢复,减少术后跛行,帮助患者更快地恢复独立生活。全髋置换术后的患者在最初几个月有较高的脱位风险,因此,许多外科医师的传统做法是手术后在病床上使用外展垫将髋关节保持在 15° 外展位,术后应用防旋鞋限制下肢内外旋活动,使用马桶增高垫,限制髋关节的活动范围,以减少全髋置换术患者术后脱位的发生率。但是,笔者认为相对于体位来说,准确的术前计划、适当的假体选择、精准的假体安放角度、软组织张力的调整这些因素更为重要,只要处理好这些因素,以上所说的术后限制是不必要的。在 2002 年,Talbot 等认为术后对患者活动功能的限制不是强制性的。在一篇关于生物假体负重限制的文献综述中,所有作者都同意允许早期负重,Hol 等发现没有限制的负重对假体下沉和骨整合无不良影响。但是因为爬楼梯时处于高扭转负荷,他们建议在术后第 1 周时应给予保护性负重。多数髋关节置换术的患者术后第 2 天能够离床并进行短距离的平地行走。大多数患者可以在手术后第 3~5 天出院。但是,多关节受累、术前比较虚弱或之前有其他限制因素的患者,在能达到独立生活之前可能需要在康复中心额外延长住院时间。

如果患者术中使用结构性骨移植或翻修手术中需要大转子截骨显露术区,需要应用 6~12 周或更长时间的拐杖以取得植骨部位的骨折愈合,但允许患者部分负重。医师应该建议患者在患肢疼痛和因展肌无力而导致的跛行消失之前使用拐杖,通常术后 3~6 个月肌力约能恢复到正常的 50%。Foucher 等认为步态是一个有价值的术后评价指标,可以根据步态对置换术后肢体的负重进行调整,并且有可能降低假体松动的风险。

不需要太多活动量的患者可以在手术 6 周后重返工作岗位。工作上需要弯曲和部分负重的患者可以在 3 个月后回到工作岗位。笔者不鼓励做完人工髋关节置换术的患者继续从事重体力劳动,可以允许患者进行比较舒缓的体育活动,如游泳、骑自行车和打高尔夫球等,但慢跑、打网球等球类运动和其他需要反复冲击负荷的运动是不推荐的,这些活动会增加人工关节失败的风险。

(王立伟)

参考文献

［1］ PIERSON S, PIERSON D, SWALLOW R, et al. Efficacy of Graded Elastic Compression in the Lower Leg [J]. J Am Med Assoc, 1983, 249 (2): 242-243.

［2］ CANALE S T, BEATY J H. Campbell's operative orthopedics [M]. 12th ed. Philadelphia: Mosby Company, 2013.

［3］ PEAK E L, PARVIZI J, CIMINIELLO M, et al. The role of patient restriction in reducing the prevalence of early dislocation following total hip arthroplasty. A randomized, prospective study [J]. J Bone Joint Surg am, 2005, 87 (2): 247-253.

［4］ TALBOT N J, BROWN J H, TREBLE N J. Early dislocation after total hip arthroplasty: are postoperative restrictions necessary？ [J]. J Arthroplasty, 2002, 17 (8): 1006-1008.

［5］ HOL A M, VAN GRINSVEN S, LUCAS C, et al. Partial versus unrestricted weight bearing after an uncemented femoral stem in total hip arthroplasty: recommendation of a concise rehabilitation protocal from a systematic review of the literature [J]. Arch Orthop Trauma Surg, 2010, 130 (4): 547-555.

［6］ HURWITZ D E, WIMMER M A. Relative importance of gait vs. joint positioning on hip contact forces after total hip replacement [J]. J Orthop Res, 2009, 27 (12): 1576-1582.

第二十一节
术后随访时间和目标

全人工关节置换术（TJA）患者的术后随访时间及效果评价量表是由科室专家经共同研究后决定的，具体随访时间及所用量表取决于手术方式。

【积水潭方案与证据】

（一）全人工关节置换术后患者随访计划

1. 患者需要在术后 2 周去除皮钉或手术缝合线，此操作可以在社区医院完成，无须到门诊复查。如果伤口出现红、肿等症状，须及时门诊就诊。

2. 术后 3 个月，患者需到手术医师门诊进行复查评估。复查的内容为拍摄 X 线片、评估伤口及关节功能。对于初次接受膝关节置换术的患者，需要拍膝关节正、侧位及髌骨轴位 X 线片。对于初次接受髋关节置换术的患者，需要拍髋关节正、侧位 X 线片。对于髋、膝关节翻修的患者，需要另外加拍患肢断层造影。在伤口愈合方面，需要寻找任何感染的迹象。在关节功能恢复方面，需要评估患者关节活动范围，并通过 Womac、Harris、Hss 量表对关节功能进行评价。

3. 术后 6 个月，手术医师需要对患者的 X 线片及功能效果进行评价，包括患者的疼痛程度、活动范围及日常活动能力，并填写 Womac、Harris、Hss 量表。

4. 术后 1 年，患者需要再次就诊。医师将重新评估患者的功能状况、活动范围和疼痛程度。此时，患者可以恢复正常生活。

5. 术后每 1~2 年随访一次,每次随访均应拍摄 X 线片,以评估假体的磨损量或假体松动情况。

近年来,医疗保健成本持续上升,尽力做好术后随访工作对 TJA 患者显得尤为重要。随着时间的推移,患者术后随访率较低,因此科学地安排随访时间对于患者来说十分重要。一般来说,骨科医师对于接受初次关节置换术的患者术后随访采用常规方式进行。然而,关节翻修手术的患者术后随访时间安排会有所不同。

(二) 初次关节置换术

对接受初次关节置换术的患者进行随访时发现,制订科学的随访计划对患者进行评估是十分重要的,包括术后患肢功能恢复的效果及假体位置的评估。这通常需要在术后 3 个月、6 个月、1 年及之后每 1~2 年进行复诊。如果术后出现问题,患者应随时到门诊接受评估。

(三) 关节翻修手术

对于接受关节翻修手术的患者,也遵循常规的随访计划,但有些患者例外,如接受二期翻修的假体周围感染的患者通常需要在置入间隔物 1 个月进行随访,评估患者 ESR 和 CRP 的情况,观察指标是否已经降低。抗生素治疗 6 周后,患者将在停用抗生素 2 周后返回医院接受进一步治疗,这些检查将确定患者是否已经准备好重新置入假体。

(四) 特殊情况

在一些特殊情况下,患者需要额外地进行监

督,可能需要术后每1~2周到门诊进行随访。这些病例包括可能正在接受伤口负压治疗的患者、存在神经麻痹或其他并发症的患者。在这些情况下,外科医师必须谨慎地选择随访计划,以达到最佳效果。

(张金庆)

参考文献

CLOHISY J C,KAMATH G V,BYRD G D,et al.Patient compliance with clinical follow-up after total joint arthroplasty[J].J Bone Joint Surg Am,2008,90(9):1848-1854.

第二十二节
术后恢复术前用药策略

【积水潭方案】

术后恢复术前用药的情况主要见于合并慢性内科疾病的 TJA 患者,术前停用某些可能对术中和术后恢复造成负面影响的药物,而在术后阶段需要重新使用上述药物继续治疗原有基础疾病。其中比较有代表性的是心血管药、降糖药和抗风湿药。

1. **抗凝血药和抗血小板药** 术后根据患者一般情况、伤口愈合状况,以及血红蛋白浓度和血小板水平决定是否恢复抗凝血药和抗血小板药的使用。一般在术后停止低分子量肝素皮下注射后恢复口服阿司匹林、氯吡格雷及华法林,但应尽量避免重叠使用上述药物以免增加出血和切口延迟愈合的风险。

2. **胰岛素** 患者手术后应当沿用住院期间的

胰岛素方案,出院时应向患者及家属交代清楚治疗方案,以确保新处方的安全性;应教会患者及家属正确使用胰岛素注射器具及血糖仪等监测器材,并对饮食、运动、用药方案及低血糖的预防进行宣教;出院 1 个月后,患者携带血糖监测记录至内分泌专科就诊调整降糖方案。对术前应用预混胰岛素方案控制稳定的患者可继续进行预混胰岛素的注射,换用口服药物的时机则需综合参考患者伤口恢复情况及血糖控制情况。

3. **自身免疫性疾病用药** 自身免疫性疾病用药主要在于生物制剂的调整。对于炎性关节病(IA)[主要包括脊柱关节病(SpA)、类风湿关节炎(RA)和银屑病关节炎(PA)等]药物治疗,如非甾体抗炎药(NSAID)和为改善病情应用的抗风湿药(DMARD)等,在住院手术期间无须减停,因而出院时可根据术后疾病活动度和炎症指标水平遵照风湿免疫科医师的医嘱继续用药。糖皮质激素应在术前减停的基础上继续减停直至完全停用。生物制剂应在术后 3~4 周伤口拆线愈合满意后开始应用。结缔组织病,如系统性红斑狼疮(SLE)、干燥综合征(SS)及炎性肌病等在人工髋关节置换术后则应密切监测疾病活动度,及时调整糖皮质激素和免疫抑制剂的用法、用量,并在出院后定期复查。

【证据】

抗风湿药恢复用药时机可以参照 2017 年美国风湿病学会/美国髋关节和膝关节外科医师协会《针对风湿性疾病患者择期全髋或全膝置换术围手术期抗风湿药物治疗指南》(表 3-22-1)。

(张 亮)

节和膝关节外科医师协会针对风湿性疾病患者
手术期抗风湿药治疗指南

属	围手术期用药原则
	继续
	继续
	继续
	继续
	继续
	手术安排于停药后第 2 周或第 3 周
	手术安排于停药后第 2 周
8 周一次(静脉)	手术安排于停药后第 5 周
周一次	手术安排于停药后第 5 周或第 7 周或第 9 周
1 次(皮下)	手术安排于停药后第 5 周
	手术安排于停药后第 3 周或第 5 周
~ 6 月 1 轮回	手术安排于停药后第 7 个月
周 1 次(静脉)	手术安排于停药后第 2 周或停药后第 5 周
	手术安排于停药后第 2 天
	手术安排于停药后第 5 周
	手术安排于停药后第 13 周
	手术安排于停药后第 5 周
	手术安排于末次服药后 7 天
	继续
	继续
	继续
	继续
	停药
	停药
	停药
	停药

表 3-22-1　2017 年美国风湿病学会 / 美国髋关
择期全髋和全膝置换术围

药品种类及围手术期用药总原则	具体药物品种	给药间
DMARDs：手术期间继续这些药物	甲氨蝶呤	每周 1 次
	柳氮磺胺吡啶	每天 1~2 次
	羟氯喹	每天 1~2 次
	来氟米特	每天 1 次
	多西环素	每天 1 次
生物制剂：术前停药，手术安排在末次生物制剂给药后，术后至少 14 天后，如无伤口愈合问题、手术部位感染或全身感染则恢复用药	阿达木单抗	每周 1 次或每 2 周 1 次
	依那西普	每周 1 次或每周 2 次
	戈利木单抗	每 4 周一次（皮下）或每
	英夫利昔单抗	每 4 周或每 6 周或每 8
	阿巴西普	每月 1 次（静脉）或每周
	赛妥珠单抗	每 2 周或每 4 周 1 次
	利妥昔单抗	2 剂间隔 2 周给药，每 4
	托珠单抗	每周 1 次（皮下）或每 4
	阿那白滞素	每天 1 次
	苏金单抗	每 4 周 1 次
	乌思奴单抗	每 12 周 1 次
	贝利木单抗	每 4 周 1 次
	托法替布	每天 1 次或 2 次
严重 SLE 用药：围手术期继续使用这些药物	吗替麦考酚酯	每天 2 次
	硫唑嘌呤	每天 1 次或每天 2 次
	环孢素	每天 2 次
	他克莫司	每天 2 次（静脉或口服）
非严重 SLE 用药：手术前 1 周停药	吗替麦考酚酯	每天 2 次
	硫唑嘌呤	每天 1 次或每天 2 次
	环孢素	每天 2 次
	他克莫司	每天 2 次（静脉或口服）

注：DMARDs，抗风湿药；SLE，系统性红斑狼疮。

参考文献

[1] FLEISHER L A, BECKMAN J A, BROWN K A, et al. ACC/AJA 2007 guidelines on perioperative cardiovascular evaluation and care for noncardiac surgery: a report of the American College of Cardiology/American Heart Association Task Force on practice guidelines (Writing Committee to revise the 2002 guidelines on perioperative cardiovascular evaluation for noncardiac surgery) [J]. Circulation, 2007, 116: 1971-1996.

[2] OSCARSSON A, GUPTA A, FREDRIKSON M, et al. To continue or discontinue aspirin in the perioperative period: a randomized, controlled clinical trial [J]. Br J Anaesth, 2010, 104 (3): 305-312.

[3] MOLLMANN H, NEF H M, HAMM C W. Antiplatelet therapy during surgery [J]. Heart, 2010, 96: 986-991.

[4] GRIFFITH M L, BOORD J B, EDEN S K, et al. Clinical inertia of discharge planning among patients with poorly controlled diabetes mellitus [J]. J Clin Endocrinol Metab, 2012, 97 (6): 2019-2026.

[5] WEXLER D J, BEAUHARNAIS C C, REGAN S, et al. Impact of inpatient diabetes management, education, and improved discharge transition on glycemic control 12 months after discharge [J]. Diabetes Res Clin Pract, 2012, 98 (2): 249-256.

[6] LOZA E, MARTINEZ-LOPEZ J A, CARMONA L. A systematic review on the optimum management of the use of methotrexate in rheumatoid arthritis patients in the perioperative period to minimize perioperative morbidity and maintain disease control [J]. Clin Exp Rheumatol, 2009, 27 (5): 856-862.

[7] LLAU J V, LOPEZ-FORTE C, SAPENA L, et al. Perioperative management of antiplatelet agents in noncardiac

surgery [J]. Eur J Anaesthesiol, 2009, 26 (3): 181-187.

[8] DINARDO M, DONIHI A C, FORTE P, et al. Standard-ized glycemic management and perioperative glycemic outcomes in patients with diabetes mellitus who undergo same-day surgery [J]. Endocr Pract, 2011, 17 (3): 404-411.

[9] HOOGWERF B J. Perioperative management of diabetes mellitus: how should we act on the limited evidence？ [J]. Cleve Clin J Med, 2006, 73 (Suppl 1): S95-S99.

[10] GUALTIEROTTI R, PARISI M, INGEGNOLI F. Perioperative Management of Patients with Inflam-matory Rheumatic Diseases Undergoing Major Orthopaedic Surgery: A Practical Overview [J]. Adv Ther, 2018, 35 (4): 439-456.

[11] SIGMUND A, RUSSELL L A. Optimizing Rheuma-toid Arthritis Patients for Surgery [J]. Curr Rheumatol Rep, 2018, 20 (8): 48.

[12] GOODMAN S M, BASS A R. Perioperative medical management for patients with RA, SPA, and SLE under-going total hip and total knee replacement: a narrative review [J]. BMC Rheumatol, 2018, 2: 2.

[13] GOODMAN S M, SPRINGER B, GUYATT G, et al. 2017 American College of Rheumatology/American Association of Hip and Knee Surgeons Guideline for the Perioperative Management of Antirheumatic Medication in Patients With Rheumatic Diseases Undergoing Elec-tive Total Hip or Total Knee Arthroplasty [J]. J Arthro-plasty, 2017, 32 (9): 2628-2638.

[14] GOODMAN S M, SPRINGER B, GUYATT G, et al. 2017 American College of Rheumatology/American Association of Hip and Knee Surgeons Guideline for the Perioperative Management of Antirheumatic Medication in Patients With Rheumatic Diseases Undergoing Elective Total Hip or Total Knee Arthroplasty [J]. Arthritis Rheu-matol, 2017, 69 (8): 1538-1551.

[15] GEORGE M D, BAKER J F, HSU J Y, et al. Perioperative

Timing of Infliximab and the Risk of Serious Infection After Elective Hip and Knee Arthroplasty [J]. Arthritis Care Res (Hoboken), 2017, 69 (12): 1845-1854.

[16] GOODMAN S M, FIGGIE M. Lower extremity arthroplasty in patients with inflammatory arthritis: preoperative and perioperative management [J]. J Am Acad Orthop Surg, 2013, 21 (6): 355-363.

[17] GOODMAN S M. Rheumatoid arthritis: preoperative evaluation for total hip and total knee replacement surgery [J]. J Clin Rheumatol, 2013, 19 (4): 187-192.

[18] HÄRLE P, STRAUB R H, FLECK M. Perioperative management of immunosuppression in rheumatic diseases-what to do ？ [J]. Rheumatol Int, 2010, 30 (8): 999-1004.

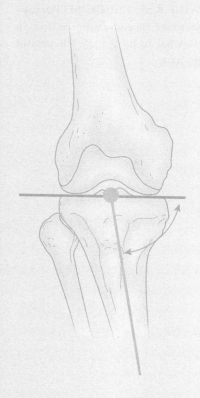

第四部分
并 发 症

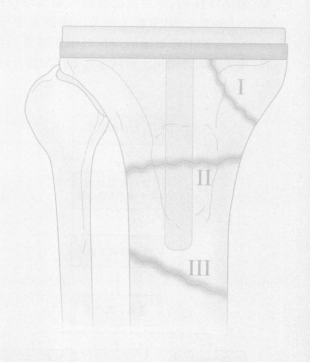

第一节
术后切口渗出的处理

【积水潭方案】

持续性的切口渗出，首先要给予非手术治疗方案，如伤口换药、停用抗凝血药。如果切口持续渗出超过 5~7 天，则需要考虑采用清创术进行干预，清创手术术中需要留取组织或组织液进行细菌培养，并关注培养结果。清创术后要仔细缝合切口（图4-1-1）。

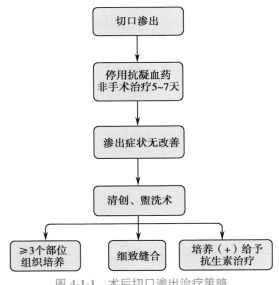

图 4-1-1　术后切口渗出治疗策略

【证据】

假体周围感染是人工关节置换术后非常严重

的并发症,给患者带来严重的身体伤害和沉重的经济负担。术后切口渗出被认为是引发假体周围感染的重要因素,不同文献报道人工关节术后感染率为1.3%~50.0%。

大部分渗出都能自行停止,并不需要手术干预。但是如果渗出持续 5~7 天,且没有减少的趋势,则此切口渗出自行停止的可能性极低,需要进行手术干预。北京积水潭医院矫形骨科认为存在 2~7 天的渗出都可以被定义为长期渗出切口。

在切口出现渗出后,北京积水潭医院矫形骨科不推荐使用抗生素进行预防性治疗,这样不仅会影响细菌培养结果,而且会增加细菌耐药性的产生,即便使用抗生素,也不能有效减低术后并发症的发生。

首先采取非手术治疗,使用无张力切口敷料对渗出伤口进行规律换药。使用无张力切口敷料不仅能够有效减低人工髋、膝关节置换术后切口周围水疱的发生,还能加速切口的愈合、降低切口周围的组织张力,能够促进切口愈合、降低感染发生率、缩短住院时间。根据患者的具体情况(血栓形成的高危因素)考虑是否停用抗凝血药。

如果非手术治疗 7 天后渗出量仍未减少,则采用手术治疗,对切口进行逐层切开并探查渗出层面,如渗出出现在浅层,并未与关节腔连通,则给予软组织切除冲洗,如果与关节腔连通,则进行保留假体的清创手术,并在术后给予 6 周抗生素治疗(如果细菌培养为阳性,则根据药敏结果针对性给药)。冲洗液最少要达到 9L 生理盐水(北京积水潭医院矫形骨科会在冲洗液中加入庆大霉素),同时更换可以更换的部件。

无论感染层次深浅,术中都需要留取一定数量的组织培养，术中最少要留取 3~5 份样本进行培养检测。北京积水潭医院矫形骨科则更倾向于留取组织内渗出液体加入血培养瓶进行培养。

（宋 洋）

参考文献

［1］ HANSSEN A D, RAND J A. Evaluation and treatment of infection at the site of a total hip or knee arthroplasty [J]. Instructional Course Lectures, 1999, 48 (6): 111-122.

［2］ WEISS A P C, KRACKOW K A. Persistent wound drainage after primary total knee arthroplasty [J]. The Journal of arthroplasty, 1993, 8 (3): 285-289.

［3］ FRANGEN T M, FEHMER T, MUHR G, et al. Primary total knee arthroplasty after trauma [J]. Trauma Und Berufskrankheit, 2010, 12 (1): 43-46.

［4］ PATEL V P, WALSH M, SEHGAL B, et al. Factors Associated with Prolonged Wound Drainage After Primary Total Hip and Knee Arthroplasty [J]. Journal of Bone & Joint Surgery, 2007, 89 (1): 33-38.

［5］ VINCE K G, ABDEEN A. Wound problems in total knee arthroplasty. Clin Orthop Relat Res, 2006, 452: 88-90.

［6］ WYSS T, SCHUSTER A J, CHRISTEN B, et al. Tension controlled ligament balanced total knee arthroplasty: 5-year results of a soft tissue orientated surgical technique [J]. Archives of Orthopaedic & Trauma Surgery, 2008, 128 (2): 129-135.

［7］ 孙振辉，孙云波，曹建刚，等. 人工全膝置换术后伤口并发症的原因分析和临床处理 [J]. 中国修复重建外科杂志，2009, 23 (6): 644-647.

［8］ HANSEN E, JOEL B, DURINKA M D. Negative Pressure Wound Therapy Is Associated With Resolution of Incisional Drainage in Most Wounds After Hip Arthroplasty [J]. Clinical Orthopaedics & Related Research, 2013, 471 (10): 3230-3236.

[9] GILLESPIE B M, RICKARD C M, THALIB L, et al. Use of Negative-Pressure Wound Dressings to Prevent Surgical Site Complications After Primary Hip Arthroplasty: A Pilot RCT [J]. Surg Innov, 2015, 22 (5): 488-495.

[10] KARLAKKI S L, HAMAD A K, WHITTALL C, et al. Incisional negative pressure wound therapy dress-ings (iNPWTd) in routine primary hip and knee arthro-plasties: A randomised controlled trial [J]. Bone Joint Res, 2016, 5 (8): 328-337.

[11] STRUIJK-MULDER M C, ETTEMA H B, VERHEYEN C C, et al. Comparing consensus guidelines on throm-boprophylaxis in orthopedic surgery [J]. J Thromb Haemost, 2010, 8 (4): 678-683.

[12] WAGENAAR F B M, LÖWIK C A M, ZAHAR A, et al. Persistent Wound Drainage After Total Joint Arthroplasty: A Narrative Review [J]. J Arthro-plasty, 2019, 34 (1): 175-182.

第二节
术后水疱

【积水潭方案】

1. 术后使用不可伸缩的敷料，避免使用丝质敷料，避免使用自粘性敷料。

2. 在应用止血带进行全膝置换术时，应在止血带松开一段时间，手术侧肢体充分灌流后，再使用环绕敷料覆盖切口。

3. 与止血带接触的皮肤区域应施用保护措施。

4. 如出现术后张力性水疱，则使用轻薄无张力的敷料对水疱进行保护,等待其自行吸收。

5. 如果水疱破溃,要在其表面涂上抗生素。北京积水潭医院矫形骨科使用红霉素软膏。

【证据】

水疱是一种表皮层下积液现象,在 6%~64% 的人工关节置换术后患者中出现。水疱是由于真皮层和表皮层在剪切力的作用下分离,并在间隙中积存组织液形成的。虽然完整的水疱会自行消失,但一旦破溃则很容易引发术后浅表感染。

在北京积水潭医院矫形骨科,观察到术后切口周围水疱主要出现在全膝置换术后止血带与皮肤接触的位置,以及全髋置换术后自粘性敷料与皮肤接触的位置。止血带术中加压与人工髋关节置换术后局部肿胀、皮肤自粘性敷料密切接触都可形成剪切力,容易造成术后水疱的形成。北京积水潭医院矫形骨科针对此特点采用不同的应对措施。

在全膝置换术前,在止血带与皮肤间要垫上棉垫来保护皮肤,防止止血带加压后形成剪切力伤及皮肤,此项措施在既往报道中能显著降低术后止血带与皮肤接触位置出现水疱的概率。同时,在全膝置换术后,要等待止血带松弛后再给予包扎。由于止血带松弛后,血液大量回流入手术侧肢体,肢体体积急速增大,如果在止血带松弛前进行包扎,则会在敷料与皮肤之间形成剪切应力,使皮肤水疱形成。

在全髋置换术中并不存在应用止血带的需求,但由于髋关节手术的位置,需在术后使用自粘性敷料进行包扎,而自粘性敷料的使用会在术后关节周围肿胀过程中与皮肤形成剪切力,进而发生皮肤水疱。为了减少水疱的发生,笔者应用有弹性的自粘性敷料进行包扎,并在切口周围与自粘性敷料之间垫上抗菌敷料,减少接触面积,尤其要避免丝质自粘性敷料的使用。

如果形成了水疱,最好不要去干预它,因其液体为无菌性且含有丰富的中性粒细胞。由于患者术后行动不便,且水疱形成位置多在容易挤压的位置,北京积水潭医院矫形骨科会使用抗菌无张力敷料对其进行保护覆盖。如水疱被刺破,则应清理创面上破损的上皮组织,给予罗红霉素软膏,并覆盖无张力抗菌敷料,用于预防皮肤浅表感染的发生。

（宋 洋）

参考文献

[1] COSKER T, ELSAYED S, GUPTA S, et al. Choice of dressing has a major impact on blistering and healing outcomes in orthopaedic patients [J]. Journal of Wound Care, 2005, 14 (1): 27-29.

[2] LAWRENTSCHUK N, FALKENBERG M P, PIRPIRIS M. Wound blisters post hip surgery: A prospective trial comparing dressings [J]. Anz Journal of Surgery, 2002, 72 (10):716-719.

[3] VARELA C D, VAUGHAN T K, CARR J B, et al. Fracture blisters: clinical and pathological aspects [J]. J Orthop Trauma, 1993, 7 (5): 417-427.

[4] HELLER S, CHEN A, RESTREPO C, et al. Tourniquet Release Prior to Dressing Application Reduces Blistering Following Total Knee Arthroplasty [J]. J Arthroplasty, 2015, 30 (7): 1207-1210.

[5] ZHANG P, LIANG Y, HE J S, et al. Timing of tourniquet release in total knee arthroplasty: A meta-

analysis [J]. Orthopedic journal of china, 2017, 96 (17): 445-451.

[6] GIORDANO C P, KOVAL K J. Treatment of Fracture Blisters: A Prospective Study of 53 Cases [J]. Journal of Orthopaedic Trauma, 1995, 9 (2): 171-176.

第三节
术后感染的判断流程

【积水潭方案】

人工关节置换术后假体周围感染（periprosthetic joint infection，PJI）是人工关节置换术后的严重并发症之一。诊断标准采用肌肉骨骼感染学会（Musculoskeletal Infection Society，MSIS）在 2013 年提出的假体周围感染诊断标准。术后急性与慢性感染的时间分界点目前存在争论，一般认为术后 4 周以内为急性 PJI，4 周以上为慢性 PJI。

（一）假体周围感染的诊断标准

1. 主要诊断标准：①两次独立的细菌培养为同一细菌；②存在与关节腔相通的窦道。

2. 次要诊断标准：① CRP 与 ESR 增高；②白细胞计数增高或白细胞酯酶（++）；③中性粒细胞比例增高；④关节周围组织病理学阳性；⑤单次细菌培养阳性。

符合主要诊断标准中的两条之一或次要诊断标准中的五条符合三条即可诊断为 PJI。对于特殊患者及高度怀疑感染的患者即使没有达到以上诊断标准也可以按照治疗 PJI 的流程进行相应处理。

（二）假体周围感染的诊断流程

目前，假体周围感染的诊断流程遵从美国 AAOS 与 MSIS 的感染诊断方案，以及国际感染共识大会（International Consensus Meeting，ICM）制订的诊断流程，具体流程见图 4-3-1。

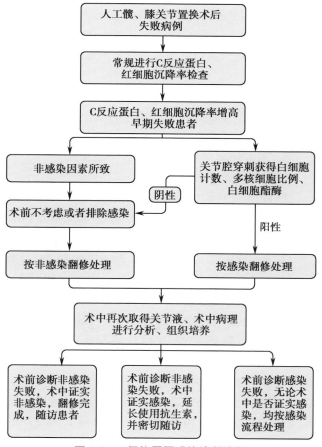

图 4-3-1　假体周围感染诊断流程

诊断感染的各种方法均需要考虑患者是急性感染还是慢性感染。

1. 在急性假体周围感染中,ESR 没有诊断意义。

2. CRP 在诊断急性假体周围感染时,诊断阈值为 100mg/L,而对于慢性假体周围感染时,诊断阈值为 10mg/L。

3. 关节液分析在急性感染中的诊断阈值为白细胞计数 $10 \times 10^9/L$,中性粒细胞分类为 90%;在慢性感染中的诊断阈值为白细胞计数 $3 \times 10^9/L$,中性粒细胞分类为 80%。

4. 只要关节液足够,常规进行关节液白细胞酯酶的分析,当白细胞酯酶的结果为(+)或(++)时考虑为假体周围感染。

5. 术中病理对于诊断 PJI 有一定帮助。

【证据】

国际感染共识大会于 2018 年在美国费城召开了第二届会议,并依据循证医学进行了文献分析后提供了相应的诊疗依据。

尽管 CRP 与 ESR 不是诊断 PJI 的特异性指标,但它们还是反映了患者整体炎症反应的情况,AAOS 感染诊断流程中推荐对于人工关节置换术后疼痛的患者,应该常规将 CRP 和 ESR 作为筛查指标用于判断患者是否存在感染。CRP 和 ESR 用于判断 PJI 的阈值分别为 10mg/L 和 30mm/h。Huerfano 等的系统回顾与 meta 分析中一共囊括了 12 项相关研究,表明 CRP 在诊断 PJI 的灵敏度和特异度分别为 86.9% 和 78.6%,而 ESR 在诊断 PJI 的灵敏度和特异度分别为 86.0% 和 72.3%。但是以上结果是基于慢性 PJI 患者得出的,对于急性 PJI

患者,情况则有所不同。Parvizi 等的研究提示,在普通人群中,ESR 在术后 6 周内仍然是增高的,而 CRP 也要在 2 周内才能降到正常。基于研究数据,在 2018 年的 ICM 上,与会专家仍然提出 ESR 对于诊断急性假体周围感染的意义不大,而 CRP 的诊断阈值为 100mg/L。当然,CRP 和 ESR 对于诊断假体周围感染仍然不是一个完美的指标,因此在临床中即使患者 CRP 和 ESR 正常,但存在早期假体松动、局部肿胀、既往有感染表现等需要高度怀疑患者存在 PJI 的情况,仍然需要进行关节腔穿刺以明确诊断。

Shahi 等的研究提示,在诊断 PJI 时,CRP 与 ESR 的灵敏度较高但特异度相对较低,而关节液白细胞计数与中性粒细胞比例则兼顾了灵敏度与特异度,有助于提高 PJI 诊断的准确性。研究显示在慢性感染中,诊断 PJI 的白细胞计数与中性粒细胞分类阈值分别为 3×10^9/L 与 80%。

采用尿白细胞酯酶对关节液进行检测是一项快速检测手段,可以由医师在穿刺获得关节液并进行离心以后快速进行。Tischler 等的一项前瞻性研究提示白细胞酯酶对于诊断 PJI 的灵敏度和特异度可以达到 79.2% 和 80.8%。这是一项快速、简单、便宜并且诊断效力较高的检查方法。

对于术前穿刺仍然不能确定患者是否为 PJI 的病例,虽然目前的临床证据暂时不能支持再次穿刺是否有所帮助,除非患者存在细菌血源播散的情况,但是笔者仍然会让患者停止使用抗生素 2 周后再次进行穿刺以获得关节液并进行判定。

对于任何翻修患者,无论术前诊断为感染性失败或其他非感染性失败的病例,建议术中常规送检

3~5 份组织进行培养及病理检查。研究显示,术中病理对于诊断 PJI 有一定帮助,高倍镜下白细胞计数增高提示 PJI。Zhao 等在一项 meta 分析中认为病理对于诊断 PJI 有较高的准确性,虽然每高倍镜下 5 个与 10 个白细胞对于诊断效力没有统计学差异,但是采用每高倍镜下 10 个白细胞作为标准可以更好地提高诊断灵敏度。

（邵宏翊）

参考文献

[1] HUERFANO E, BAUTISTA M, HUERFANO M, et al. Screening for Infection Before Revision Hip Arthroplasty: A Meta-analysis of Likelihood Ratios of Erythrocyte Sedimentation Rate and Serum C-reactive Protein Levels [J]. J Am Acad Orthop Surg, 2017, 25 (12): 809.

[2] PARVIZI J, DELLA VALLE C J. AAOS Clinical Practice Guideline: diagnosis and treatment of periprosthetic joint infections of the hip and knee [J]. J Am Acad Orthop Surg, 2010, 18 (12): 771.

[3] PARVIZI J, TAN T L, GOSWAMI K, et al. The 2018 Definition of Periprosthetic Hip and Knee Infection: An Evidence-Based and Validated Criteria [J]. J Arthroplasty, 2018, 33 (5): 1309.

[4] SHAHI A, TAN T L, KHEIR M M, et al. Diagnosing Periprosthetic Joint Infection: And the Winner Is ? [J]. J Arthroplasty, 2017, 32 (9S): S232.

[5] SCHINSKY M F, DELLA VALLE C J, SPORER S M, et al. Perioperative testing for joint infection in patients undergoing revision total hip arthroplasty [J]. J Bone Joint Surg Am, 2008, 90 (9): 1869.

[6] GHANEM E, PARVIZI J, BURNETT R S, et al. Cell count and differential of aspirated fluid in the diagnosis of

infection at the site of total knee arthroplasty [J]. J Bone Joint Surg Am, 2008, 90 (8): 1637.

［7］ TISCHLER E H, CAVANAUGH P K, PARVIZI J. Leukocyte esterase strip test: matched for musculo-skeletal infection society criteria [J]. J Bone Joint Surg Am, 2014, 96 (22): 1917.

［8］ HASSEBROCK J D, FOX M G, SPANGEHL M J, et al. What Is the Role of Repeat Aspiration in the Diag-nosis of Periprosthetic Hip Infection？ [J]. J Arthro-plasty, 2019, 34 (1): 126.

［9］ ZHAO X, GUO C, ZHAO G S, et al. Ten versus five poly-morphonuclear leukocytes as threshold in frozen section tests for periprosthetic infection: a meta-analysis [J]. J Arthroplasty, 2013, 28 (6): 913.

第四节
急性髋关节假体周围感染的处理

【积水潭方案】

髋关节术后急性感染是指术后 4 周内的感染。在患者有伤口持续渗液或确认髋关节存在深部感染的情况下,应尽可能及时进行手术清创并在术后使用抗生素进行抗感染治疗。手术方式应依据患者的具体情况做出判断。如患者的非骨水泥假体还未发生骨长入,并且患者一般情况稳定,可以考虑采用一期翻修手术,除此之外可考虑进行单纯清创保留假体。在进行单纯清创保留假体的手术时,应更换假体的组配部件以利于彻底清创。在进行手术之前,应尽可能通过关节穿刺获取标本用以判断导致感染的细菌种类,术中也应尽可能收集标本进行细菌培养(图 4-4-1)。

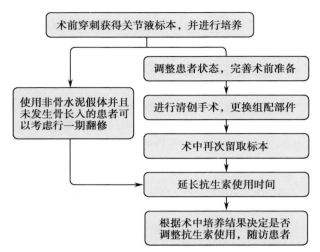

图 4-4-1 急性髋关节假体周围感染处理流程

【证据】

尽管研究显示清创手术效果与手术时机相关，但是急性假体周围感染虽然是一个紧急手术，却不是一个急诊手术。目前的文献报道虽然清创越早，成功率越高，但是并没有给出一个特定的时间作为进行清创的时间窗口。在进行手术治疗急性髋关节假体周围感染之前应尽可能调整患者状态，完善术前准备，同时进行关节腔穿刺，尽早明确病原菌的种类。

Hansen 等的研究显示，如果髋关节采用的是非骨水泥假体，急性感染发生在骨长入之前，采用一期清创翻修手术可以提高感染的控制率。当然，在假体已经发生骨长入的情况下，可以采用单纯清创术进行手术治疗。

采用单纯清创术、保留假体及抗生素治疗是治疗急性感染的主要方法。虽然手术结果与感染发生的时间有密切关系,但是它也与细菌种类、患者状况、局部软组织情况等相关。在清创过程中建议更换假体的组配部件,可以帮助显露髋关节,有利于进行彻底清创。同时,由于彻底清创切除了部分软组织,可能造成软组织有松弛现象,更换内衬与股骨头有助于保证髋关节的稳定性。既往的研究也提示,实施清创保留假体手术处理急性 PJI 时建议更换假体的组配部件。

(邵宏翊)

参考文献

[1] URISH K L, BULLOCK A G, KREGER A M, et al. A Multicenter Study of Irrigation and Debridement in Total Knee Arthroplasty Periprosthetic Joint Infection: Treatment Failure Is High [J]. J Arthroplasty, 2018, 33 (4): 1154-1159.

[2] BURGER R R, BASCH T, HOPSON C N. Implant salvage in infected total knee arthroplasty [J]. Clin Orthop Relat Res, 1991 (273): 105-112.

[3] TATTEVIN P, CREMIEUX A C, POTTIER P, et al. Prosthetic joint infection: when can prosthesis salvage be considered？ [J]. Clin Infect Dis, 1999, 29 (2): 292-295.

[4] HANSEN E, TETREAULT M, ZMISTOWSKI B, et al. Outcome of one-stage cementless exchange for acute postoperative periprosthetic hip infection [J]. Clin Orthop Relat Res, 2013, 471 (10): 3214-3222.

[5] GRAMMATOPOULOS G, BOLDUC M E, ATKINS B L, et al. Functional outcome of debridement, antibiotics and implant retention in periprosthetic joint infection involving the hip: a case-control study [J]. Bone Joint J, 2017, 99B (5): 614-622.

[6] GRAMMATOPOULOS G, KENDRICK B, MCNALLY

M, et al. Outcome Following Debridement, Antibiotics, and Implant Retention in Hip Periprosthetic Joint Infection-An 18-Year Experience [J]. J Arthroplasty, 2017, 32 (7): 2248-2255.

[7] TSANG S J, TING J, SIMPSON A, et al. Outcomes following debridement, antibiotics and implant retention in the management of periprosthetic infections of the hip: a review of cohort studies [J]. Bone Joint J, 2017, 99B (11): 1458-1466.

第五节
急性膝关节假体周围感染的处理

急性膝关节假体周围感染与人工膝关节置换术后晚期急性血源播散性感染的定义:急性膝关节假体周围感染的时间与前述急性髋关节假体周围感染的定义基本一致,是指在初次人工膝关节置换术后4周内发生的感染。人工膝关节置换术后晚期急性血源播散性感染是指人工膝关节置换术后恢复半年以上突发的病程在4周内的感染。

【积水潭方案】

对于人工膝关节置换术后急性膝关节假体周围感染与晚期急性血源播散性感染的患者,如果假体稳定,在北京积水潭医院首先考虑采用清创、保留假体和抗生素抑制的治疗方案(debridement antibiotics implant retention,DAIR)。

(一)清创、保留假体和抗生素抑制治疗流程

1. 完善患者术前准备,尽可能调整血糖,膝关节进行穿刺明确病原菌类型,准备手术器械,包括需

要更换的聚乙烯垫片。

2. 术中再次取多份样本明确致病菌。

3. 清创时应更换聚乙烯垫片,清创应彻底,并且使用大量生理盐水进行冲洗(>10L),安放新的聚乙烯垫片之前应重新铺单。

4. 清创后至少静脉输注抗生素2周,期间应及时联系检验科,根据细菌培养药敏结果决定是否更换抗生素。

5. 清创如果失败,应考虑按照晚期迟发性感染进行处理。

(二) 抗生素的选择

1. 在明确病原菌之前选择使用万古霉素联合第三代头孢菌素进行抗感染治疗。

2. 如果是混合感染也可以采用万古霉素联合第三代头孢菌素进行抗感染治疗。

3. 如为单纯革兰氏阳性球菌,使用万古霉素进行抗感染治疗。

4. 应尽可能及时根据药敏结果调整抗生素的使用。

【证据】

对于急性膝关节假体周围感染与人工膝关节置换术后晚期急性血源播散性感染并且假体稳定、位置良好的患者可采用清创、保留假体和抗生素抑制的治疗方案。该方案是否成功取决于细菌的类型、患者感染症状持续的时间、局部软组织条件、患者自身状态及医师的经验等。

既往的研究建议清创术后静脉使用2~6周的抗生素,而后改为3个月的口服抗生素治疗。但随着手术清创技术的提高、病原菌检出率的增加,很多文献报道采用 2 周静脉使用抗生素后进行 4~6 周的口服抗生素治疗也一样能取得相应的治疗效果。

虽然影响 DAIR 手术结果的因素有多个,但是 Tsang 等建议在清创完成后应该更换手术器械与重新铺单。虽然目前没有文献报道到底要用多少生理盐水进行伤口冲洗,但是目前多数学者建议采用至少 6~9L 的生理盐水进行冲洗,也有学者建议采用 9L 以上的生理盐水进行冲洗。同时,临床结果也证实,在清创失败后再次清创,治疗的失败率显著增高,所以感染患者清创失败后建议按照慢性感染进行相应的处理。

(邵宏翊)

参考文献

[1] ZIMMERLI W, TRAMPUZ A, OCHSNER P E. Prosthetic-joint infections [J]. N Engl J Med, 2004, 351 (16): 1645.

[2] GANDELMAN K, ZHU T, FAHMI O A, et al. Unexpected effect of rifampin on the pharmacokinetics of linezolid: in silico and in vitro approaches to explain its mechanism [J]. J Clin Pharmacol, 2011, 51 (2): 229-236.

[3] OSMON D R, BERBARI E F, BERENDT A R, et al. Infectious Diseases Society of A. Diagnosis and management of prosthetic joint infection: clinical practice guidelines by the Infectious Diseases Society of America [J]. Clin Infect Dis, 2013, 56 (1): e1.

[4] VILCHEZ F, MARTINEZ-PASTOR J C, GARCIA-RAMIRO S, et al. Outcome and predictors of treatment failure in early post-surgical prosthetic joint infections due to Staphylococcus aureus treated with debridement [J]. Clin Microbiol Infect, 2011, 17 (3): 439-444.

[5] FINK B, SCHUSTER P, SCHWENNINGER C, et al. A

Standardized Regimen for the Treatment of Acute Post-operative Infections and Acute Hematogenous Infections Associated With Hip and Knee Arthroplasties [J]. J Arthroplasty, 2017, 32 (4): 1255-1261.

［6］ VAN KLEUNEN J P, KNOX D, GARINO J P, et al. Irrigation and debridement and prosthesis retention for treating acute periprosthetic infections [J]. Clin Orthop Relat Res, 2010, 468 (8): 2024-2028.

［7］ TSANG S J, TING J, SIMPSON A, et al. Outcomes following debridement, antibiotics and implant retention in the management of periprosthetic infections of the hip: a review of cohort studies [J]. Bone Joint J, 2017, 99B (11): 1458-1466.

［8］ JIRANEK W A, WALIGORA A C, HESS S R, et al. Surgical Treatment of Prosthetic Joint Infections of the Hip and Knee: Changing Paradigms ？ [J]. J Arthroplasty, 2015, 30 (6): 912-918.

［9］ PARVIZI J, CAVANAUGH P K, DIAZ-LEDEZMA C. Periprosthetic knee infection: ten strategies that work [J]. Knee Surg Relat Res, 2013, 25 (4): 155-164.

［10］ TRIANTAFYLLOPOULOS G, POULTSIDES L A, ZHANG W, et al. Multiple Irrigation and Debridements for Periprosthetic Joint Infections: Facing a Necessity or Just Prolonging the Inevitable ？ [J]. J Arthroplasty, 2016, 31 (1):219-224.

第六节
慢性感染的处理原则

【积水潭方案】

假体周围感染（PJI）是人工关节置换术最严重的并发症之一，慢性感染一般是指手术后出现的感染或症状持续超过 4 周以上。处理原则是采用二期翻修手术进行治疗,部分特定的患者可采用一期翻修手术、单纯清创及单纯抗生素抑制进行治疗。

1. **二期翻修手术的流程** 第一次手术时取出假体、彻底清创并置入含有抗生素的临时间隔物,而后在两次手术间隔期使用抗生素进行抗感染治疗,待感染控制后进行第二次手术重建髋关节或膝关节(图 4-6-1)。

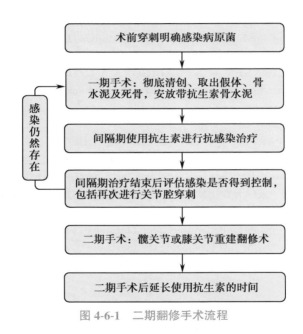

图 4-6-1 二期翻修手术流程

2. **间隔物类型的选择** 对于骨量及软组织条件尚可的患者,首选活动型间隔物。当患者骨量丢失严重,软组织条件差的时候可以考虑使用静止型间隔物。

3. **间隔物抗生素的选择** 革兰氏阳性球菌感

染,采用每 40g 骨水泥加入 2~4g 万古霉素进行混合;革兰氏阴性杆菌感染,采用每 40g 骨水泥加入 2~4g 美罗培南进行混合;真菌感染,采用每 40g 骨水泥加入两性霉素 B 200mg 或氟康唑 300~600mg 进行混合。

4. 间隔期抗生素的使用原则 根据术前穿刺培养结果选择抗生素,同时及时了解术中细菌培养结果从而调整抗生素种类,第一次手术后使用静脉抗生素 2 周而后口服抗生素 4 周,期间注意复查肝、肾功能。间隔期抗生素使用完成后停止 2 周,再次进行髋关节或膝关节穿刺,用以判断感染是否得到控制。

5. 第二次翻修手术时机的选择 第一次清创术后,动态复查 CRP、ESR,观察此两项指标是否为动态下降。在间隔期抗生素停止 2 周后再次进行关节穿刺,行关节液白细胞计数、分类、白细胞酯酶及关节液培养,根据结果综合判断感染是否得到有效控制,如感染得到有效控制,可择期行第二次翻修手术。

对于年龄偏大、不能接受两次手术、局部软组织条件好、没有窦道、骨量保存良好、术前病原菌明确的患者,可以考虑选择一期翻修手术。

如果患者高龄、合并症多,不能耐受翻修手术,并且不能接受关节融合或截肢术的患者,可以考虑单纯使用抗生素抑制,带菌生存。

【证据】

尽管在欧洲有部分医师采用一期翻修手术处理 PJI,国内也有学者报道采用一期翻修手术处理 PJI 取得良好的疗效。但北美地区大多数医师仍然采用二期翻修手术治疗 PJI,尤其在髋关节翻修手术中,由于一般采用的是非骨水泥型髋关节假体,其局部没有释放抗生素的骨水泥层,因此医师往往会更倾向于采用二期翻修手术。

尽管采用二期翻修手术是大多数医师的选择,但是对于一期翻修手术,支持者认为可以减少手术创伤、住院时间及治疗费用等,并且感染控制率并没有降低。到目前为止,尚没有前瞻性随机对照研究比较一期翻修手术与二期翻修手术在治疗 PJI 上的优劣性。Lichstein 等提出一期翻修手术的相对适应证为:软组织条件较好,没有窦道;病原菌明确并且不是耐药细菌;没有全身感染症状等。

研究显示,采用活动型间隔物可以提供良好的关节活动度和功能,并且有助于第二次翻修手术的开展,同时并没有降低感染控制率。Citak 等比较了活动型间隔物与静止型间隔物,发现使用活动型间隔物可以获得更好的功能。但是当膝关节内外侧副韧带缺失、髋关节外展装置功能缺如等情况时,采用活动型间隔物可能会出现间隔物脱位,或者当患者骨量丢失严重影响活动型间隔物的固定时,一般建议采用静止型间隔物。

间隔期抗生素使用需要根据术前穿刺及术中培养结果进行选择,使用时间到目前还没有定论。Hsieh 等研究发现延长使用抗生素并没有增加感染的控制率。Darley 等给予患者静脉使用抗生素 2 周(12~28 天),而后口服抗生素 6 周(2~25 周),取得了良好的临床效果。间隔期后如何判断感染是否得到控制及是否可以进行二期翻修重建术目前存在争论,也没有一个特定的检查可以评估。CRP 和 ESR 可以作为感染监测指标进行动态观察。笔者团队进行的一项 meta 分析提示,关节液中性粒细胞比例有比较高的灵敏度而关节液细菌培养有比较高的特异度,因此在再次置入假体之前需进行关节腔的再次穿刺,采用多个检查对于感染是否得到有效控制进行综合评估。

当患者不能耐受手术时,采用抗生素抑制感染进行治疗也是选项之一,这种方法可以保留患肢、控制疼痛并防止感染扩散。当然,在有条件的情况下,可以先进行单纯的清创术而后口服抗生素抑制细菌生长。在长期使用抗生素的情况下,要注意患者的情况,避免出现药物相关的并发症。

(邵宏翊)

参考文献

[1] ZELLER V, LHOTELLIER L, MARMOR S, et al. One-stage exchange arthroplasty for chronic periprosthetic hip infection: results of a large prospective cohort study [J]. J Bone Joint Surg Am, 2014, 96 (1): e1.

[2] JI B, WAHAFU T, LI G, et al. Single-stage treatment of chronically infected total hip arthroplasty with cementless reconstruction: results in 126 patients with broad inclusion criteria [J] Bone Joint J, 2019, 101B (4): 396-402.

[3] MASTERS J P, SMITH N A, FOGUET P, et al. A systematic review of the evidence for single stage and two stage revision of infected knee replacement [J]. BMC Musculoskelet Disord, 2013, 14: 222.

[4] WONGWORAWAT M D. Clinical faceoff: One- versus two-stage exchange arthroplasty for prosthetic joint infections [J]. Clin Orthop Relat Res, 2013, 471 (6): 1750-1753.

[5] SRIVASTAVA K, BOZIC K J, SILVERTON C, et al. Reconsidering Strategies for Managing Chronic Periprosthetic Joint Infection in Total Knee Arthroplasty: Using Decision Analytics to Find the Optimal Strategy Between One-Stage and Two-Stage Total Knee Revision [J]. J Bone

Joint Surg Am, 2019, 101 (1): 14-24.

［6］KUNUTSOR S K, WHITEHOUSE M R, BLOM A W, et al. One-and two-stage surgical revision of peri-prosthetic joint infection of the hip: a pooled individual participant data analysis of 44 cohort studies [J]. Eur J Epidemiol, 2018, 33 (10): 933-946.

［7］LICHSTEIN P, GEHRKE T, LOMBARDI A, et al. One-stage vs two-stage exchange [J]. J Arthroplasty, 2014, 29 (2 Suppl): 108-111.

［8］CHOI H R, MALCHAU H, BEDAIR H. Are prosthetic spacers safe to use in 2-stage treatment for infected total knee arthroplasty？ [J]. J Arthroplasty, 2012, 27 (8): 1474-1479.

［9］HOFMANN A A, GOLDBERG T D, TANNER A M, et al. Ten-year experience using an articulating antibiotic cement hip spacer for the treatment of chronically infected total hip [J]. J Arthroplasty, 2005, 20 (7): 874-879.

［10］NODZO S R, BOYLE K K, SPIRO S, et al. Success rates, characteristics, and costs of articulating antibiotic spacers for total knee periprosthetic joint infection [J]. Knee, 2017, 24 (5): 1175-1181.

［11］PUHTO A P, PUHTO T M, NIINIMAKI T T, et al. Two-stage revision for prosthetic joint infection: outcome and role of reimplantation microbiology in 107 cases [J]. J Arthroplasty, 2014, 29 (6): 1101-1104.

［12］HSIEH P H, HUANG K C, LEE P C, et al. Two-stage revision of infected hip arthroplasty using an antibiotic-loaded spacer: retrospective comparison between short-term and prolonged antibiotic therapy [J]. J Antimicrob Chemother, 2009, 64 (2): 392-397.

［13］DARLEY E S, BANNISTER G C, BLOM A W, et al. Role of early intravenous to oral antibiotic switch therapy in the management of prosthetic hip infection treated with one- or two-stage replacement [J]. J Antimicrob Chemother, 2011, 66 (10): 2405-2408.

[14] BIAN T, SHAO H, ZHOU Y, et al. Tests for predicting reimplantation success of two-stage revision for periprosthetic joint infection: A systematic review and meta-analysis [J]. Orthop Traumatol Surg Res, 2018, 104 (7): 1115-1123.

[15] GOULET J A, PELLICCI P M, BRAUSE B D, et al. Prolonged suppression of infection in total hip arthroplasty [J]. J Arthroplasty 1988, 3 (2): 109-116.

[16] RAO N, CROSSETT L S, SINHA R K, et al. Long-term suppression of infection in total joint arthroplasty [J]. Clin Orthop Relat Res, 2003 (414): 55-60.

第七节
全髋置换术后脱位的处理

【积水潭方案】

无论是早期或晚期脱位,还是首次或复发性脱位,都应尽快在全身麻醉下或脊椎麻醉下进行闭合复位。应该尽量避免仅在静脉药物镇静下的大力复位。在复位过程中应该尽可能地减少软组织创伤,最大限度地减少患者的负性体验。复位后,要对患者进行髋关节脱位预防措施的教育,以减少再次脱位的发生。有证据表明,髋关节固定支具并没有降低复发性脱位的发生率,所以笔者不把其作为标准方案推荐。尤其是复位后髋关节仍不稳定且已经明确了脱位原因的,则应尽早安排翻修手术。反复脱位会引起患者非常不良的体验和焦虑。

笔者随访了 2008—2013 年的手术病例,术后脱位的发生率为 0.9%。2013 年以后,随着大直径股骨球头(32~40mm)假体的使用,脱位率有明显的下降。大多数术后脱位都是医源性的,最常见的是假体位置不良。这样的单因素脱位往往比较容易处理,通过临床检查和影像学检查明确脱位的原因,就可以有针对性地进行手术弥补。但是,真实的情况是,一个脱位病例往往合并了几种促发脱位的因素,这也是脱位处理整体疗效欠佳的原因。即使是翻修手术这种貌似可以彻底解决问题的手段,也存在比较高的术后再脱位率的问题。

全髋置换术后脱位机制比较复杂,影响因素颇多。对脱位的处理方法无非是闭合复位与切开复位,甚至行翻修手术。总体而言,脱位的处理是临床上比较令人头疼的问题,原则上预防重于治疗,特别是对于术前具有比较高的脱位风险的病例应该仔细甄别,进行谨慎的、个性化的处理。

【证据】

(一)脱位的发生率

脱位是全髋置换术后最常见的并发症之一,初次全髋置换术后脱位的发生率为 0.3%~10.0%,翻修手术的术后脱位率甚至可以高达 28.0%,平均约为 3.0%。因为假体脱位而需要进行翻修手术是仅次于无菌性松动的翻修手术的第二大原因,甚至比因感染而需要翻修手术的病例还多。患者方面的危险因素也有很多,比如因多年的风湿性疾病导致软组织强度不佳的女性高龄患者是术后脱位的高发人群。

75% 以上的假体脱位属于后脱位。哪怕是使用前入路进行的全髋置换术,后脱位仍更常见。超半数术后脱位是单发事件。表 4-7-1 列举了全髋置换术后脱位的类型及处理方案。

表 4-7-1 全髋置换术术后不同脱位类型的处理方案

脱位类型	处理
Ⅰ型(33%):髋臼假体位置不良	翻修髋臼假体
Ⅱ型(8%):股骨假体位置不良	翻修股骨假体
Ⅲ型(36%):展肌无力	调整股骨假体以增加偏心距;大转子移位;限制性内衬
Ⅳ型(9%):撞击	骨性撞击,去除骨赘;更换为大直径球头;假体间撞击,翻修并改变髋臼假体位置
Ⅴ型(7%):聚乙烯磨损(股骨头位置偏心,特定方向限制活动)	更换内衬和股骨头
Ⅵ型:特发	限制性内衬假体

(二) 保守治疗

全髋置换术后脱位的处理方法,取决于脱位发生的次数和时间,比如,是初次脱位还是复发性脱位,是术后早期脱位还是术后数年后的晚期脱位。虽然闭合复位只是处理的最初级手段,但是成功率高达83%。一般来讲,术后 6 个月内的脱位称为早期脱位,通常这个时期的脱位都是可以通过闭合复位得到治疗的。需要警惕的是,复发性脱位再脱位的发生率是 33%~40%。即使是迟发性脱位,笔者也推荐将闭合复位作为首选治疗。但如果患者术后 5 年以后发生了脱位(即晚期脱位),则强烈推荐进行全面评估,比如观察有无聚乙烯内衬的磨损、有无假体的松动甚至移位,但是这仍不能排除初始假体位置不理想的影响。晚期脱位的再脱位发生率约为 55%。

发生了再次脱位的病例仍然需要先力图复位，以减少对软组织和神经的损伤。尽管这样的病例大概率需要进行翻修手术，但术前必须明确脱位的病因。

闭合复位以后，需要教育患者如何避免再次发生脱位。研究证明，使用髋关节制动支具或体位固定并不能降低脱位的再发率，所以不常规推荐，而且髋关节体位固定会明显增加患者的不良体验，也增加了经济负担。一旦闭合复位失败就应考虑切开复位和软组织修复或增强手术。

（三）复位后临床和影像学评估

闭合复位成功后或再次手术前必须彻底评估临床和 X 线片表现，比如，假体组件位置，患者是否存在认知功能障碍或神经肌肉运动障碍，如合并帕金森病，还有肢体长度、关节活动度及展肌功能等。应仔细测量假体组件的位置，这时 CT 结果往往比 X 线片椭圆法计算髋臼假体的开口方向更加精确。

（四）手术治疗

复发性脱位和晚期脱位大概率是需要通过翻修手术治疗的，其中假体部件位置不佳和展肌功能不全是两个最需要手术解决的促使脱位的因素。

（五）切开复位伴软组织修复／强化

还有一种切开复位的绝对适应证是如果存在假体模块脱位，如股骨头和／或髋臼衬垫的脱出。除此以外，在任何切开复位之前都必须满足一个条件，即充分评估不稳定的潜在原因。

软组织强化与大转子移位手术适合于有大转子

撕脱伤、大转子不愈合的患者。这种情况下术后的再脱位率,各种研究结果不一。有时候,会发现后关节囊和外旋肌复合体已经缺损得很严重了,但假体仍然固定良好,这时也可以选用大转子截骨下移的方法。

(六)翻修假体

对假体进行翻修的原则主要取决于髋关节不稳定的类型,比如,由于髋臼假体或股骨假体的位置不良导致脱位的需要翻修的病例,或者更换髋臼内衬或股骨头就可以解决问题的,有时候需要使用三动髋关节假体,更换大直径球头假体,甚至使用限制性内衬(表4-7-1)。

具体地讲,髋臼或股骨假体的翻修对于因假体位置不良而引起的脱位的治疗效果是立竿见影的。在仔细评价 X 线片和 CT 的结果后再决定究竟翻修哪一侧还是全部翻修。当髋臼的外展角>50°或<30°,前倾角>25° 或<5° 都意味着髋臼假体位置有问题。有时候术中不容易发现假体位置有问题,特别是增加股骨偏心距后会增加软组织的张力,假体获得了临时的稳定假象。以下情况需要翻修股骨假体:股骨假体后倾,股骨偏心距不足,过度前倾,特别是合并了较大的髋臼假体前倾。

(七)假体组件的更换

1. **模块化组件** 使用合理的话,单纯更换部分假体组件可以带来不错的效果,特别是如果聚乙烯(PE)磨损是脱位的主要原因。髋臼和股骨假体都得以保留,只单纯更换新的髋臼衬垫和股骨头。一般情况下,笔者推荐使用更大的股骨球头,这样可以有更大的"跳出距离",更不容易有撞击发生,自然也就减少了脱位的复发率。当然这样做是有先决条件的,那就是髋臼和股骨假体位置很好,组配式衬垫及完整的衬垫扣锁机制。

2. 翻修成三动髋关节假体,这不作为一线推荐,但作为复发性脱位的补救措施之一。三动髋关节假体是一种比较特殊的假体,是髋臼衬内套装一个小直径金属或陶瓷球头,前者再套在一个髋臼假体内。这种特殊的假体提供了很大的股骨直径,不那么容易脱位。但是其远期疗效存疑,主要的并发症是腹股沟区疼痛和假体内陷,所以其适用于体弱高龄的患者,预期其髋臼侧骨量不能支撑限制性髋臼假体的力量。Girgoris 等报道了这种假体的临床使用效果理想,但病例数量并不大。

3. **翻修成大直径球头假体**　大直径球头假体的好处是毋庸置疑的,更大的头颈比带来了更大的活动范围和更少的撞击。对脱位的预防作用是通过增加股骨球头的"跳出距离"这一机制实现的。虽然对于髋关节稳定性的增加优势明显,但笔者仍然对使用超大直径的股骨球头保持审慎的乐观态度。因为这样做直接减少了聚乙烯内衬的厚度,从而潜在地影响了假体的寿命。

4. **使用限制性内衬**　当脱位的原因不能明确,以上做法效果都不明显的时候,就要考虑使用限制性内衬假体。还有一种情况就是患者存在明显的软组织张力问题,比如后关节囊缺损或展肌缺损,无法手术修复,再或者是存在大转子不愈合的情况。需要知道的是,限制性内衬会显著地降低髋关节的活动范围,同时增加假体界面的接触应力。这种应力的增加会加重聚乙烯的磨损和骨溶解的发生。

尽管有这些缺点,限制性内衬假体仍然是治疗难治性髋关节脱位的有力武器。Anderson 等首先报道了限制性内衬假体的成功率达到 72%,同时也指出,这样的手术相对操作复杂,精确度要求较高,有一定的失败率。

（刘 庆）

参考文献

[1] DEWAL H, MAURER S L, TSAI P, et al. Efficacy of abduction bracing in the management of total hip arthroplasty dislocation [J]. Arthroplasty, 2004, 19 (6): 733-738.

[2] LIU Q, CHENG X G, YAN D, et al. Plain radiography findings to predict dislocation after total hip arthroplasty [J]. Journal of Orthopaedic Translation, 2019, 18: 1-6.

[3] LACHLEWICZ P F. Dislocation//HOZACK W J, PARVIZI J, BENDE B. Surgical treatment of hip arthritis [M]. Philadelphia: Elsevier/Saunders, 2010: 429-436.

[4] PARVIZI, PICINIC E, SHARKEY P F. Revision total hip arthroplasty for instability: surgical techniques and principles [J]. Instr Course Lect, 2009, 58: 183-191.

[5] WOO R Y, MORREY B F. Dislocations after total hip arthroplasty [J]. J Bone Joint Surg Am, 1982, 64: 1295-1306.

[6] BERRY D J, VON KNOCH M, SCHLECK C D, et al. The cumulative long-term risk of dislocation after primary Charnley total hip arthroplasty [J]. J Bone Joint Surg Am, 2004, 86A (1): 9-14.

[7] RAVI B, CROXFORD R, HOLLANDS S, et al. Increased risk of complications following total joint arthroplasty in patients with rheumatoid arthritis [J]. Arthritis Rheu-

matol, 2014, 66 (2): 254-263.

[8] PARVIZI J, KIM K I, GOLDBERG G, et al. Recurrent instability after total hip arthroplasty: beware of subtle component malpositioning [J]. Clin Orthop Relat Res, 2006, 447: 60-65.

[9] JAMSEN E, PUOLAKKA T, PELTOLA M, et al. Surgical outcomes of primary hip and knee replacements in patients with Parkinson's disease: a nationwide registry-based case-controlled study [J]. Bone Joint, 2014, 96B (4): 486-491.

[10] GRIGORIS P, GRECULA M, AMSTUTZ H C. Tripolar hip replaceme for recurrent prosthetic dislocation [J]. Clin Ortho Relat Res, 1994, 304: 148-155.

[11] LAVIGNE M J F, SANCHEZ A A, COUTTS R D. Recurrent dislocation after total hip arthroplasty. Treatment with an Achilles tendon allograft [J]. J Arthroplasty, 2001, 16 (Suppl): 31-36.

[12] LEWINNEK G E, LEWIS J L, TARR R, et al. Dislocations after total hip-replacement arthroplasties [J]. Journal of Bone & Joint Surgery, 1978, 60 (2): 217-220.

第八节
全髋置换术中假体周围骨折的处理

【积水潭方案】

对于股骨侧的骨折,最常见的是股骨距的骨折,常常发生于生物性假体打入的阶段。如果假体已经打入,且假体稳定,处理上可以在小转子近端进行钢缆的环扎,通常可以有效地固定这种骨折。如果在打入股骨柄之前发现了骨折,可以使用预绑环扎钢缆,必要时还可以配合钢板、螺钉或者骨板一起固定干骺端的骨折。以下为两个处理股骨骨折的小贴士：①股骨近端使用钢板时用钢丝固定,超过假体的远端可以使用螺钉；②为了结构性植骨骨块能够跟主骨有更好的接触,最好用磨钻预先塑形,必要时界面上可以填充人工骨以促进骨整合。

术中的髋臼骨折一般采用保守的办法处理,只要髋臼假体稳定就可以。这种情况下,实际上是利用假体的固定和辅助螺钉对骨折端进行了桥接固定。当然,需要按照髋臼骨折手术那样,术后进行负重量的限制。但是,一旦假体难以获得稳定,千万不能轻易使用骨水泥固定。相反,仍应该立足于使用生物型假体,同时,先想办法固定骨折,比如先需要钢板螺钉或髋臼支架固定骨折部位。如果遇到更严重的情况,比如骨折合并骨缺损,不要贸然选择植骨,这时获得髋臼假体的环抱力是最重要的。必要时可以使用骨盆牵开装置,以获得环抱力。当然,这时最好换用多孔臼杯,通过假体来加强骨折固定。

【证据】

(一) 股骨骨折

术中股骨骨折的发生率约为 1%。生物型假体尤为高发,翻修手术骨折风险要高于初次手术。翻修时发生骨折,尤其是当直柄假体遇到弧度较大的股骨形态时,这种概率明显提高。有研究显示,女性、高龄、骨质疏松和风湿病患者都是术中骨折风险增加的因素。像佩吉特病这样导致骨骼形态变异的情况也会使骨折的风险提高。股骨假体周围骨折大致分为三型：股骨近端骨折、股骨干骺端骨折和股骨远端骨折。

1. **股骨近端骨折** 最常见,是股骨距处的纵形骨折。骨折经常发生在股骨髓腔扩髓的阶段。只要骨折线不是向远端延伸的,且 X 线片显示假体稳定,只需进行小转子近端的钢缆环扎。具体的操作是:取出扩髓器,穿过钢缆并加压,打入假体,再加压,最后锁死钢缆扣。

2. **股骨干骺端骨折** 如果只是在术后 X 线片上发现骨折线,多数情况下推荐非手术治疗,让患者一直坚持到看到骨折愈合迹象再开始患肢负重。如果术中就发现了骨折线,只要假体稳定,可以简单进行钢缆环扎和钢板螺钉的辅助固定。如果是横形或短斜形骨折,最好使用前侧和外侧双钢板固定或骨板的植骨。

3. **股骨远端骨折** 股骨远端骨折比较少出现需要翻修股骨假体的情况,大部分通过切开复位内固定处理。一旦出现需要翻修股骨侧假体的情况,应该使用超过骨折线 4cm 以上的长柄假体来桥接骨折端。

(二) 髋臼骨折

术中髋臼假体周围骨折的发生率要低于股骨骨折,为 0.02%~0.40%。这种骨折往往发生在打入髋臼假体特别是生物型假体时。如果给予超过 2mm 的压配,会增加髋臼术中骨折的风险。

如果术后 X 线片发现髋臼骨折,但是假体固定良好,一般使用非手术治疗,让患者术后免负重即可。X 线片上看到骨折愈合后就可以开始负重。一般这种并发症是没有临床症状的。

但是,如果术中发现了髋臼骨折,则应该彻底显露骨折端,积极固定骨折和稳定假体,从而防止骨折线的增长。多数情况下,髋臼假体的加强螺钉可以固定稳定的无移位骨折。如果骨折有移位则需要前柱或后柱的钢板。当发生髋臼骨缺损的极端情况时,还要使用内陷髋臼支架。

(刘 庆)

参考文献

[1] DAVIDSON D, PIKE J, GARBUZ D, et al. Intraoperative periprosthetic fractures during total hip arthroplasty Evaluation and management [J]. J Bone Joint Surg Am, 2008, 90 (9): 2000-2012.

[2] FRANKLIN J, MALCHAU H. Risk factors for periprosthetic femoral fracture [J]. Injury, 2007, 38 (6): 655-660.

[3] LINDAHL H, GARELLICK G, REGNER H, et al. Three hundred and twenty-one periprosthetic femoral fractures [J]. J Bone Joint Surg Am, 2006, 88 (6): 1215-1222.

[4] HAIDUKEWYCH G J, JACOFSKY D J, HANSSEN A D, et al. Intraoperative fractures of the acetabulum during primary total hip arthroplasty [J]. J Bone Joint Surg Am, 2006, 88 (9): 1952-1956.

[5] SHARKEY P F, HOZACK W J, CALLAGHAN J J, et al. Acetabular fracture associated with cementless acetabular component insertion: a report of 13 cases [J]. J Arthroplasty, 1999, 14 (4): 426-431.

[6] MASRI B A, MEEK R M D, DUNCAN C P. Periprosthetic fractures evaluation and treatment [J]. Clin Orthop Relat Res, 2004 (420): 80-95.

第九节
全膝置换术中骨折的处理

【积水潭方案】
全膝置换术中可能发生的骨折包括胫骨、股骨和髌骨的骨折。笔者发现,一般对于无移位的稳定骨折,多采用非手术治疗即可,术后酌情进行负重限制。但如果骨折是不稳定的,则一般都需要翻修假体,或通过手术固定骨折。

笔者发现,大多数胫骨骨折发生在龙骨骨床准备过程中,比如开髓过程中。另外,在假体打入过程中,龙骨对胫骨皮质的冲击及打入垫片时的冲击也可以造成骨折。这样看来,在全膝置换术的很多阶段都可能发生胫骨骨折。胫骨骨折分型见后文,处理原则主要决定于骨折的稳定性和假体支撑的可靠程度,多数情况下可以保留假体。要知道,假体的存在本身就是对骨折的固定,并可以减少骨的缺损。

相对来讲,胫骨骨折的手术处理要比股骨骨折更积极,由于股骨假体的异形性,其天然对股骨髁部形成固定。股骨髁以上一旦有骨折发生,术后患肢的负重限制是必须的。如果骨折有移位,则须延长切口,采取钢板螺钉固定。在骨折严重不稳定的情况下,则需要换用更长的假体来桥接骨折端。

由于骨量不足等关系,髌骨骨折的处理更倾向于保守。

【证据】

通过回顾文献,全膝置换术后假体周围骨折的发生率为 0.39%。全膝置换术中骨折的易感因素包括骨质疏松、假体对股骨前皮质的切割、高龄、女性、类风湿关节炎、长期使用类固醇等。最近的一项研究表明,由于术中导航系统的定位针引起的骨皮质缺损会增加骨折的风险。

(一)术中胫骨骨折

Felix 等提出了关于全膝置换术的假体周围胫

骨骨折的分型,他们根据骨折部位将胫骨骨折分为四种主要类型:Ⅰ型为胫骨平台骨折,Ⅱ型为胫骨柄附近的骨折,Ⅲ型为胫骨假体远端的骨折,Ⅳ为胫骨结节骨折。采用不同的治疗方法,取决于假体的稳定性和骨折发生的时间。

对于稳定的或无移位的Ⅰ型和Ⅱ型骨折可通过使用支具保护和控制负重量得到治疗。不稳定的Ⅰ型骨折可以使用螺钉,而无须使用长柄假体。对Ⅱ型骨折的处理,可以使用植骨填充皮质缺损,也可以使用长柄假体以桥接骨折。Ⅲ型骨折是最少见的类型,如果这些骨折是稳定的,可以通过制动保护和限制负重得以治疗。只有不确定是否稳定的时候才会考虑手术切开内固定。另外,除去判断骨折本身的稳定性还要考虑假体因素。如果假体的支持有问题,则甚至可能需要翻修假体。

(二)术中股骨骨折

与胫骨骨折相比,术中股骨骨折的发生率要低得多,所以目前还没有针对术中股骨骨折的分型。大多数研究表明,骨折的处理应根据手术医师在术中的判断。在假体打入过程中可能发生股骨髁骨折,如果没有骨折移位且假体稳定,则可以不进行手术治疗。在这种情况下,可能会推迟1个月后再让患肢完全负重,其间允许屈膝90°以内。

(三)术中髌骨骨折

术中髌骨骨折是一种罕见的并发症,在全膝置换术翻修手术中相对更常见。骨折的易发因素包括骨溶解引起的髌骨厚度减少,缺血性坏死,或者其他疾病(如骨质疏松症和类风湿关节炎)。治疗原则取决于骨折的稳定性和伸膝装置的完整性。如果骨折稳定且伸膝装置完整,则建议保守治疗。对于横形骨折,用支具固定腿部处于伸直状态即可。但骨折线是竖直的,患者应允许早期进行伸屈膝的运动。如果骨折不稳定但伸膝装置完整,则应先去除假体,并用钢丝和螺钉固定髌骨。如果遇到伸膝装置断裂而稳定的髌骨骨折,则应在去除假体后进行内固定处理。一旦伸膝装置断裂合并不稳定骨折,则不单需要进行内固定,还要考虑髌骨切除术。当然,髌骨切除术是治疗的最后选择。

(刘 庆)

参考文献

[1] ALDEN K J, DUNCAN W H, TROUSDALE R T, et al. Intraoperative fracture during primary total knee arthroplasty [J]. Clin Orthop, 2010, 468 (1): 91-95.

[2] DENNIS D A. Periprosthetic fractures following total knee arthroplasty: the good, bad, and ugly [J]. Orthopedics, 1998, 21 (9): 1048-1050.

[3] ENGH G A, AMMEEN D J. Periprosthetic fractures adjacent to total knee implants: treatment and clinical results [J]. Inst Course Lect, 1998, 47: 437-448.

[4] FELIX N A, STUART M J, HANSSEN A D. Periprosthetic fractures of the tibia associated with total knee arthroplasty [J]. Clin Orthop Relat Res, 1997 (345): 113-124.

[5] HOZACK W J, GOLL S R, LOTKE P A, et al. The treatment of patellar fractures after total knee arthroplasty [J]. Clin Orthop Relat Res, 1988 (236): 123-127.

[6] GELINAS J J, RIES M D. Treatment of an intraoperative patellar fracture during revision total knee arthroplasty [J]. J Arthroplasty, 2002, 17 (8): 1066-1069.

第十节
人工髋关节置换术后假体周围骨折

【积水潭方案】

主要根据骨折分型来制订治疗方案。Vancouver分型是假体周围骨折目前临床应用最为广泛的分型，能够有效指导治疗手段。A型假体周围骨折发生在股骨近端转子区域，分为大转子周围骨折（Vancouver AG）和小转子周围骨折（Vancouver AL）。B型假体周围骨折发生于假体周围或略低于股骨假体远端，为临床最常见的类型，根据假体固定程度与骨量分为B1型（假体固定良好）、B2型（假体松动，骨量良好）和B3型（假体松动，伴有严重骨量丢失）。C型假体周围骨折发生在股骨假体远端，假体通常稳定，没有明显骨量丢失。近年来提出的USC分型原则与Vancouver分型完全相同，仅对某些编号进行改变，另外加入了髋、膝关节假体间骨折（即D型）作为特殊分型。

（一）Vancouver A型假体周围骨折

发生在大转子及小转子周围的骨折可能与骨溶解有关，但也可发生于骨量较好的患者。

1. 大转子周围骨折（AG型骨折） AG型骨折的治疗方案取决于骨折移位程度，通常认为，对于骨折移位<2cm的患者可以尝试非手术治疗，负重保护下地或佩戴外展支具6~8周便可获得较好效果，也有观点认为大部分A型骨折非手术治疗预后良好。移位的AG型骨折通常需要手术治疗，可选择

钢丝捆扎、线缆、螺钉或大转子爪钢板。

2. **小转子周围骨折（AL 型骨折）** 真正的 AL 型骨折相对少见，通常为撕脱骨折。此类骨折的处理必须谨慎，因为许多 AL 型骨折涉及股骨距，常伴随股骨假体松动。事实上，发生在股骨小转子而不涉及假体柄的骨折非常少见，临床上，大部分发生在小转子的骨折都会侵犯到假体柄，实际上属于 Vancouver B 型骨折。如果仅保守治疗或单纯捆扎处理，易造成假体潜在不稳定。若发生在小转子的假体周围骨折合并假体松动，处理原则与 B2 型骨折类似，需要翻修股骨假体。

（二）Vancouver B 型假体周围骨折

大部分髋关节假体周围骨折都属于 Vancouver B 型。此类骨折发生在股骨假体周围或略低于远端，临床最常见。若假体柄稳定且骨折无明显移位，可尝试保守治疗，但疗效并不明确，大部分仍需手术治疗。具体治疗原则需根据骨折的亚分型确定。

1. **Vancouver B1 型假体周围骨折** Vancouver B1 型假体周围骨折被定义为发生在股骨假体周围或略低于远端、假体稳定的骨折，处理的基本原则为，在准确判断股骨假体稳定性的前提下进行切开复位内固定，大部分采用钢板进行固定。近 10 余年来，锁定加压钢板逐渐成为治疗假体周围骨折的主流手段，其锁定螺钉具有良好的骨锚定力，可提供更好的旋转稳定性。钢板并不直接压迫骨皮质，对骨膜的血供提供了极大的保护，更利于骨折愈合。Vancouver B1 型骨折术后失败率高于其他类型假体周围骨折，最重要的原因是固定方式单一及对假体稳定性的错误判断。另外，对某些 Vancouver B1 型骨折而言,尽管假体稳定,单纯的内固定术也可能会导致固定失败。长柄翻修手术可能是更好的选择,特别是发生在假体柄尖端的横形或短斜形骨折。

2. Vancouver B2 型 及 B3 型 假 体 周 围 骨折　Vancouver B2 型及 B3 型假体周围骨折都伴有股骨柄松动,处理原则相似,需要使用长柄股骨假体进行翻修,同时也要注意髋臼侧假体是否松动,必要时一并翻修。无论是骨水泥假体还是非骨水泥假体,翻修假体的长度均应超过骨折线远端至少 2 倍于股骨干直径的长度。临床上常采用钢丝捆扎、爪钢板等方式对假体周围骨折的翻修手术进行辅助固定。若将 B2 型及 B3 型假体周围骨折单纯采用内固定处理而不翻修假体,常会带来灾难性后果。Vancouver B3 型假体周围骨折伴随骨缺损、骨溶解,股骨皮质较薄,常需恢复骨量,可根据骨缺损的严重程度,通过打压植骨、异体骨皮质板、人工骨、移植骨 - 假体复合物(allograft prosthesis composite,APC)或股骨近端置换术等方式来实现。

(三) Vancouver C 型假体周围骨折

由于髋关节股骨柄尖端的应力集中效应,真正发生在股骨假体远端的骨折非常少见,大部分仍属于 Vancouver B 型。真正的 Vancouver C 型骨折通常认为股骨假体稳定,可按照普通股骨远端骨折的处理原则,选择钢板、环扎术或逆行髓内钉进行固定。

(四) 髋膝间假体周围骨折(UCS D 型)

髋膝间假体周围骨折的手术方式需根据假体稳定性、膝关节假体类型制订。若膝关节假体为表面置换术假体,处理原则与 Vancouver B 型或 C 型股骨假体周围骨折接近,根据股骨假体稳定性及骨量选择内固定术或翻修手术;若膝关节假体带有延长杆,髋、膝关节假体稳定,推荐采用长锁定钢板进行内固定术,钢板跨过应力集中区域。若骨折发生在髋关节假体与带有延长杆的膝关节假体间,且伴随假体松动或骨量较差,处理则非常困难,常需要定制个性化假体进行治疗。

【证据】

人工髋关节置换术后股骨假体周围骨折(periprosthetic femoral fracture,PFF)是假体周围骨折中较为严重的常见的并发症之一。据统计,初次人工髋关节置换术后假体周围骨折的 10 年发生率为 1.7%,髋关节翻修手术后 10 年假体周围骨折的发生率为 6.2%。大部分假体周围骨折都是低能量损伤,相关危险因素包括女性、高龄、翻修手术、肥胖、骨代谢疾病、炎性关节疾病、使用生物型假体柄等。随着生物型人工髋关节的推广应用及患者预期寿命的延长,髋关节假体周围骨折发生的数量呈上升趋势,手术技术复杂、病死率高、再手术率高、预后相对较差。

关于股骨假体周围骨折争议最大的话题是,对于一些 Vancouver B 型假体周围骨折,如何判断翻修和内固定的指征。据统计,超过 70% 的假体周围骨折伴随有股骨假体松动,约 20% 在术前被诊断为 Vancouver B1 型假体周围骨折的患者,术中发现股骨假体已经松动。已有大量研究证实,若将 B2 型、B3 型假体周围骨折误诊为 B1 型假体周围骨折会导致灾难性的后果。Khan 等选取 22 个研究,对 343 例 B2 型假体周围骨折患者和 167 例 B3 型假体周围骨折患者进行系统分析,发现仅采取内固定组患者的再手术率显著高于翻修组患者。准确的分型依赖于仔细追问病史、熟练的读片技巧及尽可能完善的影像学检查。

至于在翻修手术中应选取何种股骨柄,目前更多的文献推荐组配型股骨柄,可以通过调整不同组件的型号而实现骨量重建。Abdel 等对 44 例 Vancouver B2 型及 B3 型假体周围骨折的患者采用组配型股骨柄进行翻修,平均随访 4.5 年,获得 98% 的愈合率,有 11% 的患者因脱位而再次手术。另外,有学者采用远端锁定的非骨水泥长柄假体翻修处理 Vancouver B2 型及 B3 型假体周围骨折。该柄为非骨水泥假体,远端配有 3 个螺钉孔,可在压配翻修假体后从股骨远端打入固定螺钉,增强旋转稳定性与负重能力。

总之,人工髋关节置换术后假体周围骨折的治疗方案主要根据准确的假体周围骨折分型来制订。

(郑汉龙)

参考文献

［1］ MEEK R M, NORWOOD T, SMITH R, et al. The risk of peri-prosthetic fracture after primary and revision total hip and knee replacement [J]. J Bone Joint Surg Br, 2011, 93 (1): 96-101.

［2］ ZHU Y, CHEN W, SUN T, et al. Risk factors for the periprosthetic fracture after total hip arthroplasty: a systematic review and meta-analysis [J]. Scand J Surg, 2015, 104 (3): 139-145.

［3］ LINDAHL H, ODEN A, GARELLICK G, et al. The excess mortality due to periprosthetic femur fracture. A study from the Swedish national hip arthroplasty register [J]. Bone, 2007, 40 (5): 1294-1298.

［4］SINGH J A, JENSEN M R, HARMSEN S W, et al. Are gender, comorbidity, and obesity risk factors for postoperative periprosthetic fractures after primary total hip arthroplasty？ [J]. J Arthroplasty, 2013, 28 (1): 126.

［5］MARSLAND D, MEARS S C. A Review of Periprosthetic Femoral Fractures Associated With Total Hip Arthroplasty [J]. Geriat Orthop Surg, 2012, 3 (3): 107-120.

［6］KHAN T, GRINDLAY D, OLLIVERE B, et al. A systematic review of Vancouver B2 and B3 periprosthetic femoral fractures [J]. Bone Joint J, 2017, 99B (4): 17-25.

［7］ABDEL M P, LEWALLEN D G, BERRY D J. Periprosthetic femur fractures treated with modular fluted, tapered stems [J]. Clin Orthop Relat Res, 2014, 472 (2): 599-603.

［8］EL-BAKOURY A, HOSNY H, WILLIAMS M, et al. Management of Vancouver B2 and B3 Periprosthetic Proximal Femoral Fractures by Distal Locking Femoral Stem (Cannulok) in Patients 75 Years and Older [J]. J Arthroplasty, 2017, 32 (2): 541-545.

第十一节
人工膝关节置换术后假体周围骨折

【积水潭方案】

膝关节假体周围骨折是全膝置换术后较为常见的并发症,处理起来较为困难。假体的存在使得一些常用的骨折固定方法无法实现,假体周围骨折部位常伴随骨丢失和骨缺损,处理时必须考虑假体的稳定性和骨量的恢复。膝关节假体周围骨折分为股骨侧骨折、胫骨侧骨折和髌骨骨折。

(一)股骨侧骨折

股骨侧假体周围骨折是临床最常见的膝关

节假体周围骨折,在全膝置换术后的发生率为0.3%~2.5%,大部分为低能量损伤,常同时伴有轴向与扭转负荷。目前临床通常采用 Rorabeck 分型:Ⅰ型,骨折无移位;Ⅱ型,骨折移位>5mm 或成角>5°,且假体未松动;Ⅲ型,骨折伴随膝关节假体松动,无论骨折有无移位(图 4-11-1)。

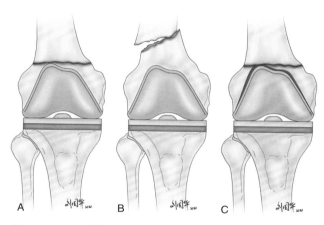

图 4-11-1　全膝置换术后股骨假体周围骨折的 Rorabeck 分型
A. Rorabeck Ⅰ 型:假体周围骨折无移位,假体未松动;B. Rorabeck Ⅱ 型:假体周围骨折移位≥5mm 或成角≥5°,假体未松动;C. Rorabeck Ⅲ 型:骨折伴随膝关节假体松动,无论骨折有无移位。

Rorabeck Ⅰ 型假体周围骨折无移位、假体稳定,可尝试保守治疗,通常使用石膏固定,绝对制动。Rorabeck Ⅱ 型假体周围骨折采取切开复位内固定术,根据骨折的形态和假体的设计决定固定方式,通常情况下可选择股骨髁钢板或逆行髓内钉作为固定方式。锁定钢板的发明使上述风险降低。若骨量丢失严重,可采取打压植骨、异体骨板或骨水泥填充等措施辅助固定。

若股骨侧假体已松动（Ⅲ型骨折），处理原则需根据股骨侧骨量、患者年龄和活动需求综合考虑。若患者年轻且股骨侧骨量良好，采用带延长杆的假体进行翻修；若股骨侧骨量很差，且患者高龄、活动需求不高，可直接进行股骨远端置换术。而对于年轻、活动需求高却伴随股骨侧大量骨缺损的患者，可采用一期内固定、二期翻修，或者移植骨-假体复合物或个性化定制假体进行处理。

（二）胫骨侧骨折

全膝置换术后胫骨侧假体周围骨折相对少见，目前临床采用 Felix 分型：Ⅰ 型为胫骨平台劈裂或塌陷；Ⅱ 型发生在干骺端邻近胫骨假体的部位；Ⅲ 型发生在胫骨假体远端；Ⅳ 型为胫骨结节撕脱。每型骨折又分为 A、B、C 三个亚型，分别为假体稳定、假体松动和术中骨折（图 4-11-2）。

人工膝关节置换术后胫骨侧假体周围骨折目前无明确治疗共识。大部分情况下，胫骨假体均有松动，通常需采用带延长杆的假体进行翻修、重建骨量。Felix Ⅰ 型假体周围骨折最为常见，几乎所有 Felix Ⅰ 型假体周围骨折都伴随有假体松动，需翻修假体；Felix Ⅱ 型假体周围骨折需根据假体稳定性及骨量来选择治疗方式；Felix Ⅲ 型假体周围骨折中绝大部分为假体稳定的Ⅲ A 型骨折，保守治疗通常能获得较好的疗效，而Ⅲ B 型骨折多数需要个体化治疗；Felix Ⅳ 型假体周围骨折多数由于直接暴力或胫骨结节截骨术后股四头肌过度牵拉造成，伸膝装置受累，常造成膝关节功能严重受损。若假体固定良好、骨折无移位，可尝试保守治疗；若骨折明显移位或伴随假体松动,需手术治疗,并重建伸膝装置。

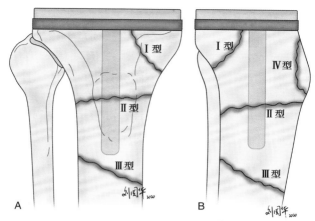

图 4-11-2 全膝置换术后胫骨侧假体周围骨折的 Felix 分型
A. Felix 分型(冠状位);B. Felix 分型(矢状位)。

(三)髌骨骨折

髌骨假体周围骨折由外伤、异常应力等因素造成,目前无明确治疗共识。绝大部分为髌骨外缘纵形骨折,一般不累及伸膝装置的完整性,也没有明显的临床症状,大部分保守治疗即可。若髌骨假体稳定、骨折累及伸膝装置,需进行伸膝装置修复、髌骨骨折内固定或髌骨部分切除甚至全切除。若髌骨假体不稳定、伸膝装置完整,可进行髌骨假体翻修或髌骨切除。

【证据】

膝关节假体周围骨折常见的危险因素包括骨量不良、女性、高龄、类风湿关节炎、糖皮质激素使用史及膝关节翻修等。膝关节假体周围骨折最常发生在股骨侧,其次是胫骨侧,治疗的热点及难点主要集中在股骨侧骨折。

只要是发生移位或不稳定且骨量尚可的 TKA 术后股骨髁上骨折,都应该手术干预,否则很容易发生移位、力线不良及不愈合。目前,锁定钢板是较为普遍的固定方式。Kregor 等对 11 例采用 LISS 钢板行内固定手术治疗的假体周围骨折进行回顾性分析,认为 LISS 钢板可以维持远端稳定性,小切口能够避免感染,较少需要植骨,锁定固定方式能够使软组织剥离最小化,避免骨膜剥离。逆行髓内钉当然也是一种有效的固定方式,可以避免软组织剥离带来的并发症,但局限性较大,常需要切开关节囊,易引发感染。对于膝关节假体没有髓内钉入点(如大部分 CR 假体)、髌骨低位阻挡髓内钉入点或膝关节屈曲功能严重受限导致胫骨假体阻碍髓内钉入点的患者,髓内钉技术亦无法实现。Kim 等曾对照 10 例髓内钉与 13 例钢板内固定的膝关节假体周围骨折,发现骨折愈合时间、关节活动度及临床评分差异均无统计学意义。有些学者曾提出在膝关节假体表面钻孔,制造髓内钉进钉点,但产生的金属碎屑会进一步在关节腔内造成金属离子反应。另外,外固定架也是一种选择。

对于Ⅲ型股骨髁上骨折,若骨量尚可,可采用非骨水泥膝关节假体进行翻修辅助内固定,临床疗效报道不一。而对于骨量较差且年轻、活动需求高的患者,治疗则较为困难。若使用限制性假体翻修容易造成远期松动;若一期固定骨折、取出假体,二期翻修,易造成关节僵硬;移植骨 - 假体复合物(APG)能够有效恢复骨量,且仅需要一次手术,但感染、异体骨吸收等并发症仍是不可回避的问题。

TKA 术后假体周围骨折的术后并发症的发生

率、病死率、再入院率较高。Reeves 等在 2017 年曾大规模回顾了近 3 000 例膝关节假体周围骨折的患者,其中 1 526 例内固定患者再住院率为 20.5%,1 458 例翻修患者再住院率为 21.8%,显著高于同期因其他原因行膝关节翻修手术的患者。时至今日,假体周围骨折仍是人工膝关节置换术后较难处理的并发症。

(郑汉龙)

参考文献

[1] HANKS G A, MATHEWS H H, ROUTSON G W, et al. Supracondylar fracture of the femur following total knee arthroplasty [J]. J Arthroplasty, 1989, 4 (4): 289-292.

[2] RAAB G E, DAVIS C M 3rd. Early healing with locked condylar plating of periprosthetic fractures around the knee [J]. J Arthroplasty, 2005, 20 (8): 984-989.

[3] MERKEL K D, JOHNSON E W. Supracondylar fracture of the femur after total knee arthroplasty [J]. J Bone Joint Surg Am, 1986, 68 (1): 29-43.

[4] KREGOR P J, HUGHES J L, COLE P A. Fixation of distal femoral fractures above total knee arthroplasty utilizing the Less Invasive Stabilization System (L. I. S. S.) [J]. Injury, 2001, 32 (Suppl 3): SC64-SC75.

[5] MCLAREN A C, DUPONT J A, SCHROEBER D C. Open reduction internal fixation of supracondylar fractures above total knee arthroplasties using the intramedullary supracondylar rod [J]. Clin Orthop Relat Res, 1994 (302): 194-198.

[6] CULP R W, SCHMIDT R G, HANKS G, et al. Supracondylar fracture of the femur following prosthetic knee arthroplasty [J]. Clin Orthop Relat Res, 1987 (222): 212-222.

[7] PARVIZI J, JAIN N, SCHMIDT A H. Periprosthetic Knee

Fractures [J]. J Orthop Trauma, 2008, 22 (9): 663-671.

［8］ GHAZAVI M T, STOCKLEY I, YEE G, et al. Reconstruction of massive bone defects with allograft in revision total knee arthroplasty [J]. J Bone Joint Surg Am, 1997, 79 (1): 17-25.

［9］ REEVES R A, SCHAIRER W W, JEVSEVAR D S. Costs and Risk Factors for Hospital Readmission After Periprosthetic Knee Fractures in the United States [J]. J Arthroplasty, 2018, 33 (2): 324-330.

第十二节
术后早期肢体肿胀的处理

【积水潭方案】

全人工关节置换术（TJA）后经常会出现肢体肿胀。肢体肿胀常常让患者感到担心和不解，甚至影响患者的术后康复锻炼。对于 TJA 术后肢体肿胀，北京积水潭医院矫形骨科有一套诊断和处理的思路。首先，必须认识到 TJA 术后肢体轻度肿胀是正常现象，但是如果肢体明显肿胀，进行性加剧，甚至伤口明显引流增多、皮温降低或明显升高、皮肤发红，或者出现小腿三头肌压痛等，需要考虑下肢深静脉血栓形成（DVT）、感染、血肿等并发症可能，这时需要进行下肢深静脉彩超、伤口彩超、相关实验室检查（ESR、CRP）、关节穿刺液检查和培养等。如果排除了上述并发症，考虑为术后正常的轻度肿胀，尤其是活动后出现或加剧的肿胀，笔者通常的处理措施包括告知患者休息、冰敷、加压包扎及肢体抬高。

全髋置换术（THA）或全膝置换术（TKA）后肢体肿胀的处理必须在保证患者安全和对一些术后正

常现象的非必须检查之间做出平衡。肿胀是 THA 和 TKA 术后可预见的现象,因为手术导致的局部软组织损伤会不可避免地引起组织水肿和局部血肿形成。对肢体肿胀患者的过度检查会导致检查的滥用和不必要的再次入院,增加患者的花费和焦虑。

对于 THA 或 TKA 术后因为肿胀咨询的患者,首先要消除其疑虑和焦虑,并且告诉患者一些保守治疗的办法。具体来说,要告诉患者肿胀是康复过程中正常的现象。应对患者进行必要的检查,可以给患者推荐药物如非甾体抗炎药,以及抬高患肢,不建议患者因为肢体肿胀去急诊。只有当症状被社区医师或家庭医师评估后认为需要加以重视时(如持续伤口引流、小腿肿胀变硬、足和小腿整体肿胀、小腿三头肌压痛等),患者才需要到门诊接受关节外科医师的评估检查。

笔者在临床工作中对所有择期 THA 或 TKA 的患者都给予了深静脉血栓(DVT)的预防措施。因此,不推荐常规行超声 DVT 检查,发现与出现可疑DVT 症状(小腿肌肉红肿僵硬、小腿远端肿胀等)时才需要预约超声检查。

【证据】

TJA 术后腿部肿胀是再次入院的最常见的原因之一,虽然大多数情况下这是一种正常的术后情况。当对腿部肿胀的患者进行检查时,应该时刻警惕会导致患者出现并发症或切口延迟愈合的情况,包括DVT、血肿、感染或隐匿病症的恶化,如静脉功能不全或血管功能不全。BMI 指数增加的患者容易出现或使上述任何一种情况加重。

鉴别病理性和正常术后肿胀的要点之一是判断是单侧肿胀还是累及双侧。典型的术后水肿表现为单侧且只有术侧肿胀。双侧肢体严重进展的肿胀可能提示为系统性问题,如心力衰竭或肾功能下降。严重的单侧肿胀需要关注。患者术后的典型表现为急性水肿或慢性水肿的加重。有慢性水肿病史的患者需要根据他们的基线水平进行检查。

所有患者都应进行术后血栓栓塞的预防,所以笔者不建议在术后早期进行 DVT 相关的一些过度检查,虽然 DVT 是术后再次入院患者最常见的诊断。笔者的做法是只检查有过度下肢水肿症状的患者(不是所有伴有任何程度肿胀的患者)。表现为过度肿胀的患者应行多普勒超声检查。不是所有阳性超声结果都需要额外治疗,只有腘窝或更高部位 DVT 的患者需要在全科医师的判断下进行更长时间的抗凝治疗。

手术部位感染是一个灾难性的并发症,常常伴有肿胀,对感染的鉴别诊断比较容易,其常伴有发红、伤口引流、疼痛加剧和手术部位附近的压痛。感染是导致意外再次入院的最常见原因,35.9% 的患者术后 90 天内再入院与感染有关。

(黄 勇)

参考文献

[1] CULLEN C, JOHNSON D S, COOK G. Re-Admission Rates within 28 Days of Total Hip Replacement [J]. Ann R Coll Surg Engl, 2006, 88 (5): 475-478.

[2] ALGUIRE P C, MATHES B M. Chronic Venous Insufficiency and Venous Ulceration [J]. J Gen Intern Med, 1997, 12 (6): 374-383.

[3] CIOCON J O, FERNANDEZ B B, CIOCON D G. Leg edema: Clinical clues to the differential diagnosis [J]. Geri-

atrics, 1993, 48 (5): 34-40.

[4] ELY J W, OSHEROFF J A, CHAMBLISS M L, et al. Approach to Leg Edema of Unclear Etiology [J]. J Am Board Fam Med, 2006, 19 (2): 148-160.

[5] ZMISTOWSKI B, RESTREPO C, HESS J, et al. Unplanned Readmission After Total Joint Arthroplasty: Rates, Reasons, and Risk Factors [J]. J Bone Joint Surg Am, 2013, 95 (20): 1869-1876.

第十三节
全髋置换术后下肢不等长的处理

【积水潭方案】

全髋置换术（THA）后的下肢不等长（leg length discrepancy，LLD）首先应通过评估归类，判断是真性 LLD 还是功能性 LLD，诊疗思路见图 4-13-1。

1. **真性 LLD** 可分为关节外来源和关节内来源。关节外来源 LLD 的常见病因为对侧髋关节的病变。关节内来源的真性 LLD 是由于髋臼原旋转中心到小转子区域的垂直方向距离在术前、术后发生改变而形成的。真性 LLD 的体现形式有两种：术前双下肢等长，但术后手术侧下肢变长或变短了；术前双下肢不等长，术后也没有达到等长。不管是哪种形式，都可通过下肢全长 X 线片或双髋关节正位 X 线片进行评估。关节内来源的真性 LLD 必要时可通过髋关节翻修手术给予矫正。

2. **功能性 LLD** 指虽然患者双下肢的绝对长度是等长的，但患者在感觉上认为双下肢不一样长。此类功能性 LLD 往往可随着时间的推移得到适应

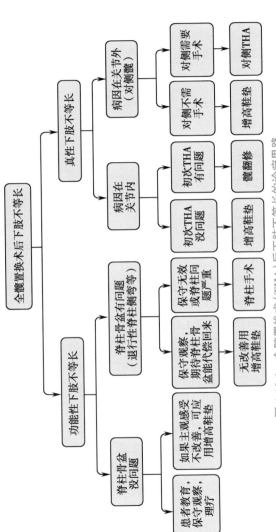

图 4-13-1 全髋置换术（THA）后下肢不等长的诊疗思路

和缓解。另外,增高鞋垫是改善患者LLD感受的有效手段。

(一)全髋置换术前与患者沟通

首先,在行THA手术前,应与患者进行充分沟通,使患者认识到术后发生LLD的潜在可能,以避免术后因为没有达到患者的预期,继而引起医患之间的沟通不畅或冲突。这种未达到自己预期的感觉可能会使患者认为手术不成功,而实际上,从专业技术角度而言,手术的各个环节已经做得很到位了。这种情况下,可能医师唯一没有做到位的就是术前没有向患者充分交代术后LLD的可能性。

其次,在手术前,应该明确患者是否有LLD,如果有,应明确是否可通过本次THA矫正,并与患者进行充分沟通。

本次THA手术可能不能完全矫正LLD的原因包括:脊柱畸形,对侧髋退行性病变,对侧股骨或胫骨的短缩,术侧下肢在术前就比对侧长,等等。这些病因都需客观分析,否则可能使患者面临不必要的第二次手术。有脊柱问题的患者需要脊柱科医师的进一步处理,对侧髋有问题的患者则需要将来接受对侧髋的关节置换术。

(二)下肢不等长的非手术治疗

功能性LLD一般采用非手术治疗。如果软组织结构过于紧张,即使很小程度的术侧下肢长度的增加也会使患者感觉到LLD,这些患者可以在THA术后进行恰当的理疗,下肢不等长的感觉一般会在几个月内慢慢消退。术后早期的一段时间内,如果患者在骨盆倾斜或功能性不等长的情况下行走,可能会产生毗邻关节的继发性症状。

康复锻炼 4~6 个月后,应当再评估患者骨盆倾斜和功能性不等长的改善情况。随着时间的推移,被拉紧的软组织结构会逐渐适应改变后的长度。功能性 LLD 的患者需要在站立位通过垫木块来评估,平时可以通过穿戴增高鞋垫改善症状。

(三)下肢不等长的手术治疗

髋关节假体位置的安放会直接或间接影响下肢的长度。

髋臼杯和股骨假体的安放位置会直接影响下肢长度。髋臼杯假体的下缘如放在泪滴以下水平或股骨头高于大转子尖水平都会使术侧下肢变长。

髋臼杯的安放角度、柄的安放角度、股骨颈的偏心距,会间接影响下肢长度。术中,医师为了获得稳定的髋关节,会倾向于将髋关节软组织张力做紧,这一操作可能会导致术侧下肢最终变长。如果术中髋臼杯的安放角度不理想,髋臼杯后倾或前倾过大,会产生术中的不稳定,这时医师会通过增加颈长和增加偏心距的方法,增加软组织的张力来获得稳定。股骨侧也是同样的道理。如果术中未能恢复合适的偏心距,偏心距变小了,为了使髋部软组织维持张力,使髋关节稳定,术者不会将股骨假体过度打入股骨髓腔,这很有可能最终使术侧下肢变长。

假体位置和角度的因素需要通过影像学认真评估。如果考虑假体的角度问题是导致下肢不等长的可能原因,应采用 CT 进一步评估。如果假体安放的位置或角度直接或间接导致下肢不等长,且患者在非手术治疗后仍有症状,采用翻修手术来纠正假体的位置和角度能获得良好的疗效。

行翻修手术前,应该强调髋关节的稳定性是最为重要的,将长的肢体缩短的尝试会使髋关节的稳定性下降。当手术医师决定进行翻修手术时,应该做好髋臼侧和股骨侧都进行翻修的准备,同时应该准备限制性内衬。因为翻修侧肢体的短缩,即便假体的位置和角度调整得很理想,也会导致软组织松弛和不稳定。医师术前应向患者充分说明术后不稳定的风险,且术前也不应向患者保证术后能达到下肢等长。

【证据】

LLD 在 THA 术后较常发生,可分为真性 LLD 和功能性 LLD。真性 LLD 又分为关节外来源和关节内来源两种。关节内来源的真性 LLD 是由于髋臼原旋转中心到小转子区域垂直方向的距离在术前、术后发生改变而形成的。在这个范围内,手术侧下肢的长度发生改变可能是由于髋臼杯位置的上移或下移,导致原旋转中心位置发生改变;也有可能是假体柄进入股骨髓腔的深度发生改变;还有可能是假体头颈区域的长度发生改变。功能性 LLD 主要是由于 THA 术后髋部前外侧软组织紧张或腰椎退行性侧弯导致的骨盆倾斜引起的。术后短期的髋部软组织结构紧张,会导致骨盆向术侧倾斜,最终导致感觉上的下肢不等长。功能性 LLD 的评估可在站立位让患者感觉双下肢是否等长来判断。

手术前、后下肢长度的改变取决于两点:术前 LLD 的准确测量,术中通过一些参考点之间的距离改变来准确记录变化的长度。有不同的基于固定解剖参考点的术中记录方法。

假体的位置和角度合适是确保术后下肢等长的重要因素。患者自身方面的因素如软组织的松紧度,将会影响在下肢长度和髋关节局部稳定性之间的取舍。在需要平衡这两者的情况下,对于手术医师而言,首要任务是手术结束时给患者留下一个稳定的髋关节,所以容易导致术侧下肢变长。

有多种技术可通过采用患者的骨性和软组织解剖标志作为视觉参考,来辅助假体的准确安放。THA 术中,术者应该充分显露骨性和软组织解剖标志。术中采用理想的解剖标志的目的是提高假体位置的准确性,减少下肢长度的误差,消除不稳定,使关节活动度最大化,并使假体不发生撞击,最终提高髋关节的功能。

(尹星华)

参考文献

[1] RANAWAT C S, RODRIGUEZ J A. Functional leg-length inequality following total hip arthroplasty [J]. J Arthroplasty, 1997, 12 (4): 359-364.

[2] ABRAHAM W D, DIMON J H. Leg length discrepancy in total hip arthroplasty [J]. Orthop Clin North Am, 1992, 23 (2): 201-209.

[3] IRELAND J, KESSEL L. Hip adduction/abduction deformity and apparent leg-length inequality [J]. Clin Orthop Relat Res, 1980 (153): 156-157.

[4] JASTY M, WEBSTER W, HARRIS W. Management of limb length inequality during total hip replacement [J]. Clin Orthop Relat Res, 1996 (333): 165-171.

[5] WILLIAMSON J A, RECKLING F W. Limb length discrepancy and related problems following total hip joint replacement [J]. Clin Orthop Relat Res, 1978 (134): 135-138.

[6] ARCHBOLD H A P, MOCKFORD B, MOLLOY D, et

al. The transverse acetabular ligament: an aid to orientation of the acetabular component during primary total hip replacement: a preliminary study of 1000 cases investigating postoperative stability [J]. J Bone Joint Surg Br, 2006, 88 (7): 883-886.

[7] HASSAN D M, JOHNSTON G H, DUST W N, et al. Accuracy of intraoperative assessment of acetabular prosthesis placement [J]. Journal of Arthroplasty, 1998, 13 (1): 80-84.

[8] HONL M, SCHWIEGER K, SALINEROS M, et al. Orientation of the acetabular component. A comparison of five navigation systems with conventional surgical technique [J]. J Bone Joint Surg Br, 2006, 88 (10): 1401-1405.

第十四节
全膝置换术后僵直膝的预防和处理

【积水潭方案】

对于全膝置换术（TKA）后僵直膝的预防和处理原则，可分为术前、术中及术后三个不同时间段进行阐述（图 4-14-1）。

当考虑僵直膝的治疗策略时，比较术前和术后的膝关节活动度（range of motion，ROM）尤为重要。记录术后即刻的膝关节 ROM 会帮助医师判断术后膝关节 ROM 是否锻炼到位。

1. **术前** 对于 TKA 术后的僵直膝而言，预防其发生是首要任务。这就要求患者积极主动地配合医护人员及康复医师，要求患者出院后早期进行康复训练，同时要求术者完成好术中的每一步操作。如果患者术前的膝关节 ROM 就不理想，这本身就是术后发生僵直膝的高危因素。对于此类患者,术者应在术前与患者进行充分沟通,并交代即使术中的每一步操作都做得很到位,术后仍有可能发生膝关节活动受限。对于此类患者,术中实现理想的屈曲 - 伸直间隙平衡至关重要。

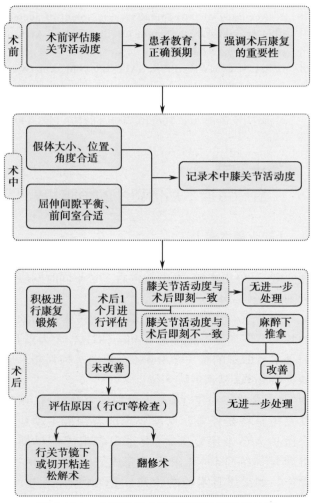

图 4-14-1　全膝置换术后僵直膝的预防与处理

2. **术中** TKA 术中术者应该做好屈曲 - 伸直间隙平衡。对于术前有屈曲畸形的患者,术中可以增加股骨远端的截骨厚度,如果仍不能完全伸直,可以进行后关节囊松解。如果患者术前的屈曲活动度差,术中应该注意股骨后髁截骨量的判断。如果屈曲间隙比伸直间隙紧,且是由于股骨后髁的骨量厚造成的,那么增加股骨后髁的截骨量,并用小一号的股骨假体能安全有效地实现间隙平衡。但是,如果屈曲间隙截骨已完成,且屈曲间隙张力理想,但伸直间隙要比屈曲间隙松,这种情况下,为了实现屈伸平衡,增加股骨后髁的截骨量,会使屈曲间隙松弛,最终导致中度屈曲位不稳定。所以这种情况下,应该在股骨远端垫上填充块,使伸直间隙的张力与屈曲间隙保持一致。但一般而言,较为稳妥的方法是先建立伸直间隙,之后再根据伸直间隙来寻找与之相同的屈曲间隙,以寻求屈伸平衡。此外,为避免术后僵直膝的发生,应避免髌股关节前间室的过度填充。为了避免发生屈曲畸形,股骨后髁和胫骨的多余骨赘应相应切除,胫骨平台截骨后的后倾应调整到合适的角度。

3. **术后** TKA 术后 4~6 周,应常规复查患者,评估膝关节 ROM。临床查体包括采用角度测量尺测量膝关节 ROM,并评估整个屈伸过程中的内外侧韧带的平衡性。X 线评估包括观察膝关节后方骨赘的情况、是否有骨折、是否有异位骨化、假体大小和位置是否合适等。如果患者的伸直滞缺>10°,应给患者佩戴伸直位支具。如果患者屈曲<90°,术后应采用积极的康复训练,并在术后 1 个月时重新评估。如果活动度没有明显改善,应在前次手术后的 3 个月内行麻醉下推拿(manipulation under anesthesia,

MUA)。当患者 TKA 术前就有僵直膝,术中或术后应即刻记录术侧膝关节 ROM,作为基线数据。如果患者术后一段时间后(如术后 1 个月)的 ROM 能达到术中的膝关节 ROM 范围,即便此时的膝关节 ROM 仍有限或可以诊断为僵直膝,对于此类患者采用 MUA 也并无帮助。如果僵直膝的患者经过 MUA 及积极的康复锻炼后未能获得良好的疗效,可行关节镜下的粘连松解术(lysis of adhesions,LOA)。有研究报道,在给僵直膝的患者行关节镜下 LOA 后至少 1 年的随访中,屈曲活动范围能改善 24°,使其最终可屈曲至 103°。对于部分患者,可考虑行翻修手术。当对可能需要翻修的患者进行评估时,局部的 CT 检查能帮助评估假体大小、位置和安放角度。此外,在做任何膝关节的操作前,应认真做好评估来排除假体周围感染。

【证据】

膝关节 ROM 是因人而异的。影响 ROM 的诸多因素中,有一部分来源于患者方面,如膝关节周围肌肉发达程度和肥胖等。僵直膝定义为膝关节有 ≥15° 的屈曲畸形或膝关节屈曲 <75° 或两者同时存在。也有学者定义僵直膝为 TKA 术后 1 年时膝关节屈曲 <90°。有研究表明,维持正常的步态需要膝关节屈曲 67°,上楼梯需要膝关节屈曲 83°,下楼梯需要膝关节屈曲 100°,从座椅上站起来需要膝关节屈曲 93°。可见,如果患者膝关节 ROM 不足或存在僵直膝,那么患者会遇到实际日常生活中的困难。

术者在 TKA 术中,除做好间隙平衡之外,还应选择合适大小的假体,假体安放位置和角度合适。如果是因为假体位置不良、髌股关节过度填充、骨折、异位骨化、后方残留骨赘等原因导致的僵直膝，会考虑给患者行膝关节翻修手术。有研究表明，给僵直膝的患者进行膝关节翻修手术，可使 ROM 从 68° 提高到 90°，并使疼痛得到明显改善。

　　笔者主张 TKA 术后应进行积极的康复训练。如果 TKA 术后出现僵直膝，应在前次手术后的 3 个月内行麻醉下推拿（MUA）。有研究报道，TKA 术后 3 个月内行 MUA，可使屈曲活动度提高 33°~50°。

（尹星华）

参考文献

［1］TJOUMAKARIS F P, TUCKER B C, POST Z, et al. Arthroscopic lysis of adhesions for the stiff total knee: results after failed manipulation [J]. Orthopedics, 2014, 37 (5): e482-e487.

［2］KIM J, NELSON C L, LOTKE P A. Stiffness after total knee arthroplasty. Prevalence of the complication and outcomes of revision [J]. J Bone Joint Surg Am, 2004, 86 (7):1479-1484.

［3］GANDHI R, DE BEER J, LEONE J, et al. Predictive risk factors for stiff knees in total knee arthroplasty [J]. J Arthroplasty, 2006, 21 (1): 46-52.

［4］LAUBENTHAL K N, SMIDT G L, KETTELKAMP D B. A quantitative analysis of knee motion during activities of daily living [J]. Phys Ther, 1972, 52 (1): 34-43.

［5］ISSA K, KAPADIA B H, KESTER M, et al. Clinical, objective, and functional outcomes of manipulation under anesthesia to treat knee stiffness following total knee arthroplasty [J]. J Arthroplasty, 2014, 29 (3): 548-552.

［6］MALONEY W J. The stiff total knee arthroplasty: evaluation and management [J]. J Arthroplasty, 2002, 17 (4 Suppl

1): 71-73.

[7] YERCAN H S, SUGUN T S, BUSSIERE C, et al. Stiff-ness after total knee arthroplasty: prevalence, management and outcomes [J]. Knee, 2006, 13 (2): 111-117.

第十五节
全膝置换术后疼痛的诊治

【积水潭方案】

1. TKA 术后疼痛的缓解速度因人而异,多数患者的术后疼痛集中于术后 1 个月之内。大多数患者疼痛在 3 个月内有明显缓解,少数患者虽然疼痛有缓解,但是会持续 1 年左右。如果 TKA 术后 3~6 个月疼痛仍无明显缓解或者缓解后又出现疼痛,甚至逐渐加重,应尽早诊断并治疗。

2. 为了明确 TKA 术后疼痛的病因,问诊与查体必不可少。患者的症状和体征可能提示疼痛的潜在原因。所有 TKA 术后疼痛的患者均应筛查 PJI,首先检查 ESR 与 CRP。此外,进行影像学检查也是帮助判断术后疼痛的手段之一。

3. 如果 TKA 术后疼痛的性质和程度与术前类似,则需要考虑患者膝关节疼痛的来源可能不是或不只是膝关节局部的病变。

4. 首先应区分疼痛来源是膝关节内的还是膝关节外的。关节外常见的原因包括:同侧髋关节疾病、腰椎疾病、周围神经病、周围血管病或深静脉血栓、心理因素及复杂性局部疼痛综合征(complex regional pain syndrome,CRPS)等。因篇幅限制,膝关节外原因非本书讨论重点。膝关节内常见的原因包括：假体周围感染（PJI）、假体松动、术后力线不佳、假体周围骨折、聚乙烯衬垫磨损、膝关节不稳定、伸膝装置损伤或功能不良（髌骨弹响）、关节纤维化、膝前痛和软组织激惹等。

5. 如找到明确的膝关节外原因导致持续疼痛，应首先诊断和治疗相关原因。

6. 确诊引发持续疼痛的原因后开始相应治疗。

（1）PJI：应严格按照感染处理流程进行相应处理。

（2）衬垫磨损：手术翻修治疗。

（3）假体松动：手术翻修治疗。

（4）假体突出激惹软组织：手术翻修治疗。

（5）力线不佳：手术翻修治疗。

（6）假体周围骨折：按骨折分型考虑保守治疗、切开复位内固定术或假体翻修手术治疗。

（7）伸膝装置损伤或功能不良：支具固定或翻修手术治疗。

（8）膝关节不稳定：进行系统的功能锻炼后仍不稳定的患者，多数需行翻修手术纠正假体型号和位置不佳导致的不稳定，术前需备好限制型或铰链型假体。少数情况下软组织问题导致的不稳定应行软组织重建手术。

（9）关节纤维化：行麻醉下推拿（MUA）或手术松解。3 个月内治疗是获得较好疗效的关键。

7. 在没有明确持续疼痛的原因和翻修手术的治疗价值前，不要盲目行翻修手术治疗 TKA 术后持续疼痛，这种情况下翻修手术的疗效可能会非常不理想。

8. 如排除所有上述因素仍无法明确诊断，则可能为解释不了的 TKA 术后疼痛，应首先尝试保守

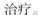

治疗。

【证据】

大多数患者 TKA 术后疼痛都在 3 个月内明显缓解。如 3~6 个月仍有异常疼痛则可诊断为 TKA 术后疼痛（painful total knee arthroplasty）。膝关节外原因导致的 TKA 术后膝关节持续疼痛，特点与膝关节内原因多有不同，应注意通过问诊、查体进行鉴别。其中最常见的原因为腰椎病变和患侧髋关节病变。膝关节内原因较为常见的是无菌性松动、衬垫磨损和感染。PJI 确诊较为困难，因此所有 TKA 术后持续疼痛的患者都必须筛查 ESR 和 CRP。

当确诊 PJI 后，应立即手术治疗。假体松动是 TKA 术后较常见的失效方式。排除 PJI 后可进行翻修手术治疗。聚乙烯衬垫磨损是 TKA 术后最常见的并发症之一。2002 年的研究显示当时一半以上的翻修原因都是衬垫磨损。随着更耐磨衬垫的研发和应用，衬垫磨损的速率大幅下降，这类并发症的发生率也在逐年下降，但现在仍是较常见的失效原因之一。早期的衬垫如发生严重磨损可能会导致假体松动和严重骨缺损。现在超高交联聚乙烯衬垫逐步取代了传统聚乙烯衬垫，因此衬垫磨损导致的翻修应会继续减少。

TKA 术后膝关节不稳定通常是术前力线、术中软组织平衡、矫正角度、假体设计和大小等多个因素共同造成的。膝关节不稳定会严重影响术后功能，是常见的翻修原因之一。翻修中需要纠正假体型号不合适导致的不稳定。假体突出（overhang）通常会导致内外侧副韧带激惹和疼痛，与同位置骨赘的作用相似。可以局部进行封闭治疗明确诊断，确诊后也可行手术翻修纠正。

患者病史中有外伤或突然出现疼痛时应高度怀疑假体周围骨折。多数假体骨折位于股骨髁上水平。假体周围骨折的治疗需根据局部骨量、假体稳定性和患者伤前行走能力来决定。

TKA 术后伸膝装置损伤包括伸直不全、髌骨缺血性坏死或骨折、肌腱断裂和髌骨弹响等，需要通过详细的问诊、查体和影像学检查来确诊。股四头肌肌腱或髌腱断裂时，需要根据患者肌腱断裂程度、行走能力和伸直不全的程度来决定行手术修补还是支具固定。假体设计缺陷导致的髌骨弹响也是 TKA 术后的常见并发症，约 0.48% 的 TKA 患者术后需要在关节镜下切除髌上囊来治疗。这是除翻修之外 TKA 术后再手术的第二常见的原因。TKA 术后持续疼痛的患者还需警惕髌骨缺血性坏死的可能性，尤其是术中解剖分离范围广泛，可能会损伤髌骨的血液循环。

关节纤维化是除翻修外 TKA 术后再手术最常见的原因。约 2.3% 的患者需要尝试麻醉下关节推拿术（MUA）。TKA 术后因疼痛、伤口问题等各种原因导致患者制动，无法积极锻炼活动度时，会很快发生关节纤维化。早期纤维化通过 MUA 治疗效果通常比较理想。MUA 效果不佳或纤维化超过 3 个月时经常需要关节镜下松解治疗。

膝前痛发生率为 5%~10%。如果是因老式股骨假体设计的滑车深度不足导致的髌骨关节不稳定和疼痛，则应翻修为新式的股骨髁假体。假体位置内旋过大也会导致髌骨轨迹不佳和疼痛，需要行翻修手术予以纠正。

排除所有上述因素仍无法明确诊断，则可能为解释不了的 TKA 术后疼痛，其术后发生率约为 1/300,这部分患者超过半数保守治疗 1 年后可缓解。

（陈 朗）

参考文献

[1] WYLDE V, BESWICK A, BRUCE J, et al. Chronic pain after total knee arthroplasty [J]. EFORT Open Rev, 2018, 3 (8): 461-470.

[2] ALVES W M JR, MIGON E Z, ZABEU J L, et al. Pain following total knee arthroplasty-a systematic approach [J]. Rev Bras Orthop, 2015, 45 (5): 384-391.

[3] LIM H A, SONG E K, SEON J K, et al. Causes of Aseptic Persistent Pain after Total Knee Arthroplasty [J]. Clin Orthop Surg, 2017, 9 (1): 50-56.

[4] BONNIN M P, ARCHBOLD H A. What are the factors of residual pain after uncomplicated TKA ? [J]. Knee Surg Sports Traumatol Arthrosc, 2011, 19 (9): 1411-1417.

[5] SHARKEY P F, HOZACK W J, ROTHMAN R H, et al. Insall Award paper. Why are total knee arthroplasties failing today ? [J]. Clin Orthop Relat Res, 2002 (404): 7-13.

[6] SHARKEY P F, SHEN C, TOKARSKI A T, et al. Why are total knee arthroplasties failing today--has anything changed after 10 years ? [J]. J Arthroplasty, 2014, 29 (9): 1774-1778.

[7] DIAZ-LEDEZMA C, DOLAN J G, PARVIZI J. Diagnosis of periprosthetic joint infection in Medicare patients: multicriteria decision analysis [J]. Clin Orthop Relat Res, 2014, 472 (11): 3275-3284.

[8] VECCHINI E, MICHELONI G M, PERUSI F, et al. Antibiotic-loaded spacer for two-stage revision of infected total knee arthroplasty [J]. J Knee Surg, 2017, 30 (3): 231-237.

[9] MOMOLI A, GIARRETTA S, MODENA M, et al. The

painful knee after total knee arthroplasty: evaluation and management [J]. Acta Biomed, 2017, 88 (2S): 60-67.

［10］ SONG S J, DETCH R C, MALONEY W J, et al. Causes of instability after total knee arthroplasty [J]. J Arthroplasty, 2014, 29 (2): 360-364.

［11］ MAHONEY O M, KINSEY T. Overhang of the femoral component in total knee arthroplasty: risk factors and clinical consequences [J]. J Bone Joint Surg Am, 2010, 92 (5): 1115-1121.

［12］ YOO J D. Periprosthetic fractures following total knee arthroplasty [J]. Knee Surg Relat Res, 2015, 27 (1): 1-9.

［13］ AGARWAL S, SHARMA R K, JAIN J K. Periprosthetic fractures after total knee arthroplasty [J]. J Orthop Surg (Hong Kong), 2014, 22 (1): 24-29.

［14］ ZMISTOWSKI B, KAHL L K, PARVIZI J, et al. Incidence and reasons for nonrevision reoperation after total knee arthroplasty [J]. Clin Orthop Relat Res, 2011, 469 (1): 138-145.

［15］ NAM D, ABDEL M, CROSS M B, et al. The management of extensor mechanism complications in total knee arthroplasty [J]. AAOS exhibit selection. J Bone Joint Surg Am, 2014, 96 (6): e47.

［16］ KIM J, NELSON C L, LOTKE P A. Stiffness after total knee arthroplasty. Prevalence of the complication and outcomes of revision [J]. J Bone Joint Surg Am, 2004, 86 (7): 1479-1484.

［17］ BREUGEM S J M. Anterior knee pain after total knee arthroplasty: what can cause this pain ？ [J]. World J Orthop, 2014, 5 (3): 163-170.

［18］ BRASSARD M F, SCUDERI G R, FARIS P M. Complication of total knee arthroplasty//INSALL J N, SCOTT W N. Surgery of the knee [M]. Philadelphia: Churchill Livingstone, 2006: 1753.

［19］ ELSON D W, BRENKEL I J. A conservative approach is feasible in unexplained pain after knee replacement: a selected cohort study [J]. J Bone Joint Surg Br, 2007, 89 (8): 1042-1045.

第十六节
人工髋关节置换术后神经麻痹的处理

【积水潭方案】

在全髋置换术后,务必对患者的神经功能状态进行检查评估。如果发现确实存在神经麻痹,需进一步针对病因进行评估。

临床实践中,可通过一些措施来预防神经麻痹的发生,例如:术中手指感触探查,必要时做有限的神经松解,小心使用尖橇和拉钩,评估神经张力及有无压迫,术后让患者取伸髋屈膝位等。

一旦术后出现神经麻痹的表现,则应争取早期诊断,并积极地进行治疗。由于神经修复速度很慢,恢复通常需要 1 年以上。治疗上需要使用支具预防足下垂,可通过物理康复理疗预防软组织挛缩,症状严重时使用非甾体抗炎药治疗。

手术探查指征:①血肿(无法解释的臀部疼痛和显著肿胀,以及坐骨神经激惹表现、MRI 或超声检查明确、血红蛋白显著降低);②存在过度的肢体延长;③急性神经功能丧失。

通过早期的明确诊断及积极治疗,患者多可获得感觉功能的改善,但大多数患者无法完全恢复感觉功能。

【证据】

人工髋关节置换术后出现神经麻痹并不常见,其中多见坐骨神经和股神经损伤,亦可出现闭孔神经、臀上神经或股外侧皮神经麻痹。人工髋关节置换术后神经麻痹的发生率,初次 THA 为 0.09%~3.80%,髋关节翻修手术可高达 7.6%。约 90% 的病例累及坐骨神经,其中约一半的病例表现为单独的腓总神经受累。

导致神经麻痹的原因可能有很多,包括手术器械或置入物造成的直接压迫或切割、牵拉、热灼伤、过度的肢体延长、神经缺血、术后过于激进的抗凝方案导致的血肿形成等。危险因素包括翻修手术、扁平髋、发育性髋脱位、髋臼骨折术后、融合髋等。Edwards 等的研究认为,腓神经麻痹与肢体延长 3.8cm 存在相关性,肢体延长超过 4.0cm 容易出现坐骨神经麻痹。

预后方面,神经功能的恢复与神经损伤后是否保留运动功能及神经损伤的严重程度密切相关,严重感觉迟钝的患者很难获得好的神经功能恢复。

(王达成)

参考文献

[1] BROWN G D, SWANSON E A, NERCESSIAN O A. Neurologic injuries after total hip arthroplasty [J]. Am J Orthop (Belle Mead NJ), 2008, 37 (4): 191-197.

[2] FARRELL C M, SPRINGER B D, HAIDUKE-WYCH G J, et al. Motor nerve palsy following primary total hip arthroplasty [J]. J Bone Joint Surg Am, 2005, 87 (12): 2619-2625.

[3] EDWARDS B N, TULLOS H S, NOBLE P C. Contributory factors and etiology of sciatic nerve palsy in total hip arthroplasty [J]. Clin Orthop Relat

Res, 1987 (218): 136-141.

[4] SCHMALZRIED T P, AMSTUTZ H C, DOREY F J. Nerve palsy associated with total hip replacement. Risk factors and prognosis [J]. J Bone Joint Surg Am, 1991, 73 (7): 1074-1080.

[5] SCHMALZRIED T P, NOORDIN S, AMSTUTZ H C. Update on nerve palsy associated with total hip replacement [J]. Clin Orthop Relat Res, 1997 (344): 188-206.

第十七节
人工膝关节置换术后神经麻痹的处理

【积水潭方案】

在全膝置换术后,务必对患者的神经功能状态进行检查评估。患者如果在全膝置换术的早期不能背伸和外翻踝关节,即出现足下垂,则应去除加压包扎的绷带或伤口敷料,并屈曲患侧膝关节。如果足下垂持续存在,则应进行 B 超和 / 或 MR 检查,核查造成神经麻痹的原因,判断是否可以通过治疗获得纠正,如血肿压迫。必要时可以请神经科医师会诊并进行电生理学检查。保守治疗通常包括物理康复治疗和支具佩戴。

【证据】

人工膝关节置换术后出现神经麻痹并不常见,发生率为 0.3%~1.3%,以腓总神经麻痹为主。

解剖学方面,腓总神经由来自 L_4、L_5、S_1 和 S_2 神经根的神经纤维构成。腓总神经由胫神经外侧进入腘窝,沿股二头肌肌腱的内侧向远端走行,跨腓肠肌外侧头肌腱,向下外走行于股二头肌肌腱与腓肠肌外侧头之间。其在绕过腓骨头处位置较表浅,易受外伤及急性压迫导致腓总神经麻痹。在膝关节间隙水平,腓总神经与 TKA 手术操作部位较接近,易损伤。

腓总神经发出的肌支支配股二头肌短头、胫前肌、长伸肌、趾长伸肌、腓骨长肌、第 3 腓骨肌、趾短伸肌,感觉支分布在小腿外侧。该神经出现损伤后具有典型的临床表现,易于临床早期发现和诊断,主要表现有小腿前外侧伸肌麻痹,出现足背屈、外翻功能障碍,呈足下垂畸形,以及伸𧿹、伸趾功能丧失,呈屈曲状态,以及小腿前外侧和足背前、内侧感觉障碍。

导致腓总神经麻痹的直接原因往往是牵拉损伤,而不是局部创伤。需要予以注意的危险因素包括严重的屈膝或外翻畸形(需要手术中广泛外侧松解)、术后血肿压迫、类风湿关节炎。另外,止血带使用时间过长、术后加压包扎过紧及存在周围神经病史(糖尿病患者)、椎板切除史、脊髓病史、硬膜外麻醉等也被视为是术后腓总神经麻痹的原因。

TKA 术后如果出现腓总神经麻痹,应及早进行检查评估,记录神经麻痹的程度。特别留意有无 L_4、L_5、S_1 和 S_2 皮区的感觉丧失。保守治疗通常是第一选择。立即松开手术切口的加压包扎敷料,并屈曲膝关节以放松腓总神经。但如果持续有足下垂表现,可考虑行 MR 检查进一步评估,明确有无血肿形成、缝线或骨水泥等对神经造成卡压。

由于神经修复的速度很慢,每天约 1mm,神经功能的恢复需要很长的时间,与患者的沟通与教育非常重要。下肢伸肌运动功能的丧失容易造成关节僵硬,踝关节挛缩在跖屈位,因此必须使用支具防止足下垂。

　　TKA 术后腓总神经麻痹如能早期诊断并获得积极的治疗,往往可获得相对较好的预后。特别是不完全性的腓总神经麻痹患者,通常均可获得很好的功能恢复。如果患者的神经麻痹程度较为严重,并且 3 个月后临床评估或肌电图(electromyogram,EMG)检查提示没有改善,可考虑行手术切开探查减压。Mont 等的文献报道,在腓神经松解术后 36个月,97%(30/31)的患者获得了主观上和功能上的改善,可以不再使用矫形器。

　　TKA 术后发生腓总神经麻痹时,物理康复治疗同样具有重要意义。针对受累肌肉群和相应拮抗肌群进行力量与牵拉锻炼,可有效地避免挛缩。为了预防足下垂,倡导使用足踝矫形器。

(王达成)

参考文献

[1] WARD J P, YANG L J, URQUHART A G. Surgical Decompression Improves Symptoms of Late Peroneal Nerve Dysfunction After TKA [J]. Orthopedics, 2013, 36 (4): e515-e519.

[2] SCHINSKY M F, MACAULAY W, PARKS M L, et al. Nerve injury after primary total knee arthroplasty [J]. J Arthroplasty, 2001, 16 (8): 1048-1054.

[3] BURNETT M G, ZAGER E L. Pathophysiology of peripheral nerve injury: a brief review [J]. Neurorug Focus, 2004, 16 (5): 1-7.

[4] ASP J P, RAND J A. Peroneal nerve palsy after total knee arthroplasty [J]. Clin Orthop Relat Res, 1990 (261): 233-237.

[5] KRACKOW K A, MAAR D C, MONT M A, et

al. Surgical decompression for peroneal nerve palsy after total knee arthroplasty [J]. Clin Orthop Relat Res, 1993 (292): 223-238.

[6] MONT M A, DELLON A L, CHEN F, et al. The operative treatment of peroneal nerve palsy [J]. J Bone Joint Surg Am, 1996, 78 (6): 863-869.

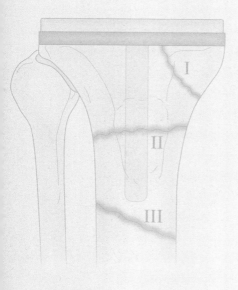

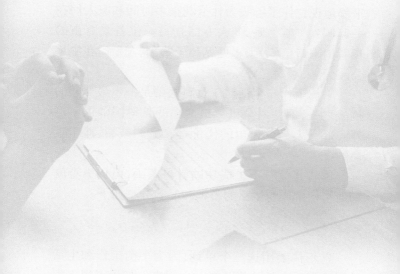

第五部分
人文部分

第一节
平衡工作与生活

笔者曾经与一位德高望重的前辈交谈,他谆谆教诲道"Stay healthy,update your knowledge,be with your family"(保持健康体魄、不断探索求知、多陪伴家人)。那时尚且年轻的笔者表示,前两者都确信无疑,但对第三条——多陪伴家人表达了"I am not completely sure"(我不完全同意)。老人愕然,转而平静地说:"你了解我为什么花很多时间和家人们在一起吗?"半年后,老人专门托另一位备受尊重的长者捎来口信,为了多见见孙子辈,老人专门在中央公园旁买了一套公寓。

平衡工作与生活对于骨科医师是一生最严峻的挑战之一,即使对全世界最成功的骨科医师也不例外。部分人为此付出的代价是家庭的破裂,甚至生命的丧失。

笔者当然算不上成功的骨科医师,但仍愿意就如何平衡工作与生活的教训和经验分享如下。

一、工作、爱、玩(work,love,play)

忍不住要用这三个单词,因为平衡工作和生活的说法似乎自然地将两者对立起来。如果审视人生的视野跨度以小时计的话,工作、生活和玩当然是割裂和矛盾的,但如果将视野的跨度放大到数年或数十年,工作、生活和玩显然是交织在一起的、不可割裂的。

不将工作与生活对立,不为保全其中一项而牺牲另一项,是一种很重要的价值观。工作、爱和玩可以同时进行,比如可以在书房设置两台电脑,陪伴孩子学习的同时自己开展工作,适时关心孩子,解答疑问,夫人则可"红袖添香"提供茶水、点心。

二、重视"重要而不紧急的事"(prioritize)

外科医师容易被重要又紧急的事务缠身。诚然,门诊、查房、手术都很重要,一旦确定时间也不容随意更改。从这个意义上讲,临床工作是神圣不可侵犯的,但许多同行并未意识到,临床工作的总量,在很大范围内是自主可控的。

许多人每日忙碌往往是被"紧急事务"所驱使,而真正塑造一个人的职业生涯和家庭生活的往往是"重要而不紧急的事"。诸如:构建中长期的目标,规律的反思、阅读、写作,对孩子、家人的陪伴,规律的体育锻炼,等等。不做这些事情的后果不会在短期内显现,因而并非紧急的,往往也就不容易引起重视。

坚持定期反思有助于防止遗忘"重要而不紧急的事",每月或每 2 周反思这段时间的得失,并在日记本上书写归纳内心的感受。就笔者的经验而言,日记本有很多文字的时候往往是遇到各种挫折或工作、生活有所斩获的时候,但这也是收益最丰的时候。文字寥寥或空白的时候,往往是碌碌无为、生活平淡的日子。

三、做一个"统帅"

统帅角色的认同十分有助于平衡工作和生活。统帅是不能让他的王国和军队"玉碎"的,这是战役指挥官不具备的思维。而外科医师的王国和军队就是他的家庭、患者、临床和研究的队伍,也是他自己的健康、时间和思想,所有这些是不容"玉碎",甚至不容权力的挥霍与滥用的。

正因为如此,统帅须将临床工作、科学研究、家庭生活、自身健康和时间管理综合考虑,需要为之计深远。与长期疏于学习一样,手术至深夜也是有害、须尽可能避免的。

四、用好碎片时间

笔者读书时,王一飞校长就曾分享过他如何安排他的工作生活:"分清轻重缓急,学会拒绝,随时随地都可以用来学习和工作"(Prioritize, say no, do it everywhere.)。

"do it everywhere"当然是指从空间上来讲,任何地点都可以用来工作。从时间上来讲,任何相对闲暇的时间都可以用来工作和思考。

对外科医师来讲,比较常有的碎片时间是:手术间歇与旅途中。笔者注意观察过许多卓有成就的同行(多是国外同行),他们在手术室,往往结束手术摘下手套,就可以在手术室的一角,或是休息室的沙发上,或是手术室的圆凳上,甚至在手术室外的过道里,读文献,修改文章。

旅行,尤其是国际旅行则与手术间歇不同,往往是大块的"碎片"时间,而且被座位局限在一个很局促的空间,这显然是反思、阅读和写作的最佳时空。

在机场或飞机上,打开笔记本,反思凝练旅行中见到的人、谈到的事,学得的新思想、技术,往往是一场旅行中最有意义(rewarding)的时刻。

任何人都需要平衡工作与生活,外科医师更是如此,因为外科医师是一份时间消耗型的职业,临床实践、科学研究、继续教育都要耗费常人难以想象的时间。诸多观点和技巧或许对平衡工作和生活都有所裨益,但笔者仍想强调勤奋或许是平衡工作与生活最有效的元素,当笔者询问如何获得斐然成就的时候,Craig Della Velle 曾对笔者说:"我常常等我夫人、孩子睡熟后起床学习写作。"

(周一新)

第二节
手术团队的合作

医学不仅是一门自然科学,还是一门社会科学和行为科学。医师这个职业中的关键环节之一是和人打交道,即患者和同事。因此,医师除需具备扎实过硬的医疗技术,还要有良好的沟通能力,更要有善心和耐心,这也是我们一直所倡导的人文情怀。

骨科医师对患者的治疗方法主要是手术治疗,而手术的完成仅靠骨科医师自己是不能进行的,需要一个手术团队,即骨科、内科和麻醉科等医师的协同合作来实施。因此这个手术团队的敬业精神和密切配合对于患者的疗效至关重要!

矫形骨科收治的患者绝大多数是老年患者,他们除了患有骨科疾病外,还伴随很多基础疾病,如心脑血管疾病、糖尿病及严重的骨质疏松症等,需要手术团队在术前对住院患者进行全面评估,以确定手术对患者是否安全有效。接诊的主治医师对患者要面带微笑,消除患者的陌生感;询问病史时语气要温和,耐心聆听患者的主诉,确保不遗漏关键的细节;给患者查体时,动作应轻柔细致,保护患者隐私,这样才会赢得患者的信任。结合查体进行相关影像学检查和实验室检查,待检查结果出来后,立即请示上级医师(主刀医师),与之一起制订手术方案,并提交全科查房讨论,尽量避免和减少手术并发症。

作为手术团队核心成员的主刀医师,对患者的治疗起着不可替代的作用,他是手术团队的灵魂。作为上级医师,他应当把自己多年积累的临床经验和手术技巧倾囊相授,让那些前途无量的年轻医师更快地成长,把才华发挥到极致。主刀医师还需要具备良好的沟通能力和责任担当,他除了要亲自对患者进行手术,还要组织内科医师和麻醉科医师对患者进行术前会诊。在会诊过程中,他和主治医师要倾听内科医师和麻醉科医师的会诊意见,有他们的保驾护航,骨科医师将更加笃信手术能够得以顺利完成。

医师在日常工作中要面对很多问题,其中一部分往往与医疗技术无关,而与沟通技能有关,沟通不仅是语言交流,更是思想碰触。你若想被人尊重,先要去尊重别人;你若想被人理解,就要先去理解别人。换位思考、善解人意,是团队精神的重要体现,相互尊重和理解的无间合作才是战胜一切困难的法宝。一位优秀的骨科医师,他/她的思想底色都是人道主义的,同情和呵护弱者,尽一切努力去帮助和安慰患者,并为他们解除病痛。医师不仅要医治患者躯体的疼痛,更要给他们鼓励和信心,让他们对生活充满希望。

（李 为）

第三节
给患者最好的关怀

在科学技术突飞猛进的年代,医学得到迅速发展。现代化的诊疗设备和先进药物,既是医学技术现代化的表现,也是改善人类健康状况的重要条件。但是过分依赖科技手段,使医学工作的对象不再是患者,而是疾病,患者也不再是完整的、富有情感的人,而被当作一部需要修理和更换零件的机器。无论是医师还是患者,乃至整个社会,都沉浸在先进仪器设备和药物保证健康的现代迷信中,产生了"医学异化",而这些带给我们的不一定是健康幸福,反而引起了对医疗保健非人格化倾向的不满和对不堪重负的医疗费用和卫生资源分配不公的批评。

自20世纪70年代以后,医学模式从生物医学模式向生物-心理-社会医学模式转变,关于医学的"目的和价值"成为大家思考的问题,一定要注重医疗实践的伦理价值。医疗活动应以患者为中心,把患者视为一个整体的人,而不是损伤的机器。在诊疗过程中,要贯穿着对患者的尊重和关怀,主张与患者进行情感的沟通,充分体现"医乃仁术"的基本原则。医学除具有科学技术的一般属性外,还有其特殊性,其特殊性在于,医学是一门直接面向人的科学,是以人为研究客体,又直接服务于人的科学。医学比其他任何科学都更强调人文关怀,要求医学工作者具有完善的人性修养。医师有三大法宝:语言、药物和手术刀。语言是人类生命感受的主要触媒,沟通即治疗,良好的沟通是好的治疗的开始。

当下医患关系紧张的主要原因,在很大程度上源于缺乏有效的沟通。虽然有些患者及家属不明白你是怎么治疗的,但他们能够感受到你是否尽力,是否真正为他们着想。一些医师正尝试改变与患者的关系,仔细地倾听患者的叙述,与患者并肩作战,分享有关诊断和治疗方案的信息,并提供更个性化的照顾和支持。要做到情理交融,知行合一,行胜于言。只要我们弓下身子,去倾听、去感受、去陪伴、去抚慰、去见证、去安顿,就能迎来医患关系的和谐。总之,在医学人文方面,医师要做到:有神圣感,共情能力,沟通艺术,关怀能力,反思能力,努力给患者以最好的关怀和照顾。

(张春雨)

第四节
如何赢得患者的信任

患者的满意度首先取决于医师是否能够治愈疾病,但患者是否满意,单纯治愈疾病往往是不够的,还取决于治愈的过程。患者不只是希望医师把病治好,更希望能尽快,且治疗的过程中不要留下副作用,也不希望经历太多的痛苦,当然最好是无痛;也不要给工作和生活带来不便,少耽误工作而且能正常生活,等等。而医师也希望能够尽量满足患者的需求,希望患者认可自己的工作。患者的满意度可以提升医师的口碑,有研究显示,当患者在选择自己的主治医师时,医师的名气、社会职务,以及所在医院的声誉都在其次,最主要的是,患者是否对医师有信任感,这才是患者作出选择的第一要素,而患者之间的推荐和口口相传,是提高患者信任度的最直接方式。

但实际上,与其他短期服务行业不同,医疗是一个关注患者一生的课题。以提高患者满意度为目的的医疗行为,非常有可能对于患者的长远利益和根本利益是有所伤害的。美国的一项严格的前瞻性多中心对照研究进行了 10 年,后来因其给患者带来的危害而提前终止。研究将患者随机分为两组,一组执行常规医护操作,另一组进行患者的满意度调查,并将结果作为医师的奖惩依据。10 年的研究结果显示:以提高患者短期满意度为目标的医疗,使患者的病死率升高 238%,发病率增高 146%,抗生素用量增加 858%。一味地让缺乏医学知识的患者满意,实际上反过来可能戕害患者,带来巨大的风险和医疗资源的浪费。

我们如何做,才能兼顾患者的长期利益和短期满意度,充分赢得患者的信任?

第一,医师要培养自己出色的沟通能力,能够跟不同的患者进行有效的、真诚的沟通,这是一个需要医师不断增加知识储备和修炼的过程。随着现代医学模式从生物医学模式向生物 - 心理 - 社会医学模式的转变,要求医师不仅要具备丰富的专业知识,更需要广泛涉猎医学心理学、医学伦理学、社会医学、行为科学、教育学和人际关系学,甚至人文、艺术鉴赏,体育等,这样才能更好地理解患者,满足他们不同的需求。当患者的诉求比较特殊,或者诉说的话让医师完全处于无知状态时,医师会非常容易失去和患者沟通的耐心,而患者也就失去了和医师交流的欲望,这样彼此之间就很难建立信任关系。当然最为重要的还是要有广博的医学知识,包括扎实的医学理论知识和临床技能。当我们越深入地了解一件事物，就越容易把它转变成通俗易懂的道理阐述出来。通过形象的描述和类比，让患者更容易接受和理解他的病情、我们共同面临的问题和我们最佳的处理方式。事实证明，医师解释得越到位，给患者的选择余地越多，患者就越倾向于作出最科学的、最有利于实现长远目标的选择。

第二，做一名好医师，要善于把控自己的情绪。换句话说，医师除了智商的提高外，情商的提升可能更重要。乱发脾气或当着患者的面情绪失控的医师，是不能得到患者信任的。患者感到无助紧张、彷徨易怒，是无可厚非的。患者常常需要从医师身上看到希望，得到心灵的安抚和支持。医师要表现得像个强者，是一个指引者、安慰者，这对医师来说是需要修炼的，也是身为医师的伟大之处。不是说医师不食人间烟火，而是当我们穿上白衣的那一刻，我们就要进入角色和状态，这是医师专业素养的重要一部分。尤其是在现在，医患关系相对紧张的时期，医师高标准的职业素质和心理素质，就显得更为重要。职业而又不失真诚地与患者沟通，你就一定能够赢得患者的信任，成为一名患者信赖的好医师。

第三，做一名好医师，特别是被患者喜爱的"有经验"的好医师，一定要在专业上勤于学习，勇于实践，善于总结。医学是一门遗憾科学，许多问题并没有明确答案，也就是说我们注定会面临很多次的失败，这需要我们在实践中总结摸索。不要在年纪轻轻的时候，就让自己的思想僵化和固化，要深于学习，勇于尝试，并不断总结。只有通过分析、研究，总结成功与失败的经验和教训，将零散的、感性的经验上升为理性的认识和总结，才能不断地丰富自身，使自己在某种疾病的诊治或自己的专业领域不断地走向成功。这样的学习、实践和总结,正是医学作为一门实践学科的魅力所在。能够不断破解疾病的密码,不断提高自身治疗疾病的能力,不正是身为医师的幸福所在吗?这也最终决定了医师的个人专长和业务方向,也是患者之所以选择你,而不是其他云云之辈的重要原因。

第四,现代医学需要整个团队的配合协作,一个人不可能独自承担诊治全过程的工作,统筹安排、分工合作是效率最高的诊疗模式。即使是出门诊,如果让一位出诊专家承担过多的琐碎的流程细节,实际上也是对医疗资源的浪费,更不用说一个复杂的手术了。尤其是在提倡以患者为中心的今天,团队协作尤为重要。所以,一名好的医师必须要有团队精神,必须要有合作意识和协作能力,这样才能赢得更多的信任。

最后,也是最重要的,一定要熟悉法律法规,具有良好的医德医风。掌握医疗的各项规章制度,尤其对各项核心制度铭记于心,是行医的准则,是法律的要求,也是对我们自己的保护。除了法,还必须有德。德乃群育之首,是为人处世的基本品质要求,医德是医师的从业规范和自律操守。常说医者仁心,所谓仁心,包括爱心、怜悯之心、耐心、责任心、时时刻刻的专心和细心,这样才能赢得患者的放心和自己的安心,才能够改善患者的就医体验,提高患者的满意度和信任感。

(黄　野)